运动治疗技术

主　编　孟晓旭　戚　艳
副主编　李冬伟　胡　玉　何艳宇　王　强
编　者　（按姓氏笔画排序）
　　　　王　强（兴安职业技术学院）
　　　　王永夫（兴安盟人民医院）
　　　　刘　睿（兴安盟人民医院）
　　　　刘英楠（兴安盟人民医院）
　　　　许丙海（兴安盟人民医院）
　　　　孙　宇（兴安盟人民医院）
　　　　李冬伟（科右前旗人民医院）
　　　　何艳宇（兴安盟人民医院）
　　　　孟晓旭（兴安职业技术学院）
　　　　胡　玉（兴安盟人民医院）
　　　　戚　艳（兴安盟人民医院）
　　　　董明显（兴安盟人民医院）

北京理工大学出版社
BEIJING INSTITUTE OF TECHNOLOGY PRESS

内 容 提 要

本书共分为 14 章，主要内容为绪论、关节运动功能评定与运动治疗、肌肉功能评定与运动治疗、平衡与协调功能评定与运动治疗、移动步行能力的评估与训练、Bobath 疗法、Brunnstrom 疗法、本体感觉神经肌肉促进技术、Rood 疗法、运动再学习技术、心肺功能评定、心脏功能康复训练、呼吸功能康复训练和常见疾病的运动治疗。

本书以物理治疗师职业岗位技能标准为目标，优化整合内容，探索理实一体，纳入行业技术标准，课程考核与康复治疗技术操作规范相衔接，将职业技能的考核点转化为课程教学的知识点和技能点。

本书可供高等医学院校康复治疗学等专业使用，也可作为康复治疗师（士）资格考试人员的参考用书。

图书在版编目（CIP）数据

运动治疗技术 / 孟晓旭，戚艳主编 .—北京：北京理工大学出版社，2019.3
ISBN 978-7-5682-6877-6

Ⅰ．①运… Ⅱ．①孟… ②戚… Ⅲ．①运动疗法－高等学校－教材 Ⅳ．① R455

中国版本图书馆 CIP 数据核字（2019）第 052189 号

出版发行 / 北京理工大学出版社有限责任公司
社　　址 / 北京市海淀区中关村南大街 5 号
邮　　编 / 100081
电　　话 /（010）68914775（总编室）
　　　　　（010）82562903（教材售后服务热线）
　　　　　（010）68948351（其他图书服务热线）
网　　址 / http：//www.bitpress.com.cn
经　　销 / 全国各地新华书店
印　　刷 / 河北鸿祥信彩印刷有限公司
开　　本 / 787 毫米 ×1092 毫米　1/16
印　　张 / 17.5
字　　数 / 417 千字
版　　次 / 2019 年 3 月第 1 版　2019 年 3 月第 1 次印刷
定　　价 / 64.00 元

责任编辑 / 李　薇
文案编辑 / 李　薇
责任校对 / 周瑞红
责任印制 / 边心超

图书出现印装质量问题，请拨打售后服务热线，本社负责调换随着我国康复医疗服务的快速发展，康复治疗的专业分工越来越明确，对专业人才的能力和标准提出了更高的要求。同时，面对理实一体化教学模式的实施，现有教材从教材内容到教材表现形式已经不能很好地跟上教学改革需要，教材的教学载体作用已经不能很好地发挥。因此，编写围绕职业技术技能训练、符合教育教学发展需要的教材显得尤为重要。

本书注重思想性、科学性、先进性、启发性、适用性，在保持运动治疗技术知识结构系统性的基础上，内容科学、严谨、规范，以成熟、公认为主；突出运动治疗的临床实践性、前沿性，结合康复治疗师（士）考试大纲，使学习更具针对性；减少过繁的理论知识，注重学以致用，力求简明扼要；倡导学生自主学习，增设学习目标、情境模拟等，有启发式教学的内涵，有利于学生自主学习。

本书编写特色是以物理治疗师职业岗位技能标准为目标，优化整合教材内容，探索理实一体，纳入行业技术标准，课程考核与康复治疗技术操作规范相衔接，将职业技能的考核点转化为课程教学的知识点和技能点。康复治疗师（士）资格考试是一种行业准入考试，本书编写人员都是长期在临床和教学第一线的医生、教师，对资格考试比较熟悉，在编写过程中，要求尽量熟悉2019年康复治疗师（士）资格考试大纲和指南，力争本书基本涵盖资格考试的主要内容，可作为主要或重要的考试参考书。

在本书编写过程中，尽管我们有足够的热情，也付出了很多辛苦，但书中难免有诸多不足，敬请各位同行批评指正，以便使本书更加符合临床实践的需要。

感谢业内同行对本书给予的指导和帮助；感谢兴安盟人民医院、科右前旗人民医院在本书编写中给予的支持和协作；感谢编委会全体成员的鼎力合作！

编 者

Contents **目 录**

第一章　绪　论

自 20 世纪 80 年代开始，现代康复医学自西方引入我国后，康复医学在我国得到迅速发展。随着康复治疗技术的日趋成熟和治疗水平的提高，其在现代医疗中占有越来越重要的地位，而运动治疗技术是康复治疗技术中最基本和最积极的治疗方法。

一、基本概念及相关介绍

（一）基本概念

1．物理治疗　物理治疗（physical therapy，PT）是一门研究如何通过运动训练、手法治疗，并借助电、光、声、磁、水、蜡、冷、热等物理因子作用于人体，来提高人体健康水平，预防和治疗疾病，改善或重建躯体功能的一门专业学科。临床上物理治疗是一个集预防、治疗及改善由于疾病和损伤带来的功能障碍的治疗方法的总称，旨在使患者的功能最大化并最大限度地提升患者的生活质量。

2．运动治疗　物理治疗中以徒手或借助器械进行运动训练来治疗伤、病、残患者，恢复或改善功能障碍的方法称为运动治疗（kinesiotherapy， therapeutic exercise 或 movement therapy），它是物理治疗的主要部分。在实施运动治疗的过程中应用的各种方法和技术，称为运动治疗技术。随着康复医学的不断发展，人们普遍认为由患者积极参与的主动运动是改善运动功能障碍的主要手段，所以康复医学工作者将物理治疗的研究重点放在运动治疗上。

3．物理因子治疗　在物理治疗中利用电、光、声、磁、水、温度等各种物理学因素治疗疾病，促进患者康复的方法，称为物理因子治疗，简称理疗。

运动治疗和物理因子治疗同属物理治疗，但各有侧重。运动治疗技术多为主动性的康复治疗技术，即在治疗师的指导和监督下，由患者主动地进行运动治疗活动，如各种运动训练、行走功能训练、轮椅使用训练等；而理疗技术则被视为被动性的康复治疗技术，由治疗师被动施加电、光、声、磁、冷、热等，不需患者主动活动的参与。通常国际上在物理治疗工作中，运动治疗占绝大比重，因此国外往往将物理治疗等同于运动治疗。

（二）相关介绍

1. 物理治疗师　物理治疗师（physical therapist）是实施物理治疗的临床医务工作者，作为专业从业人员，要根据评估结果为骨骼肌肉系统、神经系统或心肺系统等障碍、活动受限、参与受限的患者提供服务，根据临床的专业判断和患者的目标，为患者设计个体化的物理治疗计划，并对患者进行预防性教育，使其在疾病发生之前就建立一种更为健康的生活模式。物理治疗师可以在多种场所中完成其工作，包括医院、社区、门诊、家庭保健机构、学校、体育健身机构和养老服务机构等。

2. 物理治疗师的角色和作用　物理治疗师作为物理治疗的执行者，是康复医疗服务职业团队的重要一员。其主要关注肌力训练、增加关节活动度、心肺功能训练、疼痛处理等。物理治疗需要与其他学科紧密合作与联系，物理治疗师需要与医师、作业治疗师、言语治疗师、假肢与矫形师、心理治疗师等其他相关专业人士紧密联系、共同协作，通过建立一种完整的医疗体系，解决患者的需求、增强沟通以及充分地治疗。为了提高沟通效能并为患者提供最优质的服务，通常使用世界卫生组织《国际功能、残疾和健康分类（ICF）》作为与其他学科沟通和交流的桥梁。

二、运动的基本类型

运动治疗技术以运动为主要的治疗手段，运动有多种分类方法，现介绍两种主要的分类方法。

（一）根据力的来源分类

1. 被动运动

（1）定义：它是指由治疗师徒手或借助器械对患者进行的治疗活动，患者不做主动运动。在某些情况下，也可由患者健侧肢体对瘫痪或无力肢体加以协助，进行被动运动。

（2）作用：多适用于肢体肌肉瘫痪或肌力极弱的情况，患者不能主动活动时，为保持关节活动度，维持肢体活动范围；牵伸肌肉、肌腱和韧带，以防止挛缩；保持或改善肢体血液循环，促进静脉回流；刺激肢体屈伸反射，施加本体感觉刺激，为主动运动做准备。

2. 主动辅助运动

（1）定义：它是在治疗师的帮助下或借助器械的情况下，由患者通过自己主动的肌肉收缩来完成的运动训练。通常是由治疗师托住患者肢体近端或利用滑车、重锤、悬吊等装置吊起肢体的远端，以抵消肢体本身的重量或引力，使患者能进行主动的肢体活动。

（2）作用：这种活动形式适用于肢体肌肉已能够开始收缩，但力量尚不足以抵抗肢体的自重或对抗地心引力的情况。主动辅助运动的作用主要在于增强肌力和改善肢体功能，是从被动运动向主动运动过渡的一种形式。

3. 主动运动

（1）定义：它是在既不给予外来辅助，也不施加任何阻力的情况下，由患者自己主动完成的动作，是运动治疗技术的主导方法，是康复治疗的基础内容。

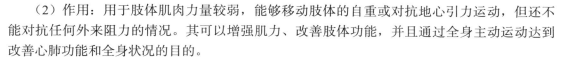
（2）作用：用于肢体肌肉力量较弱，能够移动肢体的自重或对抗地心引力运动，但还不能对抗任何外来阻力的情况。其可以增强肌力、改善肢体功能，并且通过全身主动运动达到改善心肺功能和全身状况的目的。

4．抗阻运动

（1）定义：它是在治疗师用手或利用器械对人体施加阻力的情况下，由患者主动地进行抗阻力的活动。

（2）作用：用于肢体肌肉力量不但能够移动肢体的自重或对抗地心引力运动，而且能对抗其他外来阻力的情况，在肌力达到 3 级以上时，为增强患者的肌力，可以进行抗阻运动锻炼。这种运动对增强肌力和耐力有效，但是应在医师的正确指导下进行。抗阻运动的方式有徒手抗阻和器械抗阻两种。

（二）按照运动的生物力学特征分类

1．等张运动（isotonic motion） 是指肌肉收缩时肌纤维长度变化，张力基本保持不变，产生关节活动，关节角度有变化，又称为动力性运动。

（1）向心性运动（concentric isotonic motion）：当肌肉收缩时肌力大于阻力（外力），肌肉的长度缩短，肌肉的止点和起点相互靠近，又称为向心性缩短。例如，上楼梯时的股四头肌的收缩、拿哑铃时的肱二头肌的收缩。

（2）离心性运动（eccentric isotonic motion）：当肌肉收缩时肌力小于阻力（外力），肌纤维被动地延长，肌肉的止点和起点相互远离，又称为离心性延伸。例如，下楼梯时的股四头肌的收缩，缓慢放哑铃时的肱二头肌的收缩。

2．等长运动（isometric motion） 也称为静力性收缩，其特点是在肌肉收缩时肌肉长度保持不变，肌张力增高，不产生关节活动，此时肌肉收缩力与阻力相等。等长收缩常用于维持特定的体位、姿势和平衡，并能有效地增强肌力。

3．等速运动（isokinetic training） 指利用专门设备，根据运动过程的肌力大小变化，相应调节外加阻力，使整个关节依预先设定的速度运动，运动过程中肌肉用力仅使肌张力增高、力矩输出增加。与等张运动和等长运动相比，其显著特点是运动速度相对稳定，不会产生加速运动，且在整个运动过程中所产生的阻力与作用的肌力成正比，即肌肉在运动全过程中的任何点都能产生最大的力量。等速运动能依肌力强弱、肌肉长度变化、力臂长短、疼痛疲意等状况，提供适合其肌肉本身的最大阻力，且不会超过其负荷的极限。因此，等速运动具有相当高的效率与安全性。

三、运动治疗技术的种类

（一）基于运动学和运动力学原理的治疗技术

1．关节活动技术 主要用于改善和维持关节的活动范围，根据是否借助外力分为主动运动、主动助力运动和被动运动三种，根据是否使用器械分为徒手运动和器械运动两种。其中，主动运动根据运动时有无外力的参与又分为随意运动、助力运动和抗阻力运动；主动助力运动一般需要借助于器械、悬吊、滑轮等提供外力；被动运动外力可以经过专门培训的治疗人员实施，如关节可动范围内的运动和关节松动技术，也可以借助器械，如持续性被动活动（continuous passive motion，CPM）。

2. 关节松动技术　是治疗关节功能障碍，如僵硬、可逆的关节活动度受限、关节疼痛而专门设计的一类技术。它是治疗者在关节可动范围内完成的一种针对性很强的手法操作技术，属于被动运动范畴，是现代康复治疗技术的基本技能之一。

3. 肌力训练　是根据超量负荷的原理，通过肌肉的主动收缩来改善或增强肌肉的力量。增强肌力的方法有很多，根据肌肉的收缩方式可以分为等长运动和等张运动；根据是否施加阻力可以分为非抗阻力运动和抗阻力运动。非抗阻力运动包括主动运动和主动助力运动；抗阻力运动包括等张性（向心性、离心性）抗阻力运动、等长性抗阻力运动、等速性抗阻力运动。

4. 肌肉耐力训练　耐力分为肌肉耐力和全身耐力。肌肉耐力是指肌肉重复收缩或持续收缩的总运动。肌肉耐力训练是指以小重量、多次重复为主要特征，以提高肌肉持续运动能力为目标的肌肉训练方法。全身耐力训练是指训练全身运动的总负荷，与心肺功能密切相关，以有氧运动训练为主。有氧运动的特征是大肌群节律性和动力性运动，采用中小强度，持续较长时间。其广泛应用于心肺疾病患者、慢性疾病患者、老年人以及缺乏体力活动的人员等。

5. 牵引技术　牵引是应用作用力与反作用力的力学原理，通过手法、器械或电动装置产生的外力，并将这一对方向相反的力量作用于人体脊柱或四肢关节，达到分离关节面、牵伸关节周围软组织和改变骨结构之间角度或列线等目的的一种康复治疗方法，如颈椎牵引、腰椎牵引。

6. 肌肉牵伸技术　牵伸是指拉长挛缩或短缩软组织的治疗方法，其目的主要是改善或重新获得关节周围软组织的伸展性，降低肌张力，增加或恢复关节的活动范围，防止发生不可逆的组织挛缩，预防或降低躯体在活动或从事某项运动时出现的肌肉、肌腱损伤。牵引虽然也具有牵拉软组织的作用，但与牵伸的最大区别在于牵引主要作用于关节，是通过力学的原理来增大关节的间隙，达到治疗目的，而牵伸主要作用于软组织，根据牵拉力量来源、牵拉方式和持续时间，可以把牵伸分为手法牵伸、器械牵伸和自我牵伸3种。

7. 平衡训练　平衡是指人体在不同环境和情况下维持身体稳定的能力，是完成各项日常生活活动的基本保证。平衡训练是指为提高患者维持身体平衡能力所采取的各种训练措施。通过这种训练，能激发姿势反射，加强前庭器官的稳定性，从而改善平衡功能。平衡训练是康复训练中的一项重要内容。

8. 协调性训练　协调功能是指人体自我调节，完成平滑、准确且有控制的随意动作的一种能力，是完成精细运动技能动作的必要条件。所完成运动的质量包括按照一定的方向和节奏、采用适当的力量和速度、达到准确的目标等几个方面。即使是很简单的动作也需要许多肌肉的参与，这些肌肉在动作的不同阶段扮演主动肌、协同肌、拮抗肌或固定肌等不同角色。

9. 转移训练　体位转移是指人体从一种姿势转移到另一种姿势的过程，包括卧→坐→站→行走。转移训练是为了使患者完成日常生活及康复锻炼过程中所需的姿势转换及身体移动而进行的练习，是提高患者体位转移能力的锻炼方法，包括独立转移、辅助转移和被动转移。

10. 步态训练　是以矫治异常步态，促进步行转移能力的恢复，提高患者的生活质量为目的的训练方法。

11. 呼吸训练　是指保证呼吸道通畅，提高呼吸肌功能，促进排痰和痰液引流，改善肺和支气管组织血液代谢，加强气体交换效率的训练方法。

12. 医疗体操　是根据患者伤病情况，为了达到预防、治疗及康复的目的而专门编排的体操运动及功能练习。医疗体操对运动器官损伤、手术后康复、瘫痪患者等具有良好的作用，也可用于某些内脏器官疾病的康复治疗，如冠心病、高血压和糖尿病等康复的辅助治疗。

13. 水中运动　是在水中进行各种运动训练的方法。利用水的机械作用、净水压力和水流的冲击使血管扩张、血液循环改善，改善肌张力、增强肌力，提高平衡与协调能力等。它包括水中步行、平衡和协调训练、肌力训练、耐力训练、关节活动度训练、水中医疗体操、有氧训练等。

（二）基于神经生理法则的治疗技术

基于神经生理法则的治疗技术主要为神经发育疗法（neurodevelopment treatment，NDT），其典型代表为 Bobath 技术、Brunnstrom 技术、Rood 技术、本体感觉神经肌肉促进技术（又称为 PNF 技术），这些技术具有以下共同特点。

1. 治疗原则　以神经系统作为重点治疗对象，将神经发育学、神经生理学的基本原理和法则应用到脑损伤后运动功能障碍的康复治疗中。

2. 治疗目的　把治疗与功能活动特别是 ADL 结合起来，在治疗环境中学习动作，在实际环境中使用已经掌握的动作并进一步发展技巧性动作。

3. 治疗顺序　按照头→尾，近端→远端的顺序治疗，将治疗变成学习和控制动作的过程；先练习离心性控制，再练习向心性控制；先掌握对称性的运动模式，后掌握不对称性的运动模式。

4. 治疗方法　应用多种感觉刺激，包括躯体、语言、视觉等，并认为重复强化训练对动作的掌握、运动控制及协调具有十分重要的作用。

5. 工作方式　强调早期治疗、综合治疗以及各相关专业的全力配合，如物理治疗（PT）、作业治疗（OT）、言语治疗（ST）、心理治疗以及社会工作者等的积极配合；重视患者及其家属的主动参与，这是治疗成功的关键因素。

（三）基于运动控制理论的治疗技术

1. 运动再学习治疗（motor relearning program，MRP）　该治疗方法将中枢神经系统损伤后运动功能的恢复训练视为一种再学习或再训练的过程，以神经生理学、运动科学、生物力学、行为科学等为理论基础，以脑损伤后的可塑性和功能重组为理论依据。其认为实现功能重组的主要条件是需要进行针对性的练习活动，练习越多，功能重组就越有效，特别是早期练习有关的运动，而缺少练习则可能产生继发性神经萎缩或形成不正常的神经突触。MRP主张通过多种反馈（视、听、皮肤、体位、手的引导）来强化训练效果，充分利用反馈在运动控制中的作用。

2. 强制性使用运动治疗（constrained-induced movement therapy，CIMT）　它是指患者在生活环境中有目的、强制性使用患侧上肢，增加患侧上肢的使用时间，限制健侧上肢的使用。持续数天至 2 周后，患肢功能可以暂时性或永久恢复。该疗法的优点是需要的人力投入少，花费少，能达到较好的治疗效果。它适合脑损伤后上肢功能恢复的训练。

（四）增强心肺功能的技术与方法

1. 放松性运动　以放松肌肉和精神为主要目的，如医疗步行、医疗体操、保健按摩、太极拳等，一般适合心血管和呼吸系统疾病的患者、精神紧张者、老年人及体弱者。

2. 耐力性运动　以增加心肺功能为主要目的，如医疗步行、骑自行车、游泳，适合心肺疾患及需要增加耐力的体弱患者。

四、运动治疗的业务范围

运动治疗的业务范畴包括以下疾病的功能评定与治疗：神经伤病，包括脑损伤、脊髓损伤、周围神经损伤、退行性神经疾病等的功能评定与治疗；骨与关节伤病，包括骨关节炎、颈肩腰腿痛、骨折后、骨关节手术后、软组织损伤、运动损伤、先天畸形等的功能评定与治疗；内脏疾病，包括冠心病、高血压、心衰、阻塞性肺疾病、糖尿病等的功能评定与治疗；老年疾病，包括帕金森病、骨质疏松症、老年痴呆等的功能评定与治疗；儿童疾病，包括脑瘫、智力发育迟滞、孤独症等的功能评定与治疗；疼痛的评定与处理等。

五、运动治疗的工作流程与临床实践模式

（一）工作流程

康复治疗具有独特的工作模式，以科学、规范的工作流程开展治疗是提高康复疗效的重要保证。

1. 收集资料　通过阅读病历，与患者谈话以及有关的检查与评定，来收集患者的资料。

2. 分析、研究　治疗师重点考虑患者疾病的性质和障碍的诊断，找出患者存在的主要康复问题，对患者存在的问题、产生问题的原因、应采取的康复措施加以分析研究。

3. 制订计划　在分析研究的基础上，设定远期和近期目标。远期目标是指在康复治疗结束或出院时所达到的效果；近期目标是指通过 1～3 周的康复治疗和训练，在某些问题上可能达到的康复效果。为达到近期目标而制订治疗计划，包括治疗原则、治疗技术种类、治疗的顺序与时间、训练内容、训练量等。

4. 出席初期评价会议　在初期评价会议上将以上材料报告，听取其他专业的评价报告、治疗计划等。

5. 康复治疗　按照初期评价会议上的决议，执行近期康复治疗计划。

6. 出席中期评价会议　根据患者康复进程的需要，制订新的治疗计划，在中期评价会议上报告下阶段的治疗计划，并根据评价会议讨论结果对治疗计划的内容进行修改。

7. 继续康复治疗　按照新的方案进行治疗。在康复治疗期间，可以召开多次中期评价会议，调整和修改训练计划，直至患者出院。

8．出席末期评价会议 在患者康复出院前进行总结，说明康复治疗效果、回归方向和遗留问题的处理意见。

9．随访 对康复患者登记、随访。

（二）临床实践模式

临床实践模式是治疗师以功能障碍为纲，来选择功能评定方法和确定康复治疗方案的思维模式，同时也是把握整体的医疗工作规范。根据以上工作流程，运动治疗的临床实践模式基本内容包括：临床检查、功能评定和预后、预期康复目标、治疗措施、治疗结果、出院标准、出院后锻炼指导。

1．病史询问

（1）一般资料：年龄、种族、性别。

（2）社会资料：文化、信仰、家庭和护理者情况、社会关系和医保情况。

（3）职业：当前和过去的工作和学习情况。

（4）生长发育：利手、发育史。

（5）生活环境：生活环境和社区的特点及出院后的生活环境。

（6）当前情况：促使患者寻求治疗师帮助的原因和目的，目前采取的治疗措施、损伤或疾病的发病日期和发展过程、起始症状和发病情况、临床诊断、患者本人及家庭的期望目标。

（7）功能状态和活动能力：当前和过去生活自理情况。

（8）药物使用：当前用药情况。

（9）既往史：包括各系统疾病的病史。

2．体检和功能评定 对患者的功能状态进行测定和分析，明确主要功能障碍，作为确定治疗目标的基础，同时明确预后。评定内容包括认知评定、颅神经检查、人体测量、关节运动功能、肌肉功能、疼痛、姿势、反射、感觉、步态、平衡和协调功能、生活自理能力和家务活动评分、有氧运动能力、生命体征等。

3．判断预后 临床检查和功能评定的目的是为判断预后和制订治疗方案提供依据。预后判断是根据患者功能障碍的程度，确定患者最终的治疗结果，也就是可能达到的最佳恢复的程度和所需的时间。

4．确定和实施治疗方案 为患者制订个体化的治疗方案，包括远期方案、近期方案和出院计划。同时需要确定实现治疗目标所需要的治疗次数。

5．出院后指导和预防措施 要使患者明确治疗结束后发生功能减退的危险性；使患者了解复查、再评定或新治疗周期的影响因素；把康复方案整合到家庭、社区、工作和娱乐环境中；使患者能最大限度地坚持治疗计划；降低患者对物理治疗师的依赖；降低损伤危险性或减慢损伤进展；降低医疗资源的使用和花费。

六、禁忌证

对需要选用运动治疗的患者要注意进行身体检查，有如下禁忌证存在时，不宜施行运动治疗技术操作。

1．处于疾病的急性期或亚急性期，病情不稳定者。

2．有明确的急性炎症存在，如体温超过 38 ℃，白细胞计数明显升高等。

（1）脉搏加快，安静时脉搏大于 100 次 / 分。

（2）血压明显升高，临床症状明显，舒张压高于 120 mmHg（16 kPa），或出现低血压休克者。

（3）严重心律失常。

（4）安静时有心绞痛发作。

3．休克、神志不清或有明显精神症状、不合作者。

4．运动治疗过程中有可能发生严重并发症，如动脉瘤破裂者。

5．有大出血倾向者。

6．运动器官损伤未做妥善处理者。

7．身体衰弱，难以承受训练者。

8．患有静脉血栓，运动有可能脱落者。

9．癌症有明显转移者。

10．剧烈疼痛，运动后加重者。

七、实施原则

1．运动治疗方案的目的要明确，重点要突出。

2．制订治疗方案时，应根据患者情况个别对待，明确运动强度。实施治疗时应循序渐进，包括运动强度由小渐大、运动时间由短渐长、动作内容由简渐繁，使患者逐步适应，并在不断适应的过程中得到提高。

3．在编制整个治疗动作时，要防止运动过分集中在某一部位，以免产生疲劳。运动训练既要重点突出，又要与全身运动相结合。

4．治疗活动内容要有新鲜感，能调动患者主动训练的积极性，提高训练效果。

5．运动训练要按疗程长期坚持，不可随意间断，以免影响治疗效果。有些运动治疗要坚持数周、数月，甚至数年，才能使治疗效果逐步积累，显现出来。

6．治疗中应密切观察病情，看是否有不良反应，是否已达到治疗要求，对不能达到要求的要查明原因，调整治疗措施，提高疗效。运动治疗中应注意观察的内容包括以下方面：

（1）训练运动量不应过量，训练次日应无疲劳感。

（2）训练过程中应密切观察患者反应，如有头晕、眼花、心悸气短等应暂停训练。

（3）训练时动作应轻柔，防止产生剧烈疼痛。

（4）防止损伤皮肤，预防褥疮发生。

（5）肢体活动训练应手法准确、轻柔，注意防止病理性骨折等并发症的发生。

（6）站立行走训练时应有保护，防止跌倒。

（7）训练中应结合心理交流，取得患者的良好合作。

7．工作中做好各种记录，定期总结。

8．治疗前应把治疗内容向患者讲解清楚，争取患者主动配合。对需要应用的器械要说明操作要点和注意事项，以免训练不得法，甚至造成损伤。在需要以体操形式进行训练时，既要讲清要点，还需做出正确的示范动作，示范要面对面进行。

9. 治疗中医务人员应态度温和，声音亲切清晰，语调坚信肯定，这样有利于增进患者的治疗信心，提高治疗效果。对患者应多用关心鼓励的语言，给予具体的帮助，切勿滥用指责、批评。

10. 在具体治疗中，要重点注意新患者和病情较重患者，但也不轻视老患者，训练时可新老患者成组搭配，互相帮助。

11. 训练场所要光线充足、整洁，各种器械要安放有序，用后要归还原位，并随时检查、维修。

八、运动治疗的常用器械和设备

在开展运动治疗时常常需要应用器械和设备，设备配置应包括物理治疗评估设备及其治疗设备。

（一）训练用器械

下面介绍较为常用的几种基本设备。

1. 训练床　患者在训练床（图1-1-1）上进行各种姿势的康复训练，主要用于卧位、坐位动作训练，如截瘫、脑瘫等患者的床上翻身、左右及前后移动、爬行、坐起、床至轮椅之间的转移等；坐位及手膝位的平衡训练；治疗师与患者进行一对一的徒手治疗；训练床可以放在悬吊架下配合应用。

2. 起立床（图1-1-2）　是一张电动或手动的平板床。患者卧于床上，固定好身体，启动开关，患者由平卧位逐步转动到站立位，也可固定于0°～90°的任何倾斜位置。对刚开始康复训练的患者，利用起立床做渐进适应性站立训练，同时可以防止直立性低血压的发生；对长期卧床患者，可以预防骨质疏松、关节挛缩等并发症的发生。

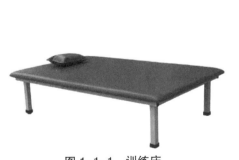

图1-1-1　训练床

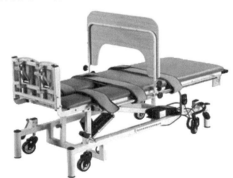

图1-1-2　起立床

3. 悬吊架　多为天井式万能牵引器，是一个金属网状框架，悬吊固定于墙边，人在悬网下进行训练。可将挂钩、滑轮及悬吊带等挂于网上，供训练备用。其主要用于肌力增强训练，增加关节活动度训练，进行调整、松弛训练，需要时也可做颈椎牵引治疗。

4. 站立架　用于截瘫、偏瘫和脑瘫等站立功能障碍者进行站立训练，改善或避免由于长期坐、卧导致的并发症，如骨质疏松、压疮、心肺功能降低等。

5. 肋木　是靠墙安装的、具有一组横杆的框架，多为木制，也可与肩梯等组合使用。其主要用于矫正异常姿势，利用体重进行增强肌力及耐力的训练，做增大关节活动度训练等。

6. 平行杠（图1-1-3）　是以上肢支撑体重保持稳定性，进行站立、行走、肌力、平衡、关节活动度训练的设备，类似双杠，可根据训练需要调节杠的高低和宽度。

7. 阶梯（图1-1-4）　是训练患者步行功能的多级台阶装置，类似楼梯，两侧装有扶手。阶梯的每阶高度可根据患者步行功能的不同加以选择，高度一般在 8 ～ 20 cm。其主要用于训练患者的步行能力，患者把持阶梯扶手或挂拐可进行上下台阶的站立及步行训练，可以锻炼和增强躯干和下肢肌力，活动下肢关节，锻炼全身耐力。

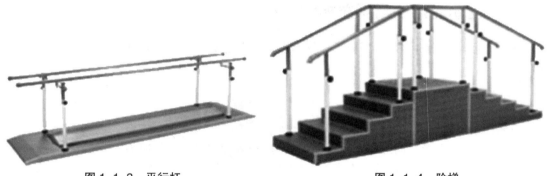

图 1-1-3　平行杠　　　　　　　　　　　　图 1-1-4　阶梯

8. 股四头肌训练椅　是一种训练股四头肌的座椅式装置，可用固定带固定患者身体于坐位，可做增强股四头肌的肌力训练，也可做关节活动度训练。

9. 功率自行车　是位置固定的踏车，患者可以骑车做下肢功能训练，训练时可以调整负荷，也可以记录里程。此踏车可用于训练患者下肢的关节活动、增强下肢肌力、提高身体平衡能力、增加心肺功能、提高身体整体功能等。

10. 肩关节旋转运动器　是一个可以转动的圆轮或转轮，固定于墙上或架子上，可以调节训练器高度和把手的距离以适应患者的身高及臂长。它用于训练肩关节活动度，进行肩关节的随意主动旋转运动训练，依靠惯性做被动运动训练，增加阻力做抗阻运动训练。

11. 前臂内外旋运动器　是一种训练前臂内旋、外旋运动的装置。患者可以握其装置的把手做前臂旋转动作，从而增加其关节活动度以及相关肌群肌力和耐力。

12. 腕关节屈伸运动器　是一种训练腕关节屈伸功能的装置。患者可以握装置的把手做关节屈伸动作，训练腕关节屈伸的关节活动度以及腕关节屈伸的肌力和耐力。

13. 姿势矫正镜　是供患者对身体异常姿势进行矫正训练的大镜子，可映照全身。它能固定在墙壁上，有的带有脚轮可以移动，应用时可放于平行杠和肋木前，配合训练使用。

14. 跑台　用于行走及跑步运动训练，临床上常用的是电动跑台，既可用于步行训练及步行功能评定，又可进行心肺功能的测定及训练。电动跑台能够设定步行速度和倾斜度，控制患者训练的运动负荷量，用来训练患者步行能力、矫正步态、提高耐力等。在训练的同时，也可以得到机器显示的数据，从而达到一定的评定目的。

（二）评定设备

运动治疗需要量化评定的仪器和设备来评定患者，量化功能状态指标可以提供可靠的科学依据，指导运动治疗的进行。常用的评定设备举例如下：

1. 等速运动评定仪　可使患者的测试部位产生等速运动，准确地测得肌肉的肌力、耐力、做功、关节活动度等许多参数，可使肌肉、关节等的各项运动指标量化，同时也可以对患者施行运动功能训练。

2. 负重平衡评定训练仪　是用来测定患者双足负重能力及身体平衡功能的仪器。可通过图像、数值及曲线图的量化表达患者平衡功能，达到评定的目的；同时还可以通过此仪器显示器的图像反馈指导患者，进行患者双足负重及身体平衡功能的训练，可取得明显效果。

3. 步态分析装置　应用步态分析装置通过测定患者的步态情况，分析各种参数，从而量化评定患者的运动功能障碍情况，指导临床康复治疗。此仪器既能用于评定，又能用于训练，但价格较昂贵。

4. 电诊断仪　神经肌肉电诊断在运动治疗中价值很大，仪器也较为昂贵。常用的仪器有肌电图仪、诱发电位测定仪、强度－时间曲线检查仪等。

（孟晓旭）

第二章 关节运动功能评定与运动治疗

学习目标

1．掌握：关节活动度的定义和关节活动度的分类，关节活动度的评定目的和测量步骤，主要关节活动度的测量方法，各关节主动运动、助力运动和被动运动等临床常用的关节活动度训练方法，关节松动技术的概念、手法分级、操作程序，上下肢及脊柱关节松动技术的操作，牵伸技术的治疗原理，常用牵伸技术的类型，全身主要肌群徒手被动牵伸的方法，颈椎牵引及腰椎牵引的方法、适应证、禁忌证及注意事项。

2．熟悉：关节活动度的正常参考值，引起关节活动度异常的原因，评定的适应证、禁忌证和注意事项；关节活动度训练时的注意事项；关节松动技术的治疗作用及临床应用；骨骼肌解剖生理学特性，肌肉挛缩的临床类型，牵伸技术治疗的适应证及禁忌证；四肢关节功能牵引的适应证和禁忌证。

3．了解：影响关节活动度的因素，关节的解剖，生理、运动学基础知识；关节松动技术的发展历史；牵伸技术治疗程序，全身主要肌群自我牵伸的方法，常用机械牵伸的方法；牵引的生理效应。

第一节 关节活动度评定

【情境模拟】

患者女性，35岁，外伤致右膝关节疼痛肿胀伴活动受限45天，受伤就诊诊断为"髌骨骨折"，髌骨爪内固定后一个半月来我科就诊。目前患者术后刀口恢复良好，右膝关节局部微热，疼痛肿胀行走困难，屈伸不利。

思考：患者还需要我们做怎样的检查，患者的功能障碍是什么？

一、概述

关节活动度（range of motion，ROM）又称关节活动范围，是指关节活动时可达到的运动最大弧度。关节活动度评定是指运用一定的工具测量在特定体位下关节的最大活动范围，从而对关节的功能做出判断。关节活动度评定是判断康复治疗效果的重要指标之一。

（一）关节活动的类型及结构

1．关节类型　根据关节的功能将关节分为不动关节、少动关节和活动关节。

2．关节结构 活动关节的最基本结构包括关节面、关节腔和关节囊三部分。

3．关节活动类型 关节基本运动有屈伸、内收与外展、内旋与外旋、水平屈伸和环转。

（1）屈伸：关节沿冠状轴运动，导致相关的两骨互相接近角度减小称为屈曲运动，反之称为伸展运动。

（2）内收与外展：关节沿矢状轴运动，导致骨向正中线移动称为内收运动，反之称为外展运动。

（3）内旋与外旋：指关节绕垂直轴在水平面内做的运动，运动时骨由前向内旋转为内旋（或旋前），由前向外旋转为外旋（或旋后）。

（4）水平屈伸：指关节在水平面内绕垂直轴做的前后运动，上肢（或下肢）在肩关节（或髋关节）处外展90°后再向前运动称为水平屈曲，向后运动则称为水平外展。

（5）环转：骨的上端在原位转动，同时下端做圆周运动。凡既能绕冠状轴又能绕矢状轴活动的关节都能做环转运动。

4．关节活动度的类型

（1）主动关节活动度（active range of motion，AROM）：通过患者主动随意运动达到的关节活动范围。

（2）被动关节活动度（passive range of motion，PROM）：肢体被动运动达到的关节活动范围。

（二）影响关节活动度的因素

1．构成关节的两关节面面积大小的差别。两关节面面积的大小相差越大，关节活动的幅度就越大。

2．关节韧带的多少与强弱。关节韧带少而弱，则关节活动度大；关节韧带多而强，则关节活动度小。

3．关节囊的厚薄及松紧度。关节囊薄而松弛，则关节活动度大；关节囊厚而紧，则关节活动度小。

4．关节周围肌肉的伸展性和弹性状况。肌肉的伸展性和弹性良好者，关节活动度大；反之，关节活动度就小。

此外，年龄、性别、职业对关节活动度也有影响。

（三）引起关节活动度异常的原因

关节活动度异常分为活动度减小和过度两种，主要原因有以下几个。

1．关节及周围软组织疼痛 由于疼痛导致了主动和被动活动均减少，如骨折、关节炎症等。

2．肌肉痉挛 中枢神经系统病变引起的痉挛，常见主动活动减少，被动活动基本正常，或被动运动大于主动运动，如脑损伤引起的肌痉挛。

3．软组织挛缩 关节周围的肌肉、韧带、关节囊等软组织挛缩时，主动和被动运动减少，如烧伤、肌腱移植术后、长期制动等。

4．肌肉无力和韧带断裂 通常主动活动减少，被动活动正常，被动活动大于主动活动。

5. 关节内异常 关节内渗出或有游离体时，主动运动和被动运动均减少。

6. 关节僵硬 主动和被动运动均丧失，如关节骨性强直、关节融合术后。

（四）关节活动度评定的工具与原则

关节活动度的测量工具为量角器（图 2-1-1）、电子角度计、皮尺、X 线片等。临床上应用最多的是量角器测量（图 2-1-1）。

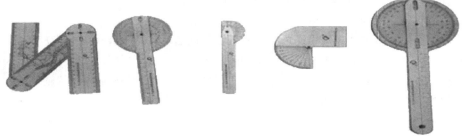

图 2-1-1 常用量角器

1. 测量工具

（1）量角器的构成：由一个带有半圆形（0°～180°）或圆形（0°～360°）的固定臂、移动臂及轴心（中心）组成。

（2）量角器长度：7.5～40 cm 不等，分为大、中、小 3 种规格。

2. 测量方法 在测量各个关节的活动范围之前，治疗师应参照各个关节活动度的正常参考值（表 2-1-1）。测量步骤如下：①解释说明：让受试者了解测量过程、测量原因，以取得受试者的配合；②体位选择：确定测量体位，充分暴露被检查部位；③量角器放置：其轴心应摆放在关节的运动轴心（通常是骨性标志点），固定臂摆放与关节的近端骨的长轴平行，移动臂摆放与关节的远端骨的长轴平行；④关节活动：移动臂所移动的弧度即为该关节的活动范围，并注意观察受试者有无疼痛或不适感；⑤记录：记录主动关节活动度及被动关节活动度。

表 2-1-1 正常关节活动度

关节	活动	正常范围	关节	活动	正常范围
肩关节	前屈	0°～170°	髋关节	前屈伸膝	0°～90°
	后伸	0°～60°		前屈屈膝	0°～125°
	外展	0°～90°		后伸	0°～30°
	外旋	0°～60°		外展	0°～40°
	内旋	0°～80°		内收	0°～35°
	水平内收	0°～130°		外旋	0°～45°
	水平外展	0°～50°		内旋	0°～45°
肘关节	屈曲	0°～135°	膝关节	屈曲	0°～135°
	伸展	0°～5°		伸展	0°

续表

关节	活动	正常范围	关节	活动	正常范围
前臂	旋前	0°～80°/90°	踝关节	背屈	0°～15°
	旋后	0°～80°/90°		跖屈	0°～50°
腕关节	背伸	0°～35°/60°		内翻	0°～35°
	掌屈	0°～50°/60°		外翻	0°～20°
	桡偏	0°～25°	颈部	前屈	0°～45°
	尺偏	0°～30°		后伸	0°～45°
			胸腰部	前屈	0°～80°
				后伸	0°～30°
				旋转	0°～45°
				侧屈	0°～40°

3．关节活动度测量的一般原则与注意事项

（1）体位：测试者要掌握正常关节活动度、关节运动方向以及被检查者的正确体位并给予有效的固定，注意排除相邻关节的相互影响或互相补偿。

（2）测量与记录：关节活动度测量的起始位置通常以解剖位作为零起始点。同一受试者应由专人测量，每次测量位置以及所用测量工具应保持一致，量角器起始位置及放置方法均应相同，注意肢体两侧均需对比。读取量角器刻度盘上的刻度时，刻度应与视线同高。

（3）注意事项：避免在按摩、运动及其他康复治疗后立即检查关节活动度。

二、主要关节活动度的测量方法

（一）躯干关节活动度测量

1．颈椎关节活动度

（1）颈前屈（0°～45°）：取端坐或直立位。轴心位于肩峰，固定臂在矢状面上与通过肩峰的垂直线一致，移动臂和外耳道与头顶的连线一致。要求受试者屈颈使下颌贴近胸部，检查者测量运动起始位与终末位之间的角度或从下颌至胸骨角的距离。

（2）颈后伸（0°～45°）：取端坐或直立位。轴心位于肩峰，固定臂在矢状面上与通过肩峰的垂直线一致，移动臂和外耳道与头顶的连线一致。要求受试者仰望天花板使头的背侧靠近背部。

（3）颈侧屈（0°～45°）：取端坐或直立位，固定脊柱，避免胸腰椎代偿。轴心位于七颈椎棘突，固定臂与第七颈椎和第五腰椎棘突的连线平行，移动臂与枕骨粗隆和第七颈椎棘突的连线平行。要求受试者向侧方屈颈使耳靠近肩部。

（4）颈旋转（0°～60°）：取端坐或直立位，固定脊柱，避免胸腰椎代偿。轴心位于头顶，固定臂与两肩峰的连线平行，移动臂平行于头顶和鼻尖的延长线。

2. 胸腰椎关节活动度

（1）脊柱前屈（0°～80°，见图2-1-2）：取直立位。固定臂通过第五腰椎棘突的垂直线，移动臂在第七颈椎棘突与第五腰椎棘突连线的平行线，轴心在第五腰椎棘突的垂直线，让受试者向前弯腰。

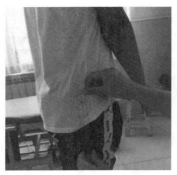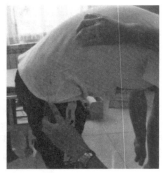

图 2-1-2　脊柱前屈活动度测量

（2）脊柱侧屈（0°～40°，见图2-1-3）：取直立位。固定臂在髂嵴连线中点的垂直线，移动臂在第七颈椎棘突与第五腰椎棘突的连线，轴心在第五腰椎棘突，让受试者侧屈躯干，用角度尺来测量躯干相对垂直位时所倾斜的程度。

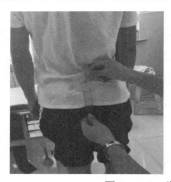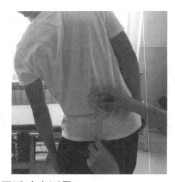

图 2-1-3　脊柱侧屈活动度测量

（3）脊柱后伸（0°～30°，见图2-1-4）：取直立位或俯卧位。固定骨盆的同时向后伸展脊柱。测量时移动臂对准第七颈椎棘突。

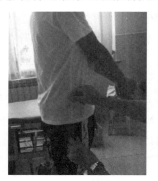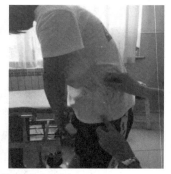

图 2-1-4　脊柱后伸活动度测量

（4）脊柱旋转（0°～45°，见图 2-1-5）：取仰卧位或直立位。要求受试者在维持骨盆中立位的同时旋转上躯干，直立位时尤其要注意固定骨盆，运动范围以角度为单位来记录，以头顶为旋转轴并通过肩的旋转来测量运动弧。

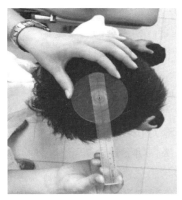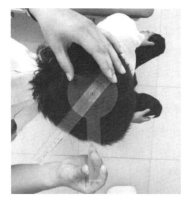

图 2-1-5　脊柱旋转活动度测量

（二）上肢关节活动度测量

1. 肩关节活动度

（1）肩关节前屈（0°～170°）：取坐位或仰卧位，肱骨处于中立位。轴心位于肱骨侧面肩峰，固定臂与躯干腋中线平行，移动臂与肱骨平行。注意：在测量终末位的角度时，轴心应置于三角肌群所形成的皱褶末端。

（2）肩关节后伸（0°～60°）：取坐位或仰卧位，肱骨处于中立位。轴心位于肱骨侧面肩峰，固定臂与躯干平行，移动臂与肱骨平行。注意：在测量终末点时，轴心位置不变，运动时肩胛骨轻微向上倾斜，避免肩胛骨的过度运动。

（3）肩关节外展（0°～90°）：取坐位或仰卧位（肱骨处于外旋位）。轴心位于肩峰前部，固定臂与躯干平行，移动臂与肱骨平行。

（4）肩关节内旋（0°～80°）：取坐位或仰卧位，肩关节外展90°，肘关节屈曲90°，前臂中立位并与身体冠状面垂直。轴心位于肘关节鹰嘴突，固定臂和移动臂与前臂平行。注意：肩关节外旋时，固定臂仍保留于原来的位置与地面平行，移动臂跟随前臂移动。

（5）肩关节外旋（0°～60°）：取坐位或仰卧位，肩关节外展90°，肘关节屈曲90°，前臂中立位并与身体冠状面垂直。轴心位于肘关节鹰嘴突，固定臂和移动臂与前臂平行。注意：肩关节外旋时，固定臂仍保留于原来的位置与地面平行，移动臂跟随前臂移动。

（6）肩关节水平外展（0°～50°）：取坐位，肩关节90°外展，肘伸展，掌心向下。轴心位于肩峰突，固定臂与肩峰至头顶的连线平行，移动臂与肱骨平行。

（7）肩关节水平内收（0°～130°）：体位和操作同肩关节水平外展。

2. 肘关节活动度

肘关节伸展—屈曲（0°～135°）：取立位、坐位或仰卧位，肱骨紧靠躯干，肩关节屈曲90°，肩关节外旋，前臂旋后。轴心位于关节侧方并通过肱骨外上髁。固定臂平行于肱骨中线，移动臂平行于前臂中线。注意：量角器的轴心在终末位时需要重新放置。

3. 前臂活动度

（1）前臂旋后（0°～80°／90°）：取坐位或站位，肱骨紧靠躯干，肘关节屈曲90°，前臂处于中立位并与身体冠状面垂直，手紧握一支铅笔。

操作：轴心位于第三掌骨头，固定臂则与地面垂直，移动臂与铅笔平行。

（2）前臂旋前（0°～80°／90°）：体位和操作同前臂旋后。

4. 腕关节活动度

（1）腕关节掌屈（0°～50°）：取前臂旋前位放于桌上，腕关节中立位。轴心位于尺骨茎突，固定臂平行于尺骨长轴，活动臂与第五掌骨长轴平行。

（2）腕关节背伸（0°～35°）：体位和操作同腕关节掌屈。

（3）腕关节尺偏（0°～30°）：取前臂旋前，掌心朝下置于桌面上。轴心位于腕关节背侧第三掌骨的根部，固定臂为前臂中线长轴，移动臂与第三掌骨平行。

（4）腕关节桡偏（0°～25°）：轴心位于腕关节背侧第三掌骨的根部，固定臂为前臂中线长轴，移动臂与第三掌骨平行。

5. 手指关节活动度

（1）掌指关节屈曲（0°～90°）：取前臂中立位，腕关节0°位，前臂和手的尺侧置于桌面上。轴心位于掌指关节顶端中心，固定臂与掌骨平行，移动臂与近端指骨平行。

（2）掌指关节过伸（0°～15°／45°）：同掌指关节屈曲。

（3）近端指间关节屈曲（0°～110°）：取坐位，前臂中立位，腕关节0°位，前臂和手的尺侧置于桌面上。轴心位于近端指间关节的背侧中心，固定臂与近端指骨平行，移动臂与中端指骨平行。

（4）远端指间关节屈曲（0°～80°）：取坐位，前臂中立位，腕关节0°位，前臂和手的尺侧置于桌面上。轴心位于远端指间关节的背侧，固定臂与中间指骨平行，移动臂与远端指骨平行。

（5）掌指关节外展（0°～25°）：取坐位，前臂旋前，手心向下置于桌面上，手指伸直。轴心位于掌指关节中心，固定臂与掌骨平行，移动臂与近端指骨平行。

6. 拇指关节活动度

（1）拇指掌指关节屈曲（0°～50°）：取前臂旋后45°，腕关节0°位，前臂和手置于桌面上。轴心位于掌指关节的背侧，固定臂与拇指掌骨平行，移动臂与近端指骨平行。

（2）拇指指间关节屈曲（0°～80°／90°）：取前臂中立位，腕关节0°位，前臂和手的尺侧置于桌面上。轴心位于指间关节的背侧，固定臂与近端指骨平行，移动臂与远端指骨平行。

（3）拇指桡侧外展（0°～50°）：取坐位（前臂旋前，手掌朝下置于桌面上，手指伸直）。轴心位于拇指掌骨根部，固定臂与桡骨平行，移动臂与拇指掌骨平行。

（4）拇指掌侧外展（0°～50°）：取前臂中立位，腕关节0°位，前臂和手的尺侧置于桌面上，拇指旋转至手的掌侧面。轴心位于拇指掌骨根部，固定臂与桡骨平行，移动臂与拇指掌骨平行。

（5）拇指对指：通过使用刻度尺测量拇指指腹至小指指腹的距离来评估。

（三）下肢关节活动度测量

1. 髋关节活动度

（1）髋关节屈曲（0°～125°）：取仰卧位，髋关节、膝关节伸展。轴心位于股骨大转子，固定臂与躯干腋中线平行，移动臂平行于股骨长轴，并指向股骨外上髁。在测量过程中膝关节屈曲。

（2）髋关节伸展（0°～30°）：取俯卧位，髋膝中立位／侧卧位。轴心位于股骨大转子，固定臂与躯干腋中线平行，移动臂平行于股骨长轴，并指向股骨外上髁。在测量过程中膝关节维持伸展。

（3）髋关节外展（0°～30°/45°）：取仰卧位。轴心位于髂前上棘，固定臂位于两髂前上棘的连线上，移动臂与股骨长轴平行。注意：测量起始位，固定臂与移动臂的夹角为90°，故测量后需再减去90°以获得正确的ROM。

（4）髋关节内收（0°～20°/30°）：取仰卧位。轴心位于髂前上棘，固定臂位于两髂前上棘的连线上，移动臂与股骨长轴平行。注意：测量起始位，固定臂与移动臂的夹角为90°，故测量后需再减去90°以获得正确的ROM。

（5）髋关节内旋（0°～30°/40°）：取坐位或仰卧位（髋、膝屈曲于90°）。轴心位于髌骨中点，固定臂垂直于地面，移动臂与胫骨中线长轴平行。

（6）髋关节外旋（0°～40°/50°）：同髋关节内旋。

2. 膝关节活动度

膝关节伸展—屈曲（0°～135°）取俯卧位，髋、膝关节伸展。轴心位于膝关节的腓骨小头，固定臂与股骨长轴平行，移动臂与腓骨长轴平行。

3. 踝关节活动度

（1）踝关节背屈（0°～20°）：取仰卧位，踝关节处于中立位。轴心位于外踝，固定臂与腓骨长轴平行，移动臂与足底平行。注意：测量起始位时，固定臂与移动臂的夹角为90°，故测量后需再减去90°以获得正确的ROM。

（2）踝关节跖屈（0°～45°/50°）：同踝关节背屈。

（3）踝关节内翻（0°～35°）：取仰卧位或坐位，坐位时膝关节屈曲90°，踝关节处于中立位。轴心位于邻近跟骨的外侧面，固定臂与胫骨长轴平行，移动臂与足跟的跖面平行。注意：测量起始位时，固定臂与移动臂的夹角为90°，故测量后需再减去90°以获得正确的ROM。

（4）踝关节外翻（0°～35°）：取仰卧位或坐位（坐位时膝关节屈曲90°），踝关节处于中立位。轴心位于跖趾关节内侧面的中点，固定臂与胫骨长轴平行，移动臂与足底的跖面平行。注意：测量起始位时，固定臂与移动臂的夹角为90°，故测量后需再减去90°以获得正确的ROM。

三、测量结果记录与分析

（一）结果记录

1. 记录测量的时间、体位。

2. 记录 AROM 与 PROM。

3. 记录结果以 5° 为单位。

4. 记录关节运动范围，可采用 "−" 表示。如膝关节 "−5°" 表示膝关节 5° 过伸。

5. 记录是否存在变形、疼痛、水肿、挛缩、肌紧张等。疼痛时，记录疼痛的范围及程度。

（二）结果分析

1. 运动终末感判定　检查被动关节活动度时，如被检查关节的运动出现限制，应判断是生理的运动终末感，还是病理的运动终末感。生理性运动终末感主要是软组织间的接触、肌肉的伸张、关节囊的伸张、韧带的伸张、骨与骨的接触等原因导致的。病理性运动终末感主要是软组织损伤、肌紧张、骨关节病变等原因导致的。

2. 运动受限原因　分析关节活动范围时应注意判断运动受限是由于组织结构变化所致，还是肌力下降所致。被动关节活动度小于正常范围时，提示运动受限是由于皮肤、关节或肌肉等组织的器质性病变所致；主动关节活动度小于被动关节活动度时，提示关节活动度下降是肌力减弱的结果。

第二节　关节运动技术

【情境模拟】

患者，男，65 岁，无明显诱因出现左侧肢体不利，就诊诊断为 "脑梗死"，现左上侧肢体抬举无力，握力差，左下肢无力，踝跖屈背伸不能。

思考：为了防止并发症的发生我们都需要做哪些关节活动？

一、概述

关节运动技术是指利用各种方法来维持和恢复因组织粘连或肌肉痉挛等多种因素所导致的关节功能障碍的运动治疗技术。

（一）人体解剖学的定位术语

1. 人体的基本切面　包括矢状面、冠状面和水平面，三者相互垂直（图 2-2-1）。

（1）矢状面：沿人体前后方向，将身体分为左右两个部分的平面称为矢状面，其中在正中将身体分为左右相等的两半部，该矢状面称为正中面，矢状面可以有数个，而正中面只有一个。

（2）冠状面：又称额状面，沿人体左右方向将身体分为前后两个部分的平面称为冠状面。

（3）水平面：又称横切面，将身体分为上下两个部分，与地面相平行的平面称为水平面。

2. 人体运动的基本轴

（1）矢状轴：前后平伸与水平面平行，与冠状面垂直的轴称为矢状轴。

（2）冠状轴：左右平伸与水平面平行，与矢状面垂直的轴称为冠状轴，又称额状轴。

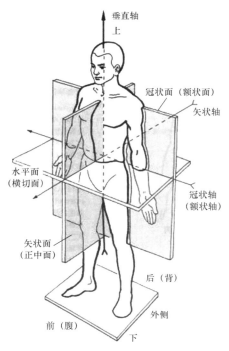

图 2-2-1　人体的基本切面和基本轴

（3）垂直轴：与人体纵轴平行，与水平面垂直的轴称为垂直轴。根据运动轴的多少可分为单轴运动、双轴运动和三轴运动。

（二）训练方法

1．被动运动

（1）关节可动范围运动：指治疗者根据关节运动学原理完成的关节各个方向的活动，具有维持关节现有的活动范围，预防关节挛缩的作用。

（2）关节松动技术：主要利用关节的生理运动和附属运动被动地活动患者关节，以达到维持或改善关节活动范围、缓解疼痛的目的。

（3）关节牵引：指应用力学中作用力与反作用力的原理，通过器械或电动牵引装置，使关节和软组织得到持续的牵伸，从而达到复位、固定，解除肌肉痉挛和挛缩，减轻神经根压迫，纠正关节畸形的目的，如颈椎牵引、腰椎牵引、四肢关节牵引。

（4）牵伸技术：指拉长挛缩或短缩软组织，改善关节活动范围的治疗方法，常用治疗师的手法、训练器械、患者自身重量或体位等方法进行牵张。

（5）持续性被动活动（ continuous passive motion，CPM）：指利用机械或电动活动装置，在关节无疼痛范围内，缓慢、连续性活动关节的一种装置。在骨科临床康复治疗中 CPM 主要用于四肢关节术后及关节挛缩的治疗。

2．主动运动　可以促进血液循环，具有温和的牵拉作用，能松解疏松的粘连组织，牵拉挛缩不严重的组织，有助于保持和增加关节活动范围。最常用的是各种徒手体操。

3．助力运动

（1）器械练习：借助杠杆原理，利用器械为助力，带动活动受限的关节进行活动。

（2）悬吊练习：利用挂钩、绳索和吊带将拟活动的肢体悬吊起来，使其在去除肢体重力的前提下进行主动活动，类似于钟摆样运动。悬吊练习的固定方法可以分为两种，一种为垂直固定，另一种是轴向固定，主要是使肢体易于活动（图 2-2-2）。

（3）滑轮练习：利用滑轮和绳索，以健侧肢体帮助对侧肢体活动。

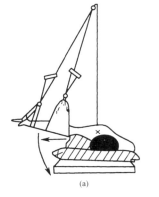
(a)

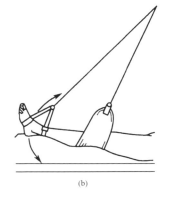
(b)

图 2-2-2　悬吊练习

二、上肢主要关节活动技术

（一）肩部关节

肩部关节由肩肱关节、喙锁关节、肩胛胸壁关节、胸锁关节、肩锁关节、盂肱关节共6个关节组成。其中盂肱关节即通常所说的肩关节，由肱骨头与肩胛骨的关节盂构成，是典型的球窝关节。下面介绍肩关节活动技术。

1. 主动运动　基本动作为肩关节的前屈 – 后伸，内收 – 外展，水平内收 – 水平外展，旋内 – 旋外。

2. 被动活动

（1）肩前屈：患者仰卧，治疗者一手托住其肘部，一手固定肩部，将上肢抬离床面并继续活动其上肢，直到肩前屈达到最大范围或前臂在头上方再次接触床面。

（2）肩后伸：患者侧卧，治疗者站其背后，一手托住前臂，一手放在肩部，做后伸运动。

（3）肩外展：患者仰卧位，治疗侧肘关节屈曲，治疗者站在床边，一手托住肘部，一手固定肩部，做上肢外展动作。在肩外展到90°时，需要肩的外旋和肩胛骨的上旋才能完成全范围的外展。

（4）肩水平外展和内收：患者仰卧，肩位于床沿，上肢外展90°。治疗者一手握住肘部，一手固定肩部，先向地面活动上肢（水平外展），再将上肢抬起向身体内侧运动，身体随之转动，面向患者（水平内收）。

（5）肩内旋和外旋：患者仰卧，肩外展90°，屈肘90°，治疗者一手握住其肘部，一手握住腕关节上方，将前臂向足的方向转动（内旋）或向头的方向转动（外旋）。这一运动可以在肩外展不同度数时完成。

（6）肩胛骨活动：患者俯卧，上肢放在体侧，治疗者面向患者站在床边，一手放在肩胛下角，一手放在肩部，两手同时将肩胛臂向上、下、内、外各方向活动。也可以让患者侧卧位，治疗者一手虎口放在肩胛下角，一手放在肩胛骨外侧，两手同时向上、下、内、外方向活动肩胛骨或进行复合运动。

3. 器械运动　改善肩部关节活动的常用器械有：肩轮、肋木、吊环、肩梯、肩关节旋转器、体操棒等（图2-2-3）。

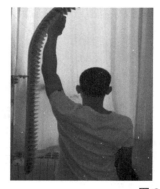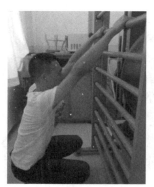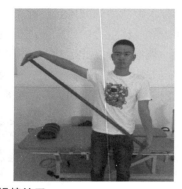

图 2-2-3　肩梯练习、肋木练习、体操棒练习

（二）肘关节

肘关节由肱尺关节、肱桡关节、桡尺近侧关节构成。其为复合关节，特点是上述3个关节被包裹在一个关节囊内。关节囊前、后壁薄而松弛，两侧壁厚而紧张，并有桡侧副韧带和尺侧副韧带加强，后壁最薄弱。

1. 主动运动　基本运动为屈、伸，还可以有5°～10°的过伸。桡尺近端关节与远端关节协同可以做前臂旋前和旋后运动。

2. 被动运动

（1）肘屈伸：患者仰卧，上肢自然放在体侧，肘窝向上。治疗者一手握住肘后部，一手握住前臂远端，做屈肘和伸肘运动。

（2）前臂旋转：患者仰卧，上肢放在体侧，屈肘90°。治疗者一手托住其肘后部，一手握住前臂远端，做前臂旋前（向内转动前臂）和旋后（向外转动前臂）运动。

（3）肘及前臂的联合运动：患者体位及治疗者手的放置同前，治疗者在做肘屈伸的同时旋转前臂。

3. 器械运动　改善肘关节和前臂关节的器械最常用的为肘屈伸牵引椅（图2-2-4）和前臂旋转牵引器（图2-2-5）。

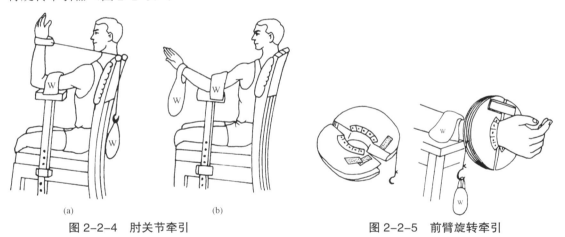

(a)　　　　　　　　　　(b)

图 2-2-4　肘关节牵引　　　　　　　　图 2-2-5　前臂旋转牵引

（三）腕关节

腕部骨骼包括桡骨远端、尺骨远端以及8块腕骨。从狭义上看，腕关节是指桡骨下端与近侧列腕骨之间（豌豆骨除外）构成的关节，即桡腕关节。但从功能上看，腕关节应包括桡腕关节、桡尺远端关节、腕骨间关节3个关节。

1. 主动运动　桡腕关节可以进行掌屈、背伸、桡偏（外展）、尺偏（内收）4种运动；桡尺远端关节与近端关节共同完成旋前和旋后运动。

2. 被动运动　患者仰卧位，屈肘90°，前臂中立位，治疗者一手握住前臂远端，一手握住掌骨，分别做腕的掌屈、背伸、桡偏、尺偏运动以及将上述动作结合起来做腕的环绕。

3. 器械运动　除了改善腕关节活动的徒手牵引，也可双手托住一体操球，进行腕的屈、伸、桡偏、尺偏全方位活动。

（四）手指关节

手部骨骼由 8 块腕骨、5 块掌骨、14 块指骨以及数个籽骨构成，除拇指为 2 节指骨外，其余均为 3 节指骨。27 块骨构成 5 种关节，包括腕骨间关节、腕掌关节、掌骨间关节、掌指关节、指骨间关节。

1. 主动运动　拇指：腕掌关节可进行屈、伸、内收、外展及旋转。屈是拇指向着手掌方向的运动；伸是拇指在与手掌同一个平面上离开示指的运动。拇指离开手掌的桡侧缘在与手掌相垂直的平面内的运动为外展（又称掌侧外展），与外展方向相反的运动为内收。对掌是拇指指尖与第 5 掌指关节处相接触，若与第 5 指指尖相接触则为对指。

2. 被动运动

（1）腕掌及腕骨间关节：患者仰卧位或坐位，前臂旋前。治疗者双手握住其手部，拇指放在手背，其余 4 指放在掌部。双手同时将腕骨及掌骨向手掌方向运动，然后还原。

（2）指间关节：患者仰卧位或坐位，治疗者一手固定其掌部，一手活动其近端指间关节，也可以一手固定近端指骨，一手活动中端指骨，或者固定中端指骨，活动远端指骨。

3. 器械运动　手部关节活动的常用器械有分拇圆锥，分指板，拇指屈伸牵引架（图 3-2-6），拇指外展牵引架（图 2-2-7），屈指、伸指牵引架等。

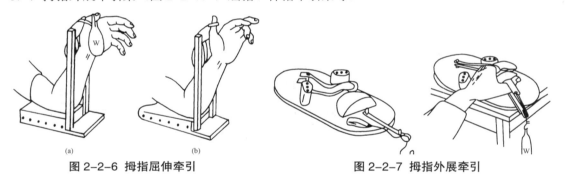

（a）　　　　　　　　　（b）

图 2-2-6　拇指屈伸牵引　　　　　　　　　图 2-2-7　拇指外展牵引

三、下肢主要关节活动技术

（一）髋关节

髋关节由髋臼和股骨头构成，为全身位置最深的关节，也是最完善的"球与凹"型关节。

1. 主动运动　髋关节可沿 3 个轴运动：①额状轴（经髋臼中心与股骨头中心）做屈伸运动；②矢状轴（经股骨头中心）做内收、外展运动；③垂直轴（经股骨头中心与股骨内外侧髁之间的髁间窝）做内旋、外旋运动。

2. 被动运动

（1）屈髋屈膝：患者仰卧，治疗者站在一侧下肢旁，一手托住腘窝窝部，一手托住足跟，双手同时将下肢抬起，然后托住腘窝的手放在膝关节外侧，做屈髋屈膝动作。

（2）后伸髋：患者侧卧位，下方下肢稍屈髋屈膝，上方下肢后伸。治疗师站在身后，一手放在上方下肢的膝部内侧托住下肢做髋的后伸，一手放在骨盆处固定骨盆。

（3）外展髋：患者仰卧，下肢中立位。治疗者站在患者下肢一侧，一手放在腘窝处托住大腿，一手放在踝关节后方托住小腿，双手同时做下肢的外展动作。

（4）内外旋转髋：患者仰卧，治疗者站在下肢一侧，一手放在小腿后方，将下肢托起至屈膝90°，一手放在膝关节外侧，避免大腿外展。托起小腿的手将小腿向外（髋内旋）或向内（髋外旋）运动。

3．主动助力活动

（1）髋关节屈曲训练：患者取仰卧位，先将滑轮套在踝关节上方，再将绳通过滑轮，绳索两端固定把手，滑轮位于正前上方，患者通过双手握住绳两端的把手的拉力，完成髋关节的屈曲运动。

（2）髋关节内收、外展训练：患者取仰卧位，先将滑轮套在踝关节上方，再将绳通过滑轮绳索两端固定，患者近似水平位进行髋关节的内收、外展训练。

（二）膝关节

膝关节包括股胫关节、股髌关节、胫腓近侧关节3个关节。

1．主动运动　膝关节是人体中负重大、运动量大的关节，主要为滑车关节，可进行屈、伸运动，但在屈膝时也能做轻度旋转。

2．被动运动　膝关节的被动运动常和髋关节的被动运动一同完成。具体操作手法可参阅本节髋关节的被动运动。

3．器械练习　改善膝关节活动最常用的器械为膝关节活动训练器（CPM）（图2-2-8）。

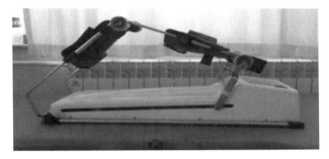

图 2-2-8　膝关节活动训练器（CPM）

（三）踝及足关节

踝部骨骼有胫、腓骨的下端与距骨，三者构成下胫腓关节，距小腿关节（通常所说的踝关节）2个关节。足部骨骼为跗骨、距骨和趾骨。跗骨7块，分为近侧列的距骨和跟骨以及远侧列的足舟骨、第1～3楔骨和骰骨。距骨5块，趾骨14块。足部关节包括跗骨间关节、跗跖关节、跖骨间关节、跖趾关节、趾骨间关节。

1．主动运动

（1）跖屈、背伸：患者坐位，小腿悬垂。跖屈的同时屈曲足趾，背伸的同时伸展足趾。

（2）内翻、外翻：患者坐位，小腿悬垂。踝内翻的同时屈曲足趾，外翻的同时伸展足趾。

2．被动运动

（1）踝背伸：患者仰卧，踝中立位，治疗者站在患足外侧，上方手握住小腿远端，下方手托住足跟，前臂掌侧抵住足底。活动时下方手将足跟稍向远端牵引，同时前臂将足压向头端。

（2）内翻、外翻：患者仰卧，踝中立位，治疗者站在患足外侧，上方手握住小腿远端，下方手拇指和其余 4 指分别握住脚掌侧，前臂掌侧接触足底，内翻时将足跟向内侧转动，外翻时将足跟向外侧转动。

（3）跗跖关节旋转：患者仰卧，踝中立位，治疗者站在患足外侧，一手托住足跟，一手放在跗跖关节处。活动时一手将跖骨先向足底方向转动，后向足背方向转动。

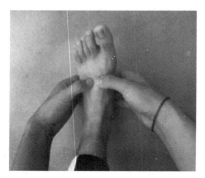

（4）跖骨间关节活动：患者仰卧，踝中立位。治疗者站在患足外侧，上方手握住第一跖骨，下方手握住第二跖骨，上方手做上下左右旋转活动。依次做第二与第三、第三与第四、第四与第五跖骨间关节活动（图 2-2-9）。

（5）跖趾关节屈伸：患者仰卧，踝中立位。治疗者站在患足外侧，一手固定踝关节，一手放在近节趾骨处，活动时一手将足趾向足底方向活动或向足背方向活动。

图 2-2-9　跖骨间关节活动

3. 器械练习

（1）斜板站立：用一楔形木块放在足的前部，足跟着地，练习可取坐位或站立位，坐位时还可以在膝上加重物如沙袋，以增加小腿向下的压力。踝背伸活动受限的患者，可以在保持足跟着地的同时，膝及小腿向前运动，牵拉跟时，也可靠墙斜板站立。

（2）踝屈伸练习器：患者坐位，双足放在练习器上，用带固定足前部，双手抓住助力杆做前后摆动。

（3）踝内外翻练习器：患者坐位，患足放在练习器上，用带固定足前部，同侧手抓住助力杆做左右摆动。

四、躯干活动技术

（一）颈部关节

颈部关节由寰枕关节、寰枢关节和关节突关节组成。

1. 主动活动技术　患者坐位，做颈部前屈、后伸、侧屈、左右旋转活动。

2. 被动活动技术　患者仰卧位，下肢伸展。治疗师双手固定患者头部两侧，做颈部前屈、后伸、侧屈、左右旋转活动。

（二）腰部关节

腰椎的椎体及椎间盘较大，前纵韧带和髂棘韧带强而厚，在直立位时能承受头、躯干和上肢的重量。腰椎关节突关节面呈半月形，位于矢状和额状面上。

1. 主动活动技术　患者站位，做腰部的前屈、后伸、侧屈、左右旋转活动。

2. 被动活动技术　患者侧卧位，上面的下肢屈膝，下面的下肢伸直，治疗师一只手固定患者上面的肩关节，另一只手放在同侧骨盆部位，使肩和骨盆向相反的方向旋转并停留数秒，以达到充分牵拉躯干的作用（图 2-2-10）。

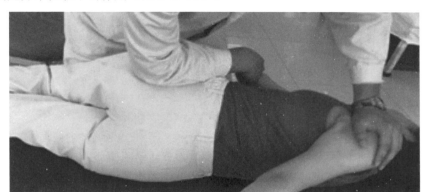

图 2-2-10　腰部被动活动

五、临床应用及注意事项

（一）适应证和禁忌证

适应证包括被动关节活动度练习、主动和主动－辅助关节活动度练习以及长期卧床患者为避免循环不良、骨质疏松和心肺功能下降等。当运动造成了该部位新的损伤、存在破坏愈合过程的可能、运动导致疼痛、炎症等症状加重情况发生时视为禁忌证。

（二）注意事项

1. 熟悉关节的结构　在进行被动运动时，必须熟悉关节解剖结构、运动方向、运动平面以及各关节活动范围的正常值。

2. 全范围活动　关节活动范围的训练应是每个关节必须进行全方位、全范围的关节活动，在运动该关节时要尽可能地给予关节一定的牵拉力，减轻关节面之间的摩擦力，保护关节。

3. 早期活动　在不加重病情、疼痛的情况下，应尽早进行关节的被动活动。

4. 与肌肉牵伸相结合　对于跨越两个关节的肌群，应在完成逐个关节的活动后，对该肌群进行牵张。

第三节　关节松动技术

【情境模拟】

患者王某，男性，17 岁，右肘关节屈伸功能受限 2 个月，患者 2 个月前因外伤致右肱骨下端骨折（骨折无移位），石膏内固定 4 周。现患者肘关节屈伸受限，主动屈 80°，伸 30°，被动屈 90°，伸 10°。

一、概述

关节松动技术（joint mobilization）是现代康复治疗技术的基本技能之一，在解决关节活动障碍方面效果显著，目前在临床上被广泛应用。由于澳大利亚的麦特兰德（Maitland）对这一技术的发展贡献很大，故它也被称为"麦特兰德手法"或"澳式手法"。

（一）理论基础

1. 基本概念

（1）关节松动技术：关节松动技术是针对人体关节活动障碍而专门设计的一类技术，是治疗者在关节可动范围内完成的一种针对性很强的手法操作技术，属于被动运动范畴。其主要用于治疗关节功能障碍，如关节活动受限、关节疼痛或关节僵硬等。

（2）关节的生理运动：指关节在生理范围内进行的运动，如关节的屈、伸、内收、外展、旋转等运动，既可主动完成，也可被动完成。手法操作时由操作者被动完成。

（3）关节的附属运动：指关节在解剖结构允许范围内进行的活动。它不能主动完成，需要他人或对侧肢体帮助才能完成，是维持关节正常活动不可缺少的一种活动。

2. 基本手法

（1）摆动：关节的生理运动，其形式有屈、伸、内收、外展、旋转，是骨的杠杆样运动，操作时要先固定关节近端，来回运动关节的远端。

（2）滚动：构成关节的两骨接触面发生接触点不断变化的成角运动。滚动并不单独发生，一般伴随着关节的滑动和旋转。

（3）滑动：构成关节的两骨面发生的一侧骨表面的同个点接触对侧骨表面的不同点的成角运动，可遵循凹凸法则进行。

（4）旋转：运动骨在静止骨表面绕旋转轴转动。关节不同，旋转轴的位置不同。

（5）分离和牵拉：统称为牵引。当外力作用使构成关节两骨表面呈直角相互分开时，称分离；当外力作用于骨长轴使关节疏远移位时，称牵拉或长轴牵引。

3. 手法分级　关节松动技术的一个显著特点是操作时实施手法分级（图2-3-1）。

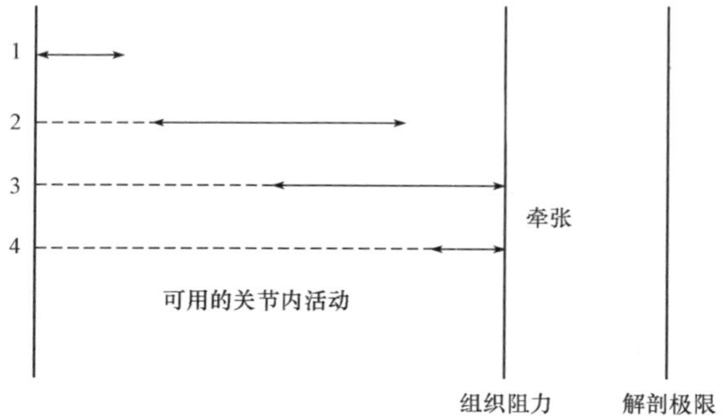

（1）分级标准：

图2-3-1　关节松动技术手法分级

Ⅰ级：在关节活动的起始端，小幅度、节律性地来回松动关节。

Ⅱ级：在关节活动允许范围内，大幅度、节律性地来回松动关节，但不接触关节活动的起始和终末端。

Ⅲ级：在关节活动允许范围内，大幅度、节律性地来回松动关节，每次均接触到关节活动的终末端，并能感觉到关节周围软组织的紧张。

Ⅳ级：在关节活动的终末端，小幅度、节律性地来回松动关节，每次均接触到关节活动的终末端，并能感觉到关节周围软组织的紧张。

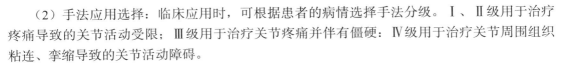

（2）手法应用选择：临床应用时，可根据患者的病情选择手法分级。Ⅰ、Ⅱ级用于治疗疼痛导致的关节活动受限；Ⅲ级用于治疗关节疼痛并伴有僵硬；Ⅳ级用于治疗关节周围组织粘连、挛缩导致的关节活动障碍。

4．操作程序

（1）患者体位：一般为坐位或卧位，患者感舒适、放松、无痛，并充分暴露和放松治疗的关节。

（2）治疗师位置：治疗师靠近治疗的关节，一手固定关节的一端，一手松动另一端。

（3）治疗前评估：手法操作前，对拟治疗的关节进行评估，找出存在的问题。根据问题的主次，选择针对性手法。每一种手法反复操作 1 min，同一种手法每次可应用 2～3 次，然后再次评估。

（4）手法应用技巧：手法操作的运动方向，可以垂直或平行于治疗平面。治疗平面是指垂直于关节面中点旋转轴线的平面。操作时，关节分离垂直于治疗平面；滑动和长轴牵引平行于治疗平面。

（二）临床应用

1．适应证　因力学因素导致的关节功能障碍，包括关节疼痛、肌肉紧张；可逆性关节活动降低；进行性关节活动受限；功能性关节制动。

2．禁忌证　关节活动过度、外伤或疾病引起的关节肿胀、关节的炎症、恶性疾病及骨折未愈合等。

二、上肢关节松动技术

（一）肩部关节松动技术

肩部关节是人体活动度最大的关节，可进行前屈、后伸、内收、外展、旋转等生理运动以及分离牵引、长轴牵引、挤压、前后向滑动等附属运动。

1．盂肱关节

（1）分离牵引：患者仰卧位，上肢置于休息位，肩外展约50°，前臂中立位。

操作：治疗师站在患者外展上肢和躯干之间，内侧手掌心向外握住腋窝下肱骨头内侧，外侧手托住上臂远端及肘部，内侧手向外持续推肱骨10秒钟，然后放松，重复3～5次（图2-3-2）。

（2）长轴牵引：患者仰卧位，上肢稍外展。

操作：治疗师位置同上，内侧手放在腋窝，四指在腋前，外侧手握住肱骨远端，外侧手向足的方向持续牵拉肱骨约10 s，使肱骨在关节盂内滑动，然后放松，重复3～5次（图2-3-3）。

（3）上下滑动：患者仰卧位，患肢稍外展。

操作：治疗师站在躯干一侧，双手分别握住肱骨近端的内外侧，内侧手稍向外做分离牵引，同时外侧手将肱骨向头的方向上下推动。

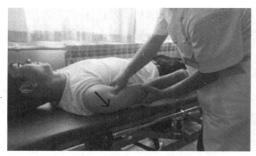

图 2-3-2　盂肱关节分离牵引

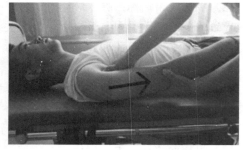

图 2-3-3　盂肱关节长轴牵引

（4）前屈向足侧滑动：患者仰卧位，上肢前屈 90°，屈肘，前臂自然下垂。

操作：治疗师站在躯干一侧，双手分别从内侧和外侧握住肱骨近端，五指交叉，双手同时向足的方向牵拉肱骨（图 2-3-4）。

（5）外展向足侧滑动：患者仰卧位，上肢外展 90°，屈肘，前臂旋前放在治疗师前臂内侧。

操作：治疗师坐在患者外展肩的外侧，外侧手握住肘关节内侧，内侧手虎口放在肱骨近端外侧，四指向下，外侧手稍向外牵引，内侧手向足的方向推动肱骨（图 2-3-5）。

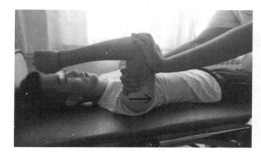

图 2-3-4　盂肱关节前屈向足侧滑动

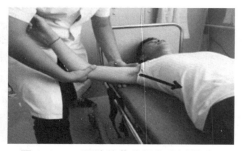

图 2-3-5　盂肱关节外展向足侧滑动

（6）前后向滑动：患者仰卧位，上肢处于休息位。

操作：治疗师站在患侧肩关节的外侧，上方手的手掌放在肱骨头上，下方手放在肱骨远端内侧，稍稍将肱骨托起，上方手将肱骨的近端由前向后推动（图 2-3-6）。

（7）后前向滑动：患者俯卧位，患肩外展并放在治疗床边缘，肩前方垫一毛巾垫，前臂自然下垂。

操作：治疗师位于外展上肢与躯干之间，内侧手掌心向下放在肱骨近端后面，外侧手握住骨远端，治疗师躯干前倾，外侧手保持患者上臂水平，内侧手向前推动肱骨（图 2-3-7）。

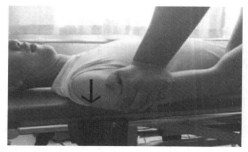

图 2-3-6　盂肱关节前后向滑动

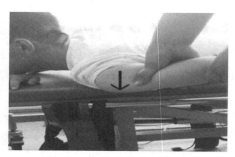

图 2-3-7　盂肱关节后前向滑动

（8）外展摆动：患者仰卧位，肩外展至活动受限处，屈肘90°，前臂旋前。

操作：治疗师位于患肩外侧，内侧手掌心向上从肩背部穿过，固定肩胛骨，外侧手托住肘部，内侧手固定，外侧手将肱骨在外展终点范围内摆动。

（9）侧方滑动：患者仰卧位，上肢前屈90°，屈肘，前臂自然下垂。

操作：治疗师位于患肩外侧，内侧手掌心向外握住肱骨近端内侧，外侧手掌心向内握住肱骨远端外侧，外侧手保持上臂垂直，内侧手水平向外推动肱骨（图2-3-8）。

（10）水平内收摆动：患者坐位，患肩前屈90°，屈肘，前臂旋前，手搭在对侧肩上。

操作：治疗师位于患肩后方，同侧手托住患侧肘部，另一只手握住搭在对侧肩部的手，双手同时将患侧上肢做水平内收摆动。

（11）内旋摆动：患者仰卧或坐位，肩外展90°，屈肘90°，前臂旋前。

操作：治疗师位于患肩外侧，上方手轻握肘窝部，下方手握住前臂远端及腕部，上方手固定，下方手将前臂向床面做内旋运动。

（12）外旋摆动：患者仰卧位，肩外展90°，屈肘90°，前臂旋前。

操作：治疗师位于患肩外侧，上方手放在肱骨头前面，下方手握住前臂远端及腕部，上方手固定患肩并稍向下加压，下方手将前臂向床面做外旋运动。

2．肩锁关节

（1）前后向滑动：患者仰卧位，上肢舒适位放置。

操作：治疗师位于床头，双手拇指放在锁骨内侧前方，其余四指自然分开放在胸前，双手拇指向后推动锁骨。

（2）后前向滑动：患者坐位，患肢自然下垂。

操作：治疗师位于患肩后方，内侧手拇指放在锁骨外侧端的后面，外侧手四指和拇指分别放在肩峰的前后面，外侧手固定肩峰，内侧手拇指向前推动锁骨。

（3）上下滑动：患者仰卧位，上肢放于体侧。

操作：治疗师位于患侧，双手拇指放在锁骨内侧下方，双手其余四指放在锁骨内侧上方，双手同时向头部或足部方向推动锁骨。

3．肩胛胸壁关节　肩胛胸壁关节松动：患者健侧卧位，患肩在上，屈肘。

操作：治疗师面向患者站立，上方手放在肩部，下方手从上臂下方穿过，拇指与四指分开，固定肩胛骨下角，双手同时使肩胛骨做上举、下降、前屈、后伸以及旋转运动（图2-3-9）。

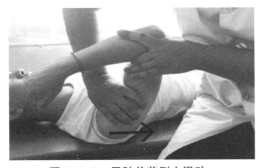

图2-3-8　盂肱关节侧方滑动

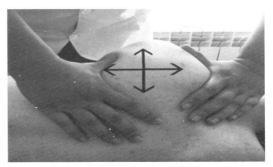

图2-3-9　肩胛胸壁关节松动

（二）肘部关节松动技术

肘部关节运动包括屈、伸、旋转，附属运动包括分离牵引、长轴牵引、前后向滑动、后前向滑动以及侧方滑动。

1. 肱尺关节

（1）分离牵引：患者仰卧位，上肢置于体侧，屈肘90°，前臂旋后。

操作：治疗师位于患侧，上方手掌根放在尺骨近端掌面，下方手握住前臂远端，下方手固定，上方手向背侧方向推动尺骨（图2-3-10）。

（2）长轴牵引：患者仰卧位，肩稍外展，屈肘90°，前臂旋前。

操作：治疗师位于患侧，内侧手握住肱骨远端内侧，外侧手握住前臂远端尺侧，内侧手固定，外侧手沿尺骨长轴牵引（图2-3-11）。

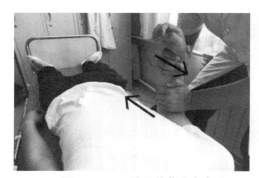 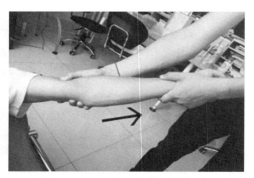

图2-3-10　肱尺关节分离牵引　　　　图2-3-11　肱尺关节长轴牵引

（3）侧方滑动：患者仰卧位，肩外展，伸肘，前臂旋后。

操作：治疗师位于患侧，上方手掌心向内握住肱骨远端外侧，下方手掌心向外握住前臂远端尺侧，上方手固定，下方手向桡侧推动尺骨（图2-3-12）。

（4）屈肘摆动：患者仰卧位，肩适当外展，前臂旋前。

操作：治疗师位于患侧，上方手放在肘窝，下方手握住前臂远端，上方手固定，下方手将前臂稍做长轴牵引再屈曲肘关节。

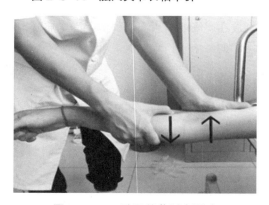

图2-3-12　肱尺关节侧方滑动

（5）伸肘摆动：患者仰卧位，肩适当外展，前臂旋后。

操作：治疗师位于患侧，上方手放在肘窝，下方手握住前臂远端尺侧，上方手固定，下方手将前臂在伸肘活动受限的终点摆动。

2. 肱桡关节

（1）分离牵引：患者仰卧位，上肢适度外展，屈肘90°，前臂中立位。

操作：治疗师位于患侧，上方手掌根放在桡骨近端掌面，下方手握住前臂远端，下方手固定，上方手向背侧方向推动桡骨。

（2）长轴牵引：患者仰卧位，肩适度外展，肘关节在伸肘活动受限处，前臂旋后。

操作：位于患侧，内侧手握住肱骨远端，外侧手握住前臂远端桡侧，内侧手固定，外侧手沿桡骨长轴向远端牵引（图2-3-13）。

（3）侧方滑动：患者仰卧位，肩外展，伸肘，前臂旋后。

操作：治疗师位于患侧，上方手掌心向外握住肱骨远端内侧，下方手掌心向内握住前臂远端桡侧，上方手固定，下方手向尺侧推动桡骨。

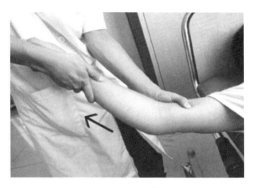

图2-3-13　肱桡关节长轴牵引

3．桡尺近端关节

（1）长轴牵引：患者坐位或仰卧位，屈肘，前臂旋后。

操作：治疗师位于患肢外侧，双手分别握住桡骨和尺骨远端，一手固定，一手将尺骨或桡骨沿长轴牵引。

（2）前后向滑动：患者仰卧位，上肢适度外展，伸肘，前臂旋后。

操作：治疗师面向患者站立，双手分别握住桡骨和尺骨近端，拇指在上，四指在下，一手固定尺骨，一手向背侧推动桡骨。

（3）后前向滑动：患者仰卧，患肢适度外展和屈肘，前臂中立位。

操作：治疗师面向患者站立，上方手拇指放在桡骨小头处，四指放在肘窝，下方手握住前臂远端及腕部，下方手固定，上方手向掌侧推动桡骨小头。

（三）腕部关节松动技术

腕部关节生理运动包括掌屈、背伸、桡侧偏、尺侧偏以及旋转；附属运动包括分离牵引、前后向滑动、后前向滑动、侧方滑动。

1．桡尺远端关节

（1）前后向滑动：患者仰卧位或坐位，前臂旋后。

操作：治疗师面向患者，双手分别握住桡骨和尺骨的远端，拇指在掌侧，其余四指在背侧，尺侧手固定，桡侧手拇指掌面将桡骨远端向背侧推动。

（2）后前向滑动：患者仰卧位或坐位，前臂旋前。

操作：治疗师位于患侧，双手分别握住桡骨和尺骨的远端，拇指在背侧，其余四指在掌侧，桡侧手固定，尺侧手拇指掌面将尺骨远端向掌侧推动。

2．桡腕关节

（1）分离牵引：患者坐位，前臂旋前放置在治疗床面，腕关节中立位伸出床沿。

操作：治疗师上方手握住前臂远端固定，下方手握住远排腕骨，下方手用力将腕骨向远端牵拉（图2-3-14）。

（2）前后向滑动：患者坐位或仰卧位，屈肘90°，前臂和腕关节中立位。

操作：治疗师上方手掌根部放置在前臂远端桡侧的掌面，下方手握住手背近排腕骨处固定，上方手由掌侧向背侧推动桡骨（图 2-3-15）。

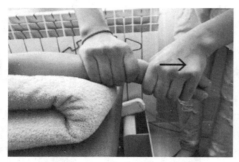
图 2-3-14　桡腕关节分离牵引

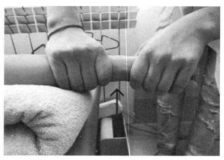
图 2-3-15　桡腕关节前后向滑动

（3）后前方滑动：患者坐位或仰卧位，屈肘 90°，前臂和腕关节中立位。

操作：治疗师上方手握住前臂远端桡侧背面，下方手握住手掌近排腕骨处固定，上方手由背侧向掌侧推动桡骨（图 2-3-16）。

（4）尺侧滑动：患者坐位或仰卧位，伸肘，前臂和腕关节中立位伸出床沿。

操作：治疗师上方手握住前臂远端固定，下方手握住近排腕骨桡侧，下方手向尺侧推动近排腕骨（图 2-3-17）。

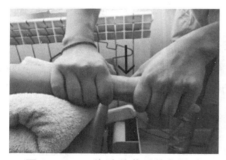
图 2-3-16　桡腕关节后前向滑动

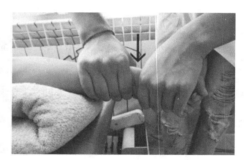
图 2-3-17　桡腕关节尺侧滑动

（5）桡侧滑动：患者俯卧，肩外展、内旋，伸肘，前臂和腕中立位伸出床沿。

操作：治疗师上方手握住前臂远端尺侧固定，下方手握住近排腕骨尺侧，下方手向桡侧推动近排腕骨。

3．腕骨间关节

（1）前后向滑动：患者坐位，前臂旋后，腕中立位。

操作：治疗师面向患者，双手拇指分别放置在相邻腕骨的掌面，示指放置在相应腕骨的背面，一手固定，另一手向背侧推腕骨。

（2）后前向滑动：患者坐位，前臂旋前，腕中立位。

操作：治疗师面向患者，双手拇指分别放置在相邻腕骨的背面，示指放置在相应腕骨的掌面，一手固定，另一手向掌侧推动腕骨。

（四）手部关节松动技术

手部关节生理运动包括屈、伸、内收、外展，拇指对掌等；附属运动包括分离牵引、长轴牵引、滑动等。

1. 腕掌关节牵引

患者仰卧位，前臂旋前置于床上，腕部中立位伸出床沿。

操作：治疗师上方手固定某个远排腕骨，拇指握于背面，示指握于掌面；下方手握住相对应的掌骨，拇指握于背面，其余四指握于掌面；下方手向远端牵拉掌骨，分离关节面。

2. 掌骨间关节滑动

患者坐位，前后向滑动时前臂旋后，后前向滑动时旋前。

操作：治疗师面对患者，双手拇指及四指放在相邻掌骨远端。前后向滑动时，拇指在掌侧，四指在背侧，后前向滑动时，拇指在背侧，四指在掌侧。前后向滑动时，一手固定，一手将相邻的掌骨由掌侧向背侧推动；后前向滑动时，一手固定，一手将相邻的掌骨由背侧向掌侧滑动。

3. 掌指关节

（1）分离牵引：患者坐位，前臂中立位放置床上，腕中立位，掌指关节屈曲 90°。

操作：治疗师上方手固定掌骨远端，下方手握住指骨近端，下方手将指骨向远端牵引。

（2）长轴牵引：患者坐位，前臂旋前放置在治疗床上，腕中立位，手放松。

操作：治疗师上方手握住掌骨远端，下方手握住相应指骨近端，上方手固定，下方手将指骨沿长轴牵引。

（3）前后向或后前向滑动：患者坐位，前臂旋前或中立位放置在治疗床上，稍伸腕，手指放松。

操作：治疗师面对患者，上方手握住掌骨远端，下方手握住指骨近端，下方手向背侧（前后向）或向掌侧（后前向）推动近端指骨。

（4）侧方滑动：患者坐位，前臂旋前或中立位置于床上，腕中立位，手指放松。

操作：治疗师上方手握住掌骨远端，下方手握住指骨近端内外侧。上方手固定，下方手向桡侧或尺侧推动近端指骨。

（5）旋转摆动：患者坐位，前臂旋前放置在治疗床上，手指放松。

操作：治疗师上方手握住指骨远端，下方手握住指骨近端，上方手固定，下方手将指骨稍做长轴牵引后再向掌侧成背侧转动。

4. 指间关节

分离牵引、长轴牵引、前后向或后前向滑动、侧方滑动、旋转摆动，患者的体位、治疗师操作手法与掌指关节相同。

三、下肢关节松动技术

（一）髋部关节松动技术

髋关节生理活动包括屈、伸、内收、外展、内旋和外旋，松动运动包括分离牵引、长轴牵引、前后向滑动、后前向滑动和旋转摆动等。

1. 长轴牵引　患者仰卧位，下肢中立位，治疗带固定骨盆以固定身体。

操作：治疗师面向患者站立，双手握住大腿远端，将小腿夹在内侧上肢与躯干之间，双手同时用力，身体后倾，将股骨沿长轴向足部牵拉。

2．分离牵引 患者仰卧位，患侧屈髋90°，屈膝并将小腿放在治疗师的肩上，对侧下肢伸直。

操作：治疗师面向患者站立，上身稍向前弯曲，肩部放在患者的腘窝下，双手五指交叉抱住大腿近端，上身后倾，双手同时用力将股骨向足部方向牵拉（图2-3-18）。

3．前后向滑动 患者仰卧位，患侧下肢稍外展。

操作：治疗师面向患者站立，上方手掌放置在大腿近端前外侧，下方手放置在腘窝内侧，下方手将大腿稍托起，上方手不动，借助身体及上肢力量向背侧推动股骨（图2-3-19）。

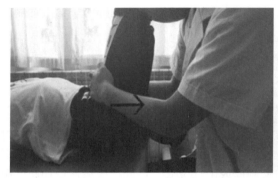
图2-3-18 髋关节分离牵引

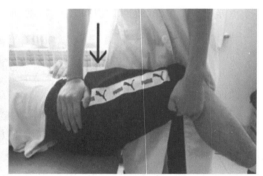
图2-3-19 髋关节前后向滑动

4．后前向滑动 患者俯卧位，患侧下肢屈膝，健侧下肢伸直。

操作：治疗师面向患者站立，上方手放置在大腿近端后面，下方手托住膝部和大腿远端，前臂固定小腿，下方手稍向上抬起，上方手固定，上身稍前倾，借助上身力量向腹侧推动股骨。

5．摆动 患者仰卧位，患侧下肢屈髋，屈膝，健侧下肢伸直。

操作如下：

（1）屈曲摆动：治疗师面向患者站立，上方手放在膝关节上，下方手托往小腿，上身前倾，双手同时将大腿向腹侧摆动。

（2）旋转摆动：治疗师上方手放在髌骨上，下方手握住足跟，内旋时，上方手向内摆动大腿，下方手向外摆动小腿；外旋时，上方手向外摆动大腿，下方手向内摆动小腿。

（3）内收内旋摆动：治疗师上方手放在患侧髋部，下方手放在患膝外侧，上方手固定，下方手将大腿向对侧髋部方向摆动。

（4）外展外旋摆动：治疗师上方手放在对侧骨盆上，下方手放在患侧膝关节上，上方手固定，下方手将膝关节向下摆动。

（二）膝部关节松动技术

膝部关节的生理运动包括屈和伸，在屈膝位小腿可内旋和外旋；附属运动包括长轴牵引、前后向滑动、后前向滑动和侧方滑动等。

1．股胫关节

（1）长轴牵引：患者坐于治疗床上，患肢屈膝垂于床沿，腘窝下垫一毛巾卷。

操作：治疗师双手握住小腿远端，双手固定，借助上肢和上身力量向足端牵拉小腿（图 2-3-20）。

（2）前后向滑动：患者仰卧位，下肢伸直，腘窝下垫一毛巾卷。

操作：治疗师面对患者，上方手放置在小腿近端前面，下方手握住小腿远端，下方手将小腿稍向上抬起，上方手不动，借助于上身及上肢力量将胫骨近端向背侧推动（图 2-3-21）。

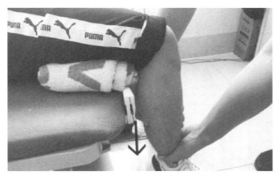
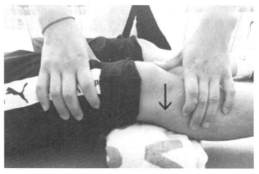

图 2-3-20 股胫关节长轴牵引　　　　　　图 2-3-21 股胫关节前后向滑动

（3）后前向滑动：患者仰卧位，患侧下肢屈髋，屈膝，足平放在床上，健侧下肢伸直。

操作：治疗师坐于治疗床一侧，大腿压在患者足部，双手握住小腿近端，拇指放在髌骨下缘，四指放在到腘窝后方，双手固定，身体后倾，借住上肢力量向前推动胫骨。

（4）侧方滑动：患者仰卧位，患肢伸直。

操作：治疗师面对患者站立，双手托起患肢，内侧手掌心向外放在小腿近端内侧，外侧手掌心向内放在大腿远端外侧，外侧手固定，内侧手向外侧推动胫骨。

（5）伸膝摆动：患者仰卧位，患侧下肢稍外展，屈膝。

操作：治疗师站于患侧，将患侧下肢置于上方上肢与躯干之间，双手握住小腿远端，双手稍将小腿向下牵引，并同时将小腿向上摆动。

2．髌骨关节

（1）侧方滑动：患者仰卧位，稍屈膝。

操作：治疗师面对患者，向内侧滑动时，位于患侧膝外侧：向外侧滑动时，位于健侧膝外侧。双手拇指放置在髌骨侧方，示指放置在对侧，双手固定，借助上肢和拇指力量向对侧推动髌骨。

（2）上下滑动：患者仰卧位，稍屈膝。

操作：治疗师面对患者站立，向上滑动时，双手拇指放置在髌骨下方；向下滑动肘，双手拇指放置在髌骨上方，其余四指放置在髌骨两侧，双手固定，借助上肢和拇指力量向上或向下推动髌骨。

3．上胫腓关节

前后向滑动或后前向滑动：患者仰卧位，患侧下肢屈髋，屈膝，对侧下肢伸直。

操作：治疗师坐于治疗床，大腿压住患者的足前部，双手放置在腓骨小头上，其余四指放置在两侧，双手固定，上身前倾，双上肢同时用力向后推动腓骨小头或双上肢同时用力向前推动腓骨小头。

（三）踝部关节松动技术

踝部关节生理运动包括跖屈、背伸、内翻、外翻等；附属运动包括长轴牵引、前后向滑动、后前向滑动、上下滑动等。

1. 下胫腓关节（前后向滑动或后前向滑动）

患者仰卧位，患侧下肢屈膝90°，踝关节放松。

操作：治疗师站在患侧，前后向滑动时，上方手掌根放置在内踝后面，下方手掌根放置在外踝前面；后前向滑动时，上方手掌根放置在外踝后面，下方手掌根放置在内踝前面。前后向滑动时，上方手固定，下方手向后推动外踝；后前向滑动时，下方手固定，上方手向前推动外踝。

2. 胫距关节

（1）分离牵引：患者仰卧位，踝部放松。

操作：治疗师面对患者站于患侧，双手握住内外踝远端，相当于距骨处，同时可用一侧下肢屈膝压住患者大腿后面固定，双手同时向上牵引距骨（图2-3-22）。

（2）前后向滑动：患者仰卧位，踝部放松。

操作：治疗师面对患者站立，上方手放置在内、外踝后方，下方手放置在距骨前方，上方手固定，下方手向后推动距骨。

（3）后前向滑动：患者俯卧位，踝部放松。

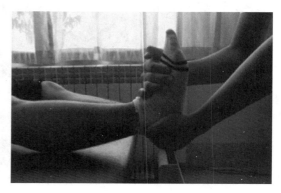

图2-3-22　胫距关节分离牵引

操作：治疗师面对患者站立，上方手虎口放置在内、外踝前方，下方手虎口放置在距骨后方，上方手固定，下方手向前推动距骨。

（4）内侧滑动：患者俯卧位，患侧下肢伸直，踝关节伸出治疗床沿，小腿前方垫一毛巾卷。

操作：治疗师站于患侧，上方手掌心向上握住内、外踝前方，下方手掌根放置在距骨及跟骨外侧，上方手固定，上身前倾，下方手借助上肢力量向内侧推动距骨及跟骨。

（5）外侧滑动：患者患侧卧位，下方患侧下肢伸直，踝关节伸出治疗床沿，上方健侧下肢屈髋、屈膝。

操作：治疗师站于患侧，上方手握住内、外踝后方，下方手握住距骨及跟骨，上方手固定，上身前倾，下方手借助上肢力量向外侧推动距骨及跟骨。

（6）屈伸摆动：患者俯卧位，患侧下肢屈膝90°，健侧下肢伸直。

操作：治疗师站于患侧，上方手握住内、外踝后方，下方手握住足底，上方手固定小腿，下方手将足做屈、伸摆动。

（7）翻转摆动：患者俯卧位，患侧下肢屈膝90°，健侧下肢伸直。

操作：治疗师站于患侧，一手握住足跟后部，另一手握住足跟前部，拇指在足底，四指在足背，双手分别向内（内翻）或向外（外翻）翻转跟骨。

（四）足部关节松动技术

足部关节由跖骨间关节、跖趾关节及趾骨间关节构成。其生理运动包括屈、伸、内收、外展；附属运动包括上下滑动、侧方滑动、长轴牵引以及旋转等。

1. 跖骨间关节（上下滑动）

患者俯卧位，踝关节放松。

操作：治疗师面对患者，双手分别握住相邻跖骨，拇指在足底，四指在足背，一手固定，另一手向上或向下推动相邻跖骨。

2. 跖趾关节（上下滑动）

患者俯卧，患侧下肢屈膝90°。

操作：治疗师面对患者站立，上方手放置在趾骨上，拇指在足底，四指在足背；下方手放置在相应的趾骨近端，拇指在足底，四指在足背。上方手固定，下方手向上或向下推动趾骨。

3. 趾骨间关节

分离牵引、长轴牵引、前后向或后前向滑动、侧方滑动、旋转滑动，松动手法与指骨间关节的手法操作基本相同。

四、颈椎和胸椎关节松动技术

（一）颈椎

颈椎的生理运动有前屈、后伸、侧屈、旋转；附属运动有相邻颈椎的分离牵引、滑动及旋转。

1. 分离牵引　患者去枕仰卧位，头部伸出治疗床外。

操作：治疗师位于床头，右手托住患者枕骨后，拇指在右耳后，其余四指在左耳后，左手放在患者下颌下方，前臂掌侧贴近患者左侧面部，双手固定，借助躯干后倾作用力将头部向后牵拉。

2. 垂直按压棘突　患者去枕俯卧位，双手五指交叉，掌心向上托住前额，下颌稍内收。

操作：治疗师位于床头，双拇指并置于同一椎体的棘突上，其余四指分别放在颈椎两侧，双手固定，双上肢伸直将棘突向腹侧垂直推动。

3. 垂直按压横突　患者去枕俯卧位，双手五指交叉，掌心向上托住前额。

操作：治疗师面对患者头部站立，双拇指指背相接触并置于同一椎体的一侧横突，内侧手拇指固定，外侧手借助上肢力量向腹侧垂直推动横突。

4. 垂直松动椎间关节　患者去枕俯卧位，双手五指交叉，掌心向上托住前额，头部向患侧旋转约30°。

操作：治疗师面向患者头部站立，双手拇指放在横突与棘突之间，其余四指放在颈部前后，双手拇指固定，双上肢同时向腹侧推动。

5. 屈伸摆动　患者去枕仰卧位，头部伸出治疗床外，枕在治疗师的大腿上。

操作：治疗师面对患者头部站立，一侧大腿前屈，支撑患者头后部，双手托起枕部两侧，拇指放在两侧，双手固定，通过治疗师的双肩上举和下降使患者颈椎前屈、后伸。

6. 侧屈摆动　患者去枕仰卧位，头部伸出治疗床外，枕在治疗师的大腿上。

操作：治疗师面对患者头部站立，向右侧屈时，右手放在颈部右侧，示指和中指放在拟松动的相邻椎体横突上，左手托住下颌，前臂掌侧放在左侧面部托住头部；向左侧屈时则相反。向右侧屈时，左手及前臂固定，上身左转，使颈椎向右侧屈；向左侧屈时则方向相反。

7. 旋转摆动　患者去枕仰卧位，头部伸出治疗床外，枕在治疗师的大腿上。

操作：治疗师面对患者头部站立，向左转时，左手托住下颌，右手放在枕骨部位；向右旋转时则相反。双手固定，向左旋转时，左手向左，右手向右同时用力使头部向左转动；向右旋转时则相反。

（二）胸椎

胸椎生理运动有屈、伸、侧屈和旋转；附属运动有棘突垂直滑动、棘突侧方滑动、横突垂直滑动。

1. 垂直按压棘突　患者仰卧位，上段胸椎病变时，双手交叉，手掌置于前额；中下段胸椎病变时，头转向一侧，上肢放在体侧，胸部放松。

操作：上段胸椎病变时，治疗师面向患者头部站立；中下段胸椎病变时，治疗师站在体侧，双手拇指指尖相对或指背相接触放在胸椎棘突上，其余四指分开放在胸椎两侧。双手拇指固定，借助上身前倾作用力将棘突向腹侧按压。

2. 侧方按压棘突　患者去枕仰卧位，上肢放在体侧或外展90°，屈肘，前臂垂于治疗床沿两侧。

操作：治疗师面对患者站在患侧，双手拇指分别放在相邻的棘突侧方，或双手拇指重叠放在拟松动棘突的侧方，其余四指分开放在胸背部，拇指固定，上身稍前倾，双上肢同时用力向对侧推棘突。

3. 垂直按压横突　患者去枕仰卧位，上肢放在体侧或外展90°，屈肘，前臂垂于治疗床沿两侧。

操作：治疗师面对患者站在患侧，双手拇指指尖相对或相重叠放在拟松动胸椎一侧的横突上，双手固定，上身稍前倾，借助上肢和上身前倾力量垂直向腹侧按压横突。

4. 旋转摆动　患者坐位，双上肢胸前交叉，双手分别放在对侧肩部。

操作：治疗师站在患者左侧，向右旋转时，左手放在其右肩部侧面，右手放在右侧肩背部；向左旋转时治疗师站位则相反。双手固定，向右旋转时，双上肢同时用力，使胸椎身体上部向右转动；向左旋转时则相反。

（三）腰椎

腰椎生理运动有前屈、后伸、侧屈和旋转；附属运动有棘突垂直滑动、棘突侧方滑动、横突垂直滑动等。

1. 垂直按压棘突　患者去枕仰卧位，腹部垫枕，双上肢置于体侧，头转向一侧。

操作：治疗师面对患者站在患侧，下方手掌根放在腰椎上，掌根部尺侧放在拟松动的棘突上，五指稍屈曲，上方手放在下方手腕背部，双手固定，上身稍前倾，借助上肢和上身力量向腹侧垂直按压棘突。

2. 侧方推棘突　患者去枕仰卧位，腹部垫枕，双上肢置于体侧，头转向一侧。

操作：治疗师面对患者站在患侧，双手拇指指尖相对分别放在相邻棘突一侧，其余四指自然分开放在腰部，双手固定，上身稍前倾，借助上肢和上身力量向对侧推棘突。

3. 垂直按压横突　患者去枕仰卧位，腹部垫枕，双上肢置于体侧，头转向一侧。

操作：治疗师面对患者站在患侧，双手拇指指背相接触放在拟松动腰椎的一侧横突上，双手固定，上身稍前倾，借助上肢和上身力量向腹侧垂直按压横突。

4. 旋转摆动　患者健侧卧位，患侧在上，下肢屈髋、屈膝。屈髋角度根据松动的腰椎节段而定，松动上段腰椎时，屈髋角度偏小；松动下段腰椎时，屈髋角度偏大。

操作：治疗师面向患者站立，一侧肘部放在患者的肩前，另一侧肘部放在髂嵴上，双手示指分别放在拟松动相邻椎体的棘突上，同时反方向（肩向后，髂嵴向前）来回摆动。

（四）骨盆

骨盆的生理运动有旋转、前屈和后伸；附属运动有分离、挤压及滑动。

1. 腰骶关节

（1）前屈摆动：患者俯卧位，腹部垫枕，上肢垂于治疗床沿，下肢伸直。

操作：治疗师站在患者身体一侧，面向足部，内侧上肢伸直，掌根放置在骶骨上端，内侧手固定，借助上肢力量向前并向下推动骶骨。

（2）后伸摆动：患者俯卧位，腹部垫枕，上肢垂于治疗床沿，下肢伸直。

操作：治疗师站在患者身体一侧，面向头部，内侧上肢伸直，掌根放置在骶骨下端，内侧手固定，借助上肢力量向前并向上推动骶骨。

2. 骶髂关节

（1）侧方旋转：患者俯卧位，头转向一侧，上肢垂于治疗床沿，下肢伸直。

操作：治疗师站在患者身体一侧，双上肢交叉，双手掌根分别放置在对侧骶髂关节外侧的髂骨上，双手固定，上身前倾，借助上肢力量向外侧并向下推动髂骨。

（2）交叉旋转：患者体位同上，左侧髋关节内旋，右侧髋关节外旋，向另一侧交叉旋转时方向相反。

操作：治疗师站在患者身体一侧，上方手放置在右侧骶髂的前侧面，下方手放在左侧骶髂关节外侧的髂骨上，上身前倾，上方手向上并向内提拉右侧髂嵴，下方手向下并向外按压左侧髂骨，使双侧骶髂关节发生反向旋转。

（3）髂嵴前旋：患者半俯卧位，健侧下肢的足底着地，患侧下肢由治疗师托住。

操作：治疗师站在患者身后，右手放置在左侧髂后上棘，左手及前臂托住患者左大腿及小腿，右手固定，左上肢将患者左下肢后伸、内收，借助上肢力量向下并向外推动左髂嵴。

（4）髂嵴后旋：患者健侧卧位，健侧下肢伸直，患侧下肢屈髋、屈膝90°，上半身外旋，上肢屈肘，放置在上腹部。

操作：治疗师面向患者站立，上身前倾，上方手放置在髂嵴处，下方手放置在坐骨结节处，双手固定，躯干前倾，上方手向后、下方手向前用力转动髂嵴。

（5）髂嵴内旋：患者俯卧位，腹部垫枕，健侧下肢伸直，患侧下肢屈膝90°。

操作：治疗师面向患者站立，上方手放置在对侧骶髂关节外侧的髂骨上，下方手握住踝关节外侧，上身稍前倾，上方手固定，借助上肢力量向下并向内推动髂骨，下方手同时向外转动小腿，使髋关节内旋。

（6）骶髂外旋：　患者俯卧位，腹部垫枕，下肢伸直。

操作：治疗师面向患者站立，上方手插到腹前侧，放置在髂前上棘处，下方手放置在髂后上棘处，上身前倾，下方手向前并向内推动髂后上棘，上方手向后并向外提拉髂前上棘，使整个髂嵴发生外旋。

第四节　肌肉牵伸技术

【情境模拟】

患者男性，53 岁，因脑梗死入院 3 个月，现左侧肢体活动不利，左肩部疼痛活动受限 20 天。查体：左肩部广泛性压痛，前屈 70°、外展 70°。左肩部 X 线示：肩关节无异常。

一、概述

牵伸（stretching）是指为恢复关节周围软组织的伸展性和降低肌张力，改善关节活动范围，运用外力（人工或机械 / 电动设备）牵拉短缩或挛缩软组织，做轻微超过软组织阻力和关节活动范围内的运动。牵伸技术是临床治疗各种软组织挛缩或短缩导致关节功能障碍的常用技术，操作简单、安全、有效。

（一）肌肉的物理特性

1．收缩性　肌肉主动做功，长度变短的特性。
2．伸展性　肌肉放松受外力牵拉长度增加的特性。
3．弹性　外力消失时肌肉又恢复到原来的形状。
4．黏滞性　肌肉活动时由于肌肉内部各蛋白分子相互摩擦产生的内部阻力为肌肉的黏滞性，即肌肉拉长与回缩时的内阻力，内阻力大小影响肌肉伸长 / 缩短的速度。

（二）挛缩的概念与分类

挛缩是指各种原因引起的经过关节的肌肉、肌腱、韧带、关节囊等软组织适应性短缩，表现为被动或主动牵伸有明显的抵抗，关节活动范围受限。导致挛缩的常见原因是疾病致使肢体长期制动；骨骼肌和神经肌肉的损伤；软组织有创伤、炎症、疼痛；软组织的重复劳损；先天或后天畸形。

根据挛缩发生的致病因素、组织及其性质，可将挛缩分为以下几种。

1．肌静力性挛缩　是指没有明确的组织病理学表现的肌肉、肌腱短缩，关节活动范围明显受限。静力性挛缩的肌肉可以被拉长，但不能达到肌肉最大长度。

2．瘢痕粘连　瘢痕如果发生在皮肤、肌肉、肌腱、关节囊等正常组织中，可形成粘连引起组织挛缩，降低组织的活动范围，从而限制关节的活动和功能。

3．纤维性粘连　由软组织的慢性炎症和纤维性改变形成的挛缩，可明显限制关节的活动。

4．不可逆性挛缩　正常的软组织或结缔组织出于某些病理性原因被大量的非伸展性组织（如骨、纤维组织）所取代，使软组织永远失去伸展性，为不可逆性挛缩。不可逆性挛缩通常需要通过手术松解。

5．假性肌静力性挛缩　上运动神经元损伤引起的肌张力增高可使肌肉处于一种不正常的持续收缩状态而引起关节活动受限，为假性肌静力性挛缩。

（三）牵伸原理

1．缓慢持续牵伸　使肌肉张力降低，肌肉放松，长度变长，从而逐步恢复肌肉的柔韧性（即肌肉的伸展性和弹性）。

2．快速牵伸　刺激传入神经纤维，增加肌肉张力，这一过程称为单突触牵张反射。

（四）牵伸技术参数

1．牵伸方向　牵伸力量的方向应与肌肉紧张或挛缩的方向相反，预先以主动、小强度牵伸软组织结构；在可控制的关节活动范围内活动；缓慢移动肢体至受限的终末；固定近端，运动远端肢体，以增加肌肉长度和关节活动范围。

2．牵伸强度　牵伸力量必须足够拉紧软组织的结构，但不至于导致疼痛或损伤，在牵伸过程中患者感到轻微疼痛是正常的，要以患者能够耐受为原则。

3．牵伸时间　被动牵伸持续时间为每次 10 ～ 15 s，也可达 60 s，然后重复 3 ～ 5 次，反复使被牵拉肌肉在长度上延伸、局部有紧张牵拉感。各次之间要休息 30 s 左右，并配合轻手法按摩，以利于组织修复并缓解治疗反应。机械性牵伸每次 20 min。如果规范治疗 1 个星期无明显疗效，应该进行重新评估，调整参数或改用其他治疗方法。

4．治疗反应　一般牵伸治疗后患者感到被牵拉部位关节周围软组织放松，关节活动范围改善，如果第二天被牵拉部位仍然有肿胀和明显的疼痛，说明牵伸强度太大，应休息，下次降低牵伸强度。牵伸治疗的强度和时间以及疗程因损伤的部位、病情而异。

二、肌肉牵伸技术的种类

牵伸的治疗作用是预防肌肉挛缩、调节肌张力、防止结缔组织发生不可逆性挛缩、提高肌肉的兴奋性、预防或减少软组织损伤。其主要技术如下。

（一）被动牵伸

1．手法牵伸　治疗师徒手对紧张或挛缩的组织及活动受限的关节进行牵伸，通过控制牵拉方向、速度、强度和持续时间，来增加挛缩组织的长度和关节活动范围。手法被动牵伸是最常用的牵伸技术。

2．机械牵拉　是指借助机械装置，增加小强度的外部力量，较长时间作用于缩短组织的一种牵拉方法。在临床上，当手法牵伸没有效果时，可采用机械设备进行牵伸，常借助重量牵引、滑轮系统和夹板等。牵伸时间至少 20 min，甚至数小时，牵伸强度视患者而异。

（二）主动牵伸

主动牵伸又称自我牵伸，是患者自己完成的一种肌肉伸展性训练，牵拉力量为自身重量。

（三）主动抑制

主动抑制是指患者在实施牵伸训练之前或过程中，有意识地放松该肌肉，此时进行牵拉的阻力最小。主动抑制技术只能放松肌肉组织中具有收缩性的结构，而对结缔组织没有作用。

1. 收缩—放松

①将紧张的肌肉置于一个舒适的拉长位置；②紧张或挛缩的肌肉进行等长抗阻收缩约10 s，使肌肉感觉疲劳；③让患者主动放松；④治疗师被动活动肢体，通过增加的活动范围以牵拉肌肉；⑤休息几秒钟后重复上述过程。休息时要求患者将肌肉处于舒适的拉长体位。

2. 收缩—放松—收缩

①~③步骤同"收缩—放松"技术；④紧张肌肉的拮抗肌自我做向心性肌肉收缩，以对抗挛缩肌肉并帮助关节运动，使受限制的肌肉放松、被拉长，使肢体的关节活动范围增加。需注意：在无痛状态下完成紧张肌肉的等长抗阻收缩。

3. 拮抗肌收缩

①被动拉长紧张的肌肉到一个舒适的位置；②让患者拮抗肌等张收缩；③对收缩肌肉施加轻微阻力，但允许关节运动；④当关节运动时，由于交互抑制作用的结果，紧张的肌肉被放松。需注意：避免施加太大的阻力，因其可以引起紧张肌肉的张力扩散，限制关节运动或引起疼痛。

三、肌肉牵伸技术的临床应用

（一）适应证

1. 适用于肩部、肘部、腕指部和髋部、膝部、踝足部以及颈腰部的短缩和挛缩组织的牵拉，如肩周炎、各种原因引起的关节炎。

2. 预防由于固定、制动、失用造成的肌力减弱和相应组织短缩等结构畸形的发生，如骨折、肌腱损伤经制动或固定后，失用性肌无力造成的挛缩等。

3. 缓解软组织挛缩、粘连或瘢痕形成，如烧伤。

4. 中枢神经病变或损伤患者由于肌张力异常增高而导致的肌肉痉挛或挛缩。

5. 体育锻炼前后牵拉，预防肌肉骨骼损伤，减轻运动后肌肉疼痛。

（二）上肢肌肉牵拉技术

1. 徒手被动牵拉

（1）肩部肌肉。

①牵拉肩后伸肌群：增加肩关节前屈活动范围。患者仰卧位，上肢前屈，屈肘，前臂及手放松。

操作：治疗师上方手从内侧握住肘关节/肱骨远端的后方，下方手放在肩胛骨的腋缘以固定肩胛骨，上方手将上肢沿矢状面向上高举过头，肱骨被动前屈到最大范围，以拉长肩后伸肌群，牵拉大圆肌，或者固定胸椎或骨盆上部以牵拉背阔肌。

②牵拉肩前屈肌群：增加肩关节后伸活动范围。患者俯卧位，上肢放在体侧，前臂及手放松。

操作：治疗师上方手放在肩胛骨上固定肩胛骨，防止代偿运动，下方手从掌侧握住，下方手从掌侧托起肱骨远端，将肱骨被动后伸至最大范围，以拉长肩前屈肌群，注意固定好肩胛骨后部并防止代偿运动。

③牵拉肩内收肌群：增加肩关节外展活动范围。患者仰卧位，肩外展，屈肘90°。

操作：治疗师上方手托住肘部，下方手握住前臂远端腕关节上方，上方手将上肢沿额状面被动移到外展90°时，要注意将上肢外旋后再继续移动直至接近患者同侧耳部，以牵拉肩内收肌群。

④牵拉肩内旋肌群：增加肩关节外旋活动范围。患者仰卧位，外展肩关节至舒服的位置（30°～45°），或肩关节稳定外展至90°，屈肘90°。

操作：治疗师外侧手握住肱骨远端，内侧手握住前臂远端，内侧手移动前臂使肩关节外旋，以肘关节为原点，将前臂向头方向朝床面被动运动至最大范围，充分拉长肩关节内旋肌群。

⑤牵拉肩外旋肌群：增加肩关节内旋活动范围。患者仰卧位，外展患者肩关节至舒服的位置（30°～45°）或肩关节稳定在外展90°，屈肘90°。

操作：治疗师内侧手握住肱骨远端，外侧手握住前臂远端，外侧手移动前臂使肩关节内旋，以肘关节为原点，将前臂向足方向朝床面被动运动至最大范围，充分拉长肩关节外旋肌群。注意：当牵拉肩内、外旋肌肉时，施加的牵拉力通过肘关节达到肩关节，必须确保肘关节良好固定且无痛。

⑥牵拉肩关节水平内收肌群（胸肌）：增加肩关节外展活动范围。患者仰卧位，患侧肩部需位于床沿，肩关节外展60°～90°，肘关节可以屈曲。

操作：治疗师内侧手固定肩部，外侧手握住肱骨远端，使患者肩关节完全水平外展至最大范围，以牵拉水平内收肌（胸肌）。胸肌的牵拉也可以在坐位下进行，患者双手五指交叉放在头后部，治疗师位于患者身后，双手分别握住肘关节并被动向后运动（水平外展），同时让患者配合做深吸气后呼气的运动。

⑦牵拉提肩胛肌：增加肩关节内收活动范围。患者坐在椅上，头转向非牵拉侧，稍向前屈，直至颈部后外侧有酸胀感，牵拉侧上肢外展，屈肘，手放在头后部。

操作：治疗师站在患者身后牵拉侧，外侧手从前面托住上臂远端，内侧手放在牵拉侧颈肩部交界处，外侧手向上抬，内侧手向下压，同时让患者深吸气后深呼气，以牵拉提肩胛肌。

（2）肘部肌肉。

保持前臂旋后、旋前和中立位，以牵拉各个不同的屈肘肌（如肱二头肌、肱桡肌）。

①牵拉屈肘肌群：增加肘关节伸直活动范围。患者仰卧位，上肢稍外展。

操作：治疗师内侧手放在肱骨近端，外侧手握住前臂远端掌侧，固定患者肩胛骨和肱骨近端的前部。外侧手牵拉肘关节至最大范围，以牵拉屈肘肌群。

②牵拉伸肘肌群：增加肘关节屈曲活动范围。患者仰卧位，上肢稍外展。

操作：治疗师上方手握住前臂远端掌侧，下方手托住肘部，注意固定好肱骨，上方手屈曲肘关节至最大范围，以牵拉伸肘肌群。患者也可取坐位，手放在颈后部，治疗师外侧手握住肘部向上牵拉，内侧手握住腕部向下牵拉。此法对牵拉肱三头肌长头的效果较好。

③增加前臂旋前和旋后：牵拉旋后肌群可增加旋前活动范围；牵拉旋前肌群可增加旋后活动范围。患者仰卧位或坐位，屈肘90°，肱骨放于桌面上屈肘90°。

操作：治疗师上方手握住前臂远端掌侧，下方手握住肘关节以固定肱骨，上方手做旋后或旋前至最大活动范围。牵拉时，桡骨围绕尺骨旋转，不要让手发生扭曲。注意固定肱骨以防止肩关节内、外旋代偿运动，牵拉的力量使桡骨围绕尺骨旋转。

（3）腕及手部肌肉。

手部肌通过腕关节，在牵拉腕部肌肉时，牵拉力应集中在腕掌关节的近端，手指放松。治疗时应对腕关节、掌指关节进行充分的伸展和屈曲，并注重拇指外展方向的运动。牵拉应从最远端的关节开始，以减小对小关节的应力。

①牵拉屈腕肌群：增加腕关节伸展活动范围。患者仰卧位或坐在治疗床旁，前臂旋前使掌心向下，手于治疗床沿垂下。

操作：治疗师一手握住前臂远端固定，另一手握住患者的手掌，牵拉腕屈肌，使被动伸腕至最大范围。允许手指被动屈曲。

②牵拉伸腕肌群：增加腕关节屈曲活动范围。患者仰卧位或坐在治疗床旁，上肢放在治疗床上，屈肘90°，前臂旋后或中立位，手指放松。

操作：治疗师一手握住前臂远端固定，另一手握住手掌背面，屈曲患者腕部，并允许手指自然伸直，使被动屈腕至最大范围；进一步牵拉腕伸肌，将患者肘关节伸直。

③牵拉尺侧偏肌群：增加桡侧偏活动范围。患者取坐位，前臂支于治疗床上。

操作：治疗师取坐位，上方手握住前臂的远端，下方手从尺侧握住患者手掌骨远端，上方手固定前臂的远端，下方手向桡侧偏，以牵拉尺侧肌群。

④牵拉桡侧偏肌群：增加尺侧偏活动范围。患者取坐位，前臂支于治疗床上。

操作：治疗师取坐位，上方手握住前臂的远端，下方手从桡侧握住患者手掌骨远端，上方手固定前臂的远端，下方手向尺侧偏，以牵拉桡侧肌群。

⑤牵拉屈指肌群：增加指关节伸展活动范围。患者仰卧位，上肢稍外展，屈肘90°。

操作：治疗师上方手握住前臂远端，下方手放在手指掌侧，五指相接触，下方手被动伸腕至最大范围，再将手指完全伸直。上述手法也可以在坐位下进行，牵拉手法与卧位相同。

⑥牵拉伸指肌群：增加指关节屈曲活动范围。患者仰卧位或坐位，牵拉侧上肢稍外展，屈肘90°。

操作：治疗师上方手握住前臂远端，下方手握住手指，下方手被动屈腕至最大范围，再将手指完全屈曲。

2．自我牵拉

（1）肩部肌肉。

①长轴牵拉：增加肩活动范围。患者侧坐在高靠背椅上，牵拉侧上肢放在椅背外，手提一重物向下牵拉上肢。

②增加肩前屈活动范围：当上肢前屈不到 90°时，可坐在桌旁，牵拉侧上肢放在桌上，伸肘，前臂旋前，非牵拉侧手放在上臂上面，身体向前方及桌子方向倾斜，以牵拉肩后伸肌群。当上肢前屈大于 90°时，双上肢前举，手握肋木，身体悬空，以牵拉肩后伸肌群。

③增加肩后伸活动范围：患者背对肋木而站，双侧上肢后伸，手握肋木，身体向前并向下运动，以牵拉肩前屈肌群。

④增加肩外展活动范围：当上肢外展不到 90°时，利用体操棒，进行肩关节的侧方推举动作，扩大肩关节外展活动范围。

⑤增加肩旋转活动范围：患者侧坐桌旁，牵拉侧上肢屈肘 90°平放在桌上，牵拉内旋肌群时，前臂掌面离开桌面；牵拉外旋肌群时，前臂掌面向桌面运动。

（2）肘部肌肉。

①增加屈肘活动范围：患者坐在床边，患侧上肢的前臂屈肘置于床面，上身前倾，借助上身重量牵拉伸肘肌群，增加屈肘活动范围。

②增加伸肘活动范围：患者背向肋木，双手握住肋木，伸肘，上身向前，借助上身重量牵拉屈肘肌群，或悬吊肋木或双手握住单杠，双足悬空，借助身体重量牵拉肩、肘部肌群。

③增加旋前或旋后：牵拉侧手握住小木棍一端，非牵拉侧手握住小木棍另一端，分别朝向桌面和离开桌面加压，牵拉侧前臂主动旋前或旋后牵拉，使旋前或旋后活动达到最大范围。

（3）腕及手部肌肉。

①增加屈腕活动范围：双肘关节屈曲、双手手背相贴放于胸前，手指向下，肘关节做向下运动，以牵拉伸腕肌群。

②增加伸腕活动范围：双肘关节屈曲、双手手掌相贴放在胸前，手指向上，肘关节做向上运动，以牵拉屈腕肌群。

③增加掌指关节屈、伸活动范围：牵拉侧手握拳，非牵拉侧手放在牵拉侧手背上（掌指关节处），将近端指骨向手掌方向屈曲，牵拉掌指关节伸肌群，以增加掌指关节屈曲。牵拉侧四指并拢，非牵拉侧拇指放在牵拉侧背侧（掌指关节处），四指放在手指掌侧向背侧伸展，牵拉掌指关节屈肌群，以增加掌指关节伸展。

④增加指间关节屈、伸活动范围：牵拉侧手屈曲近端及远端指间关节，非牵拉侧手握住其手指背侧，同时屈曲近端及远端指间关节，以牵拉伸指肌腱。牵拉侧手指伸直，非牵拉侧拇指放在近端指骨背面，示指放在远端指骨掌面，同时牵拉近端及远端关节屈指肌腱。

（三）下肢肌肉牵拉技术

1. 徒手被动牵拉

（1）髋部肌肉。

①牵拉臀大肌：增加屈膝时的屈髋活动范围。患者仰卧位，下肢稍屈髋屈膝。

操作：治疗师远端手握住足跟，近端手托住患肢股骨远端，双手托起患侧下肢，同时被动屈曲髋关节和膝关节达最大范围。在牵拉过程中固定非牵拉侧股骨，阻止骨盆向后方倾斜移动患者的臀部和膝部，使其充分屈曲以达到牵拉髋关节的伸肌群。

②牵拉腘绳肌：增加伸膝时的屈髋活动范围。患者仰卧位，健侧下肢伸直，患肢放在治疗师肩上。

操作：保持患肢膝关节的充分伸展，治疗师用自身的肩部支撑患侧下肢，上方手放在牵拉侧大腿的前面，下方手放在对侧股骨远端，固定对侧的下肢于伸膝位，髋关节中立位，同时尽量屈曲牵拉侧髋关节至最大范围（图2-4-1）。

③牵拉髂腰肌：增加伸膝时的伸髋活动范围。

a. 俯卧位［图2-4-2（a）］：患者俯卧位，牵拉侧下肢微屈膝，非牵拉侧下肢伸膝。

操作：治疗师上方手放在臀部固定骨盆，防止骨盆运动，下方手放在股骨远端托住大腿。牵拉手法为下方手托起大腿离开治疗床面进行牵拉，后伸髋关节至最大范围。

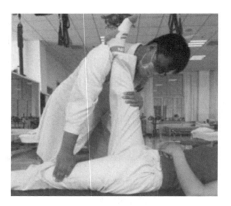

图 2-4-1　牵拉腘绳肌

b. 仰卧位［图2-4-2（b）］：患者仰卧位（患者俯卧位有困难时），牵拉的下肢悬于治疗床沿，非牵拉侧下肢屈曲，髋膝关节朝向胸壁方向以稳定髋和脊柱。

操作：治疗师一只手固定患者非牵拉下肢髌骨下方，借助重力帮助大腿朝向胸壁的方向，以防止骨盆前倾，另一只手放于牵拉下肢髌骨前上方，牵拉时牵拉侧手向下压大腿，使髋关节后伸至最大范围，以牵拉髂腰肌。

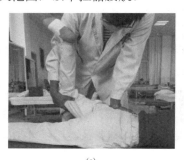

(a)

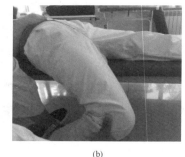

(b)

图 2-4-2　牵拉髂腰肌

（a）俯卧位；（b）仰卧位

④牵拉股直肌：增加屈膝时的伸髋活动范围。患者俯卧位，牵拉侧下肢屈膝，非牵拉侧下肢伸膝。

操作：治疗师下方手保持髋关节完全伸直，另一手握住胫骨远端并逐渐尽可能多地屈膝不要使髋外展或旋转，使股直肌得到最大的牵拉。

⑤牵拉髋内旋/髋外旋肌群：增加髋关节内旋/外旋活动范围。患者俯卧位，伸髋屈膝90°，非牵拉侧下肢伸直。

操作：治疗师上方手按压于臀部固定骨盆，下方手握住小腿远端外踝处，上方手固定骨盆，下方手将小腿向外转/内转，至髋部内旋/外旋最大范围，以牵拉髋外旋/髋内旋肌群。也可在坐位下进行，患者臀部坐于床边，屈髋屈膝90°，治疗师上方手施加压力于髂嵴以固定骨盆，下方手于外踝或小腿外侧施加压力，以外旋髋关节，牵拉髋内旋肌群。

⑥牵拉髋内收肌群：增加髋关节外展活动范围。患者仰卧位，下肢伸直。

操作：治疗师上方手放在对侧大腿内侧，下方手从腘窝下托住牵拉侧大腿，下方手用上臂和前臂支撑患者大腿的远端，上方手按压对侧前髂棘或保持对侧下肢轻度外展来固定骨盆，尽可能外展髋关节至最大范围，以牵拉内收肌。

（2）膝部肌肉。

①牵拉伸膝肌群：增加膝关节屈曲活动范围。患者取俯卧位，牵拉侧下肢屈膝于床边，在大腿下垫一软枕，防止牵拉时髂前上棘和髌骨被挤压，非牵拉侧下肢伸直。

操作：治疗师上方手放在臀部固定骨盆，下方手握住小腿远端内外踝处，上方手在臀部固定骨盆，下方手被动屈膝至最大范围，以牵拉膝部伸肌群。牵拉伸膝肌群也可以在坐位下进行，患者坐在床沿，屈髋90°，尽量屈膝于床的边缘，治疗师站在牵拉侧的下肢外侧，上方手放在大腿远端固定，下方手握住内外踝上方，向后推小腿使膝关节尽量屈曲，牵拉伸膝肌群。

上述两种体位，取坐位对增加屈膝0°～90°效果最好，取俯卧位对增加屈膝90°～135°效果最佳。

②牵拉屈膝肌群：增加膝关节伸直活动范围。患者仰卧位，双下肢伸直到最大限度。

操作：治疗师上方手或前臂放在髌骨上方，下方手握住小腿远端踝关节上方，上方手固定大腿和髋部，阻止在牵拉过程中髋关节屈曲，下方手握住小腿远端踝关节后方，向上抬起小腿，双手反方向用力，最大限度地伸展膝关节，以牵拉膝关节屈肌群。

（3）踝与足部肌肉。

踝关节和足部有跨越多关节的肌肉群，当增加踝部和足的关节活动范围时，要考虑到这些关节的生理活动功能。

①牵拉踝跖屈肌群：增加踝关节背伸活动范围。患者仰卧位，膝关节伸直。

操作：治疗师上方手握住内外踝处固定小腿，下方手握住患者足跟，前臂掌侧抵住足底，使距腓关节在中立位，下方手一方面用拇指和其他手指向远端牵拉足跟，背屈踝关节中的距跟关节；另一方面用前臂向近端运动，并轻轻加压力于近侧的跖骨，以牵拉腓肠肌，使踝背伸至最大活动范围（图2-4-3）。如在屈膝时采用上述手法，主要牵拉的是比目鱼肌。

②牵拉踝背伸肌群：增加踝关节跖屈活动范围。患者坐位或者仰卧位。

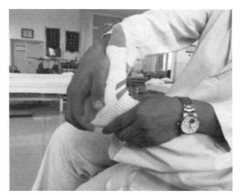

图2-4-3　牵拉踝跖屈肌群

操作：治疗师上方手托住踝关节的后部固定小腿，下方手握住足背，下方手用力向下活动足至最大跖屈活动范围。

③牵拉足内翻肌群：增加踝关节外翻活动范围。患者仰卧位，下肢伸直。

操作：治疗师上方手固定胫骨远端，下方手握住足的背面，跖屈、足外翻牵拉胫骨前肌，使足外翻踝关节达到最大活动范围。如果牵拉胫骨后肌，上方手固定胫骨远端，下方手握住足底部，背屈、足外翻牵拉胫骨后肌，在肌腱拉力的反方向上调整运动和力量，使足外翻踝关节达到最大活动范围。

④牵拉脚趾的屈曲和伸直肌群：增加脚趾的屈伸活动范围。患者仰卧位或坐位。

操作：治疗师上方手固定趾骨近端以限制关节代偿活动，下方手（活动指）握住趾骨的远端，朝着需要的方向活动，使脚趾的屈曲和伸直达到最大活动范围。要分别牵拉每一块限制脚趾活动的肌肉组织。

2. 自我牵拉

（1）髋部肌肉。

①增加屈髋活动范围：患者手膝跪位，腰部保持稳定，臀部向后运动至最大范围，以牵伸伸髋肌群。

②增加伸髋活动范围：患者俯卧位，双手放在肩前，上身向上抬至最大范围，以牵拉髂腰肌。

③增加交叉伸屈髋活动范围：患者取前弓箭步，牵拉侧屈髋、屈膝90°，非牵拉侧下肢向后伸直，双手放在弓健步腿的髌骨上方，挺胸，身体下压，此方法可同时牵拉前侧伸髋肌群和后伸侧下肢的屈髋肌群。

④增加髋内收、外展活动范围：患者取双足左右分开站立位，两手叉腰并做左右侧屈运动，在躯干重心转移过程中牵拉髋内收肌群。

（2）膝部肌肉。

①增加伸膝活动范围：患者坐在床沿，牵拉侧下肢伸膝于床上，非牵拉侧下肢放在地上，上身向前弯曲至最大范围，以牵拉屈膝肌群。

②增加屈膝活动范围：根据屈膝活动受限程度可取不同牵拉方法。屈膝明显受限（ROM<90°）时，可双手扶肋木，屈髋、屈膝下蹲，借助自身重量牵拉伸膝肌群。如果屈膝轻度受限（ROM>90°），牵拉侧下肢可放在较高的椅子上或椅子的横干上做屈髋、屈膝动作，双手握住椅背，身体向前倾，牵拉伸膝肌群；该方法对牵拉踝跖屈肌，增加踝背伸也有较好的作用。

（3）踝部肌肉。踝部最常出现紧张或挛缩的肌肉为小腿三头肌，主要影响踝背伸功能，而踝背伸肌的挛缩发生甚少。主要通过自我牵拉增加踝背伸活动范围。

①患者可站在一楔形木块上，该楔形木块应该根据挛缩程度来选择不同的坡度。

②足跟悬空站在楼梯台阶上，下肢伸直，借助自身重量进行牵拉。

③屈膝下蹲，背靠墙，健腿在前，患腿在后离墙壁约20 cm下蹲，腰部挺直，利用自身体重下沉对三头肌进行牵拉。治疗时须感受到三头肌紧张牵拉感，双足跟不能离开地面。

（四）躯干牵拉技术和机械被动牵拉

1. 徒手被动牵拉

（1）颈部肌肉。

①牵拉颈部伸肌群：增加颈椎屈曲活动范围。患者取坐位。

操作：治疗师上方手放于患者顶枕部，下方手放于上段胸椎部位，下方手固定脊柱，上方手轻柔地向下压颈部伸肌群，使颈部屈曲达到最大活动范围。

②牵拉屈颈肌群：增加颈椎后伸活动范围。患者取坐位。

操作：治疗师上方手放于患者前额部，下方手放于上段胸椎部位，下方手固定脊柱，上方手在前额部轻柔地向后推，牵拉屈颈肌群，使颈部后伸达到最大活动范围。

③牵拉对侧颈侧屈肌群：增加颈椎侧屈活动范围。患者取坐位。

操作：治疗师上方手放于牵拉侧的颞部，下方手放于同侧的肩部，下方手固定牵拉侧肩部，防止肩关节代偿运动，上方手轻缓地推动患者头部向对侧，以牵拉对侧颈侧屈肌，使颈部侧屈运动达到最大活动范围。

（2）腰部肌肉。

①牵拉腰部屈肌群：增加腰椎后伸活动范围。患者站立位。

操作：治疗师站立位，上方手放于胸骨前，下方手放于腰骶部，下方手固定腰骶部，上方手在胸前轻轻向后推，牵拉腰屈肌群，使腰椎后伸达到最大活动范围。注意：动作应缓慢，保持人体平衡。

②牵拉腰背部伸肌群：增加腰椎前屈活动范围。患者站立位。

操作：治疗师站立位，上方手放于胸椎背部，下方手放于腰骶部，下方手固定腰骶部，上方手在胸背部轻轻向下压，牵拉腰椎伸肌群，使腰椎前屈达到最大活动范围。

③牵拉腰部侧屈肌群：增加腰椎侧屈活动范围。患者站立位。

操作：治疗师上方手放于牵拉侧肩膀，下方手放于非牵拉侧髂部，下方手固定腰骶部，上方手在肩部轻轻向对侧推，牵拉对侧屈腰肌群，使腰椎侧屈达到最大活动范围。

2．自我牵拉

（1）颈部自我牵拉。

①颈椎后伸肌群牵拉：患者坐在靠背椅子上，双上肢放松于躯干两侧，前屈颈椎牵拉颈部后伸肌群，增加颈椎前屈活动范围。

②颈椎前屈肌群牵拉：患者体位同上，后伸颈椎牵拉颈部前屈肌群，增加颈椎后伸活动范围。

③颈侧屈肌群牵拉：患者体位同上，颈部向一侧做侧屈运动，牵拉对侧颈屈肌群。

（2）腰部自我牵拉。

①腰椎后伸肌群牵拉：患者站立位，双上肢放松于躯干两侧，做腰椎前屈运动至最大活动范围，牵拉腰部后伸肌群。

②腰椎前屈肌群牵拉：患者站立位，双手叉腰，做后伸腰运动至最大活动范围，牵拉腰部前屈肌群。

③腰侧屈肌群牵拉：患者站立位，双手叉腰，一手上举，向对侧做腰部侧屈运动至最大活动范围，牵拉腰部侧屈肌群。

3．机械被动牵拉

机械被动牵拉是借助机械装置，增加小强度的外部力量，较长时间作用于缩短组织，常利用重力牵引、滑轮系统、动态夹板及石膏等装置来牵拉挛缩的组织。

（1）重力：利用沙袋、哑铃直接或间接地放在患者肢体上的方法进行牵拉，可根据患者的情况，逐渐加大或减少重物的重量或延长牵拉的时间。

（2）滑轮系统：利用间接重力并组成滑轮系统，根据滑车与身体的位置，滑车牵拉方向，可以调节患者的位置，患者通过滑轮拉伸不同的肢体，并使之超出受限的范围，达到牵拉挛缩组织的目的。

（3）支具和夹板：可在牵拉之后应用支具或动力夹板，使肌肉保持在最大有效长度，进行长时间持续牵拉，达到牵拉挛缩部位、增加关节活动度的目的。

（4）利用专用器械牵拉伸膝肌群。

①利用腰椎牵引床装置。患者取俯卧位，膝关节屈曲，牵引带固定在牵拉侧下肢的踝关节上方。

②利用股四头肌训练椅。患者坐位于训练椅上，屈髋90°，将训练椅一臂置于胫骨前方。治疗师站在牵拉另一侧，上方手在训练椅另一臂上方加压，下方手握住内外踝上方，向后推小腿使膝关节尽量屈曲，牵拉伸膝肌群。

四、肌肉牵拉技术的禁忌证和注意事项

（一）禁忌证

患者有严重的骨质疏松；骨性限制关节活动；神经损伤或神经吻合术后1个月内；关节活动或肌肉被拉长时疼痛剧烈；挛缩或软组织短缩已经造成关节固定，形成了不可逆性挛缩；新近发生的骨折、肌肉和韧带损伤，组织内有血肿或其他创伤因素存在时；关节内或关节周围组织有感染性炎症、结核或肿瘤，特别是各种炎症急性阶段；严重肌无力患者，为了维持关节的稳定性、保持一定的肌肉力量而发生代偿性挛缩时，应慎用牵拉治疗。

（二）注意事项

1. 明确目标：明确牵伸的肌肉和关节，明确可能出现代偿的肌肉和关节。

2. 避免过度牵伸：若使用大强度、短时间的牵拉，更容易引起损伤，会造成关节不稳定，又增加了骨骼肌再次损伤的风险。

3. 避免牵伸水肿组织。

4. 避免过度牵拉肌力较弱的肌肉。

5. 避免挤压关节：对关节可先稍加分离牵引力，牵拉力量要适度、缓慢、持久，一般不采用跳跃性牵拉。

6. 患者需放松被牵伸部位，使牵拉力作用在治疗部位。

第五节　牵引技术

【情境模拟】

患者女性，年龄50岁，体重65 kg，职业：司机。主因间歇性腰痛1年，加重伴右下肢麻木疼痛3天就诊。患者长期坐姿工作，自诉1年前无明显诱因出现腰部酸困疼痛，坐姿及夜间疼痛加重，自行口服药物、热敷症状减轻，此后反复发作，遇劳、受凉加重，卧则减轻。

3天前，因劳累过度致腰痛加重，时痛如刀割，并伴右下肢麻木。查体：腰椎轻度右侧侧弯；L_4/L_5、L_5/S_1右侧椎旁压痛（+），右侧环跳穴压痛（+），用力按压时诱发右下肢放射性疼痛；右侧直腿抬高试验60°（+），左侧（-）。辅助检查：腰椎CT示：L_4/L_5、L_5/S_1腰椎间盘突出。诊断：腰椎间盘突出症。治疗：行腰椎骨盆仰卧位牵引，牵引力：35 kg；时间：25 min，每日一次；牵引后卧床休息15 min。3次牵引后患者症状缓解。

一、脊柱牵引技术

（一）定义

牵引是应用作用力与反作用力的原理，并将这一对方向相反的力量作用于脊柱或四肢关节，达到分离关节面、牵伸周围软组织和改变骨结构之间角度或列线等目的的一种康复治疗方法。

（二）脊柱牵引的生理效应

若正确操作，脊柱牵引可以相应地产生一系列生理效应。

1. 脊柱机械性拉长　发生这一效应的原因包括脊柱椎体机械性分离；脊柱两侧肌肉的牵伸、放松；相应韧带和小关节囊的牵伸；椎间孔的增宽；脊柱生理曲度变直；脊柱小关节的滑动和椎间盘患者突出物的缩小等。

2. 关节突关节等椎体小关节的松动　其中包括：①关节突关节小关节面的滑动或转动；②关节突关节小关节面的分离；③关节突关节小关节面的靠近或压缩。

3. 脊柱肌肉的放松　实验表明，牵引可使腰部肌肉较好地放松，伴随肌肉的放松可产生进一步效应：①缓解由于肌肉紧张或痉挛造成的疼痛；②进一步增大椎体分离的作用。

4. 缓解疼痛机制　①牵引有助于局部的血液循环，改善血液循环还有助于降低局部有害的炎性刺激物的浓度；②椎体椎间隙的分离作用可暂时地增大椎间孔的内径，这可以减少对脊神经根损害的刺激或压迫；③作用于关节突关节的张力可调节小关节之间的协调程度；④牵拉软组织的机械牵伸力量可使脊柱相应节段的活动增加，故可降低因活动受限或软组织损伤导致的肌肉紧张性疼痛。

5. 神经生理效应　研究表明，牵引可降低运动神经元兴奋性，减少肌肉不自主活动，改善运动功能；对α运动神经元刺激性的抑制影响了脊髓疼痛信息的传递，从而缓解了肌肉痉挛和疼痛的恶性循环。

（三）脊柱牵引的适应证和禁忌证

在脊柱牵引的具体应用中，要准确地把握脊柱牵引的适应证和禁忌证。

1. 适应证　脊神经根刺激或压迫、退行性椎间盘疾病、关节功能障碍、由症状性关节突关节疾患造成的关节疼痛。

2. 禁忌证

（1）任何运动均被禁忌的紧张疾患或疾病过程，如肿瘤，感染，类风湿性关节炎，严重骨质疏松，冠心病、肺心病急性发作期等影响脊柱关节、韧带、骨骼和肌肉的局部或系统性疾病。

（2）急性拉伤、扭伤和急性炎症，且在初始牵引后疼痛加重。

（3）牵引的牵引重量导致脊柱处于过度活动状态，牵引会进一步加重病情。

（4）血管疾病，牵引时牵引带的压力可进一步危及血液循环。

（5）牵引过程中症状加重，调整牵引方法不能缓解者。

二、颈椎牵引技术

（一）颈椎牵引的生理效应

1. 增大颈椎椎间隙　颈椎在牵引力作用下椎间隙增大最大部位的节段通常为 $C_6 \sim C_7$，其次为 $C_4 \sim C_5$。上颈段不如下颈段那样容易分离。分离最大部位位于后部，且随着屈曲的角度增大而增大。

2. 调节颈椎椎间孔的大小　实验表明，颈椎从 10° 伸展位至 20° 屈曲位的运动过程中，$C_5 \sim C_6$ 椎间孔的垂直径可增加 1.5 mm，所以可以起到缓解根性疼痛的效果。

3. 其他方面的生理效应　包括缓解由于损伤、退变或椎间盘突出造成的神经根刺激；解除肌肉痉挛；通过休息和制动消除炎症，缓解症状等。

4. 颈椎牵引生理效应的影响因素

（1）颈椎的位置：通常认为颈椎屈曲位时的牵引可以使椎间孔和椎间隙增大，后部软组织伸展。屈曲 30° 是保持牵引时颈椎生理曲度变直而不出现反弓的最大角度。一般不提倡后伸位颈椎牵引，因为这种情况不仅不产生椎间隙增大，而且还使椎间隙减小，可能导致椎基底动脉供血不足患者发生意外。但屈曲位颈椎牵引不适用于寰枕关节和寰枢关节，它们想获得椎间隙分离的最佳角度是中立位或 0° 位。

在治疗小关节面功能障碍时，颈椎应处于屈曲位，以使受累的小关节囊处于最大的松弛状态。当颈椎开始向前屈曲时，C_1 和 C_2 的小关节面开始产生移动，进一步屈曲则依次产生 C_2、C_3 水平，C_3、C_4 水平的小关节移动，即关节水平越低，屈曲程度越大。通常上颈段（$C_1 \sim C_2$）为 0° ~ 5°、中颈段（$C_2 \sim C_5$）为 10° ~ 20°、下颈段（$C_5 \sim C_7$）为 25° ~ 30°。在这些位置，相应节段的小关节囊处于一相对松弛的位置，从而使关节面获得较好的分离。

（2）牵引重量：一般认为，在无摩擦力环境下的颈椎牵引时，近似于患者体重 7% ~ 10% 的牵引重量可使颈椎椎体产生分离。目前较为认同的观点是：在坐位牵引时，9.08 ~ 13.62 kg 的牵引重量就基本达到颈椎椎间隙增大的作用，这也是牵拉头部的重量和抵抗肌肉张力产生阻力所需的最小牵引重量，但对于寰枕关节和寰枢关节分离的牵引重量则应更小一些，一般认为在 3.73 kg 左右。如无改善，可继续逐渐增加重量，最大牵引重量需视患者体质及对牵引的反应而定，牵引重量最大不得超过 20 kg。

（3）牵引时间：普遍认为颈椎牵引的机械效应发生在牵引的最初几分钟，故选择 20 ~ 30 min 较为适宜。牵引时间与牵引重量之间存在着密切关系，即牵引重量较大时则牵引时间略短些；反之，则稍长一些。

（4）牵引时患者体位：最常用的体位是坐位和仰卧位。其中仰卧位颈椎牵引优点较多：可使 $C_4 \sim C_7$ 椎间隙后部增宽更为明显，更有益于增强疗效；该体位下颈部肌肉不需要支撑头部重量，牵引重量不需要克服头部重量，容易使颈部处于适当的牵引列线；牵引角度易于调节。但是，在这一体位下颈椎牵引时摩擦力的问题应加以考虑，牵引时下颌关节出现不适。坐位牵引患者位置不易稳定，牵引角度易变化，有些患者牵引时易出现头晕恶心，但牵引时无须考虑摩擦力。

（二）常用颈椎牵引的方法

1. 徒手牵引

基本操作：

（1）仰卧位：患者尽可能放松地仰卧于治疗床上。治疗师立于床头，用双手支撑患者头部重量。双手的放置以患者的舒适度为依据。有三种放置方法：①将双手手指放于患者枕后［图 2-5-1（a）］；②治疗师一手置于患者前额，另一手置于枕后［图 2-5-1（b）］；③治疗师一手置于患者下颌，另一手置于枕后［图 2-5-1（c）］。治疗师平稳地逐渐用力牵拉患者颈椎，同时也可变换患者头部位置。

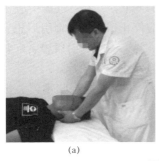 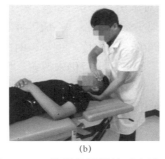 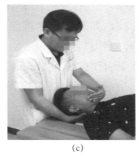

(a)　　　　　　　　　　(b)　　　　　　　　　　(c)

图 2-5-1　仰卧位颈椎徒手牵引

（2）坐位：患者颈保持中立，颈部肌肉放松。治疗师位于患者的一侧，双手分别位于患者下颌下和枕后部，同时平稳地逐渐向上用力牵引，当达到最大限度时，维持牵引，同时也可使患者头部做小范围的屈伸、旋转运动。

（3）注意事项：①首次应用徒手牵引时应相应变化患者头部的位置，如屈曲、伸展、侧屈和伴旋转的侧屈等，并在每一个位置均用一轻柔的牵引重量徐徐牵拉，同时注意患者的反应，以找到牵引时最佳的头部位置；②治疗师采用静力收缩的方法用双臂施加牵引重量，此时治疗师站立姿势应稳定，然后逐渐地、有控制地牵引患者颈椎；③牵引重量可以间歇地应用，即治疗师在使用平稳的逐渐产生的牵引重量片刻后，以同样平稳、逐渐放松的方法解除牵引重量，如此反复数次；④当作为实施牵引前的实验性手段时，若缓解或降低了患者的症状，则可进一步治疗，反之，若其症状加重，则不能应用牵引治疗。

2. 机械牵引

机械牵引为临床上最常用的牵引方式，操作如下：

（1）治疗前：详细阅读使用设备的说明书，了解牵引装置的性能、限制以及参数调节范围。嘱患者去掉耳机、眼镜等影响牵引带放置的物品，并告诉患者哪些症状在牵引过程中是不应该发生的，同时向患者演示发生这些症状时如何应用紧急制动开关关机。

选择患者最舒适和放松的体位。

坐位：采用有扶手的靠背椅可使患者的双臂得以休息和放松，或者嘱其双臂放于大腿上或在大腿上放一个枕头以使其双臂获得支撑放松。牵引椅子的高度以患者坐后双脚在地板上舒适放置为宜。

仰卧位：这一体位由于重力作用方向的改变而发生颈椎前凸曲度减少的趋向，所以牵引重量宜小。同时，在患者颈部垫枕可使患者舒适和放松。注意事项：为获得颈椎椎体分离，患者头部一般应置于屈曲位。屈曲角度越大，椎体后部的分离程度越大。通常将其头部置于25°～30°屈曲位较为适宜。为获得较好的颈部肌肉放松和改善大脑椎动脉供血，可将患者头部置于中立位。

（2）治疗过程中：在启动牵引装置前设定控制参数，根据症状选择持续牵引或间歇牵引。一般持续牵引适用于严重的颈臂痛且疼痛侧颈部侧屈、旋转活动受限者，急性颈椎小关节紊乱者，对关节松动术无效的上颈段疾患者；间歇牵引适用于具有显著改变的退行性颈部疾患，且颈部运动明显受限者，伴有老年骨质疏松的退行性颈部疾患者，有明确的神经受损体征，但无刺激性疼痛者。牵引时间一般为 10～30 min，牵引重量近似于患者体重的 7%～10%。

注意事项：患者初次牵引或对牵引有恐惧感时，牵引力量宜小；牵引过程中应密切观察患者的症状，如果症状加重或出现头晕、恶心、心慌等症状应停止牵引；如牵引后患者症状、体征改善，则以后的治疗采用相同的牵引体位、重量、时间；若第一次牵引后患者症状加重，则需调整牵引体位、重量和时间，如果 3 次后仍未改善，则应停止牵引治疗。

（3）治疗结束后：缓慢降低牵引力量，直到牵引带松弛，将所有控制归零，关机。卸下牵引带，嘱其休息 1～2 min 再活动。

3. 不良反应及预防

（1）牵引重量过大加重疼痛，可能造成颈部肌肉拉伤、椎间盘破裂。因此，牵引时应采取较小的牵引重量和适当的牵引时间。

（2）枕颌牵引带可能诱发颞颌关节疼痛，导致原因考虑下颌在牵引时受到较大作用力。预防措施为调整牵引力度、牵引角度。

（3）存在其他疾患时，易加重其他疾患的症状。如椎基底动脉供血不足患者在伸展位牵引时易出现头晕不适的现象，因此老年人牵引时应慎用伸展位的牵引，并密切观察患者。

（4）对颈椎发育不良或退行性病变患者牵引时，牵引可牵拉到硬脊膜而导致根性痛，所以对此类患者应慎用或不用牵引疗法。

三、腰椎牵引技术

（一）腰椎牵引的生理效应

1. 腰椎椎间隙增大　普遍认为，给予相当于 1/2 体重或稍多的牵引重量就可使腰椎椎间隙增加 1.5 mm，这样可使狭窄的椎间隙回复到近似于正常椎间隙的宽度。

2. 腰部肌肉的放松　牵引能缓解肌肉痉挛，使紧张的肌肉得到舒张和放松。

（二）腰椎牵引方法

1. 体位：仰卧位或俯卧位［图 2-5-2（a）（b）］。

仰卧位牵引：患者髋关节的位置十分重要。随着髋关节屈曲角度从 0°逐渐增大到 90°，椎间隙后部的分离程度逐渐增大，尤以 $L_4 \sim L_5$、$L_5 \sim S_1$ 最为明显，而椎间隙前部没有同步的改变，所以牵引时需双髋关节屈曲 90°。可在小腿下放一小凳，则可以使双髋关节屈曲，同时也使腰大肌放松，腰椎曲度变平。

俯卧位牵引：脊柱处于伸展位，牵引重量直接作用于椎间盘并使其向前。此时腰椎屈曲的大小可被骨盆下所垫的枕头高度所控制。此体位特别适用于有中度或重度疼痛和 / 或肌肉紧张的患者，并且在牵引的同时可进行治疗。

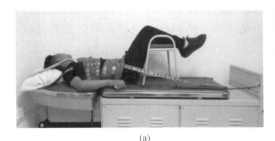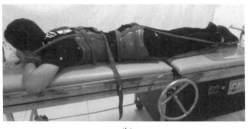

（a）　　　　　　　　　　　　　　　　　　（b）

图 2-5-2　腰椎电动牵引

（a）仰卧位；（b）俯卧位

2. 牵引重量　为自身体重的 30% ~ 80%，可逐渐增加至 100%，最大不超过体重。持续牵引重量可从 10 ~ 20 kg 开始，间歇牵引重量可从 20 ~ 30 kg 开始。待患者适应后可逐渐增加重量和时间，当症状改善时，以此重量维持牵引。

3. 牵引的时间和频率　一般牵引重量大则牵引时间相对要短些，反之则相对要长些。通常每次牵引持续时间 20 ~ 30 min 为宜，10 次为一疗程，一般 1 ~ 2 疗程。

（三）机械牵引操作

1. 详细阅读腰椎牵引床的操作手册。

2. 患者置于仰卧位或俯卧位，固定胸部的牵引带下缘在肋弓下，骨盆牵引带的上缘位于双侧髂前上棘。

3. 检查患者是否处于合适的牵拉力学列线上。

4. 在牵引前，治疗师向患者演示牵引床运行牵引程序过程中若患者症状加重或有其他不适感如何启动紧急制动装置，以确保其在需要时启动该装置并获得帮助。

5. 设定控制参数：牵引力，牵引时间，持续牵引或间歇牵引。

6. 牵引治疗结束时：治疗师关闭牵引床控制，松开牵引带，对患者牵引后的症状运动功能进行评定。

（四）注意事项

1. 牵引前向患者做好解释工作，消除其紧张情绪，嘱其牵引时不要屏气或用力对抗。

2．牵引中胸肋固定带和骨盆固定带要扎紧，但胸肋固定带安放的位置和松紧以不妨碍患者正常呼吸为度，同时防止卡压腋窝，以免造成臂丛神经损伤。两侧牵引绳应对称，松紧一致。

3．牵引后应缓慢去除牵引带，嘱患者继续平卧休息数分钟，再缓慢起床。

4．对较大年龄患者不进行力量较大的牵引，应以较轻重量牵引为主。

5．在牵引疗程中，不宜从事体力劳动或可能加重症状的活动。

（五）不良反应及其预防

1．较大的牵引重量易产生晕厥，特别是肥胖患者会有晕厥倾向。推测原因可能是胸廓及骨盆牵引带在牵引时压迫胸、腹部使静脉回流受阻，吸气减少所致。

2．伴有呼吸系统疾病的患者可能出现呼吸不适体征，所以对此类患者牵引带不宜过紧，牵引力量不宜太大。

四、关节功能牵引

（一）基本方法

关节功能牵引的基本方法是将挛缩关节的近端肢体用支架或特制的牵引器固定于适当位置，然后在其远端肢体上按需要方向用沙袋做重力牵引。牵引时尽量采取舒适的体位，充分放松局部肌肉。牵引力以引起一定的紧张感或轻度疼痛感觉，但不引起反射性肌肉痉挛为度，患者能从容忍受并能完成治疗。牵引力应稳定而柔和，从小重量、间歇性牵引过渡到持续牵引。牵引的目的是逐渐牵伸挛缩粘连的组织。一次牵引持续时间是 10 ~ 20 min，每日进行 1 ~ 2 次，有条件时还可以增加次数。

（二）适应证和禁忌证

1．适应证 四肢骨折、脱位后关节功能障碍；软组织损伤性骨化（骨化性肌炎）；关节附近烧伤后疤痕粘连；肌肉韧带外伤手术后软组织挛缩；稳定期前臂缺血性肌挛缩和小腿骨筋膜间室综合征的恢复期。

2．禁忌证 新近骨折；关节内及其周围的炎症或感染；骨性关节强直；关节运动或肌肉拉长时疼痛剧烈；有血肿或其他组织损伤征兆时。

3．注意事项

（1）牵引前详细阅读牵引设备操作手册，了解设备性能、特点及注意事项。根据患者个体情况设定牵引参数。牵引前先采取局部热敷或热疗，使挛缩关节周围的软组织放松，可提高牵引效果。牵引局部需要暴露，衣着应舒适、宽松，以免限制肢体牵引。

（2）牵引中患者局部应尽量放松，避免和牵引力对抗。牵引力不能强迫关节超过其正常的关节活动度，避免用较大的力量牵引长期制动的肌肉和结缔组织。发生运动的关节之间要加以固定保护，对存在骨质疏松的患者操作要小心。牵引时受力部位应有衬垫保护，以免出现压疮。避免牵引水肿组织和过度牵引无力的肌肉。

（3）牵引后要询问、观察治疗后的反应，如出现疼痛、肿胀加重，特别是关节周围温度增高要及时减轻牵引重量，预防过度牵引而导致骨化性肌炎的发生。关节功能牵引亦可作为关节主动运动、被动运动等功能训练的准备。当挛缩或缩短的软组织替代正常结构对关节起稳定作用时，或当挛缩或缩短的软组织有增大功能能力作用时（尤其是瘫痪或严重肌无力患者），关节牵引必须慎重或不适宜。

（胡　玉　李冬伟）

第三章　肌肉功能评定与运动治疗

学习目标

1. 掌握：徒手肌力评定标准和全身主要肌肉的徒手肌力评定方法；肌张力评定的常用检查手法，肌张力的定量评级标准；肌力训练的原则，肌力训练方法，肌力训练方法选择的原则，四肢、头颈、躯干运动肌群肌力训练的体位和方法。

2. 熟悉：肌力评定的目的、评定步骤、适应证和禁忌证；肌张力的定义，正常肌张力的特征及分类，异常肌张力的分类；肌力、肌耐力、肌力下降的含义，肌肉耐力训练、肌肉力量训练的注意事项。

3. 了解：肌力评定的注意事项和结果记录；影响肌张力的因素，肌张力的生物力学及电生理评定方法，肌力下降的原因。

第一节　肌力评定

【情境模拟】

患者男性，75岁，因四肢无力3天收入我院，查体：T: 36.5 ℃；P: 66次/分；R: 19次/分；BP：150/90 mmHg，神志清，言语流利，眼动充分，双侧瞳孔等大等圆，直径3 mm，对光反应灵敏，双侧鼻唇沟对称，伸舌居中。四肢肌张力低，双侧肢体针刺痛觉对称。双侧巴氏征阴性。大小便失禁。既往有脑积水病史，否认肝炎、结核病史，否认药物及食物过敏史。该患者的四肢肌力大小如何确定呢？

肌力是肌肉自主收缩时所表现出来的能力，即肌肉自主收缩时产生的最大力量，以肌最大兴奋时所能负荷的重量来表示，又称绝对肌力。通过肌力测定，判断有无肌力下降及肌力下降的范围和程度，可为制订康复治疗方案、评定康复疗效、判断预后提供依据。

一、常用肌力评定方法

肌力评定是用来评定由于疾病、外伤、废用等所导致的肌力低下的范围与程度的主要方法，评定根据使用器械与否，可分为徒手肌力评定和器械肌力评定。

（一）徒手肌力评定（manual muscle testing, MMT）

徒手肌力评定是一种不借助任何器械，仅靠检查者徒手对受试者进行肌力评定的方法。

这种方法简便、易行，在临床中被广泛应用。施行 MMT 时，让受试者采取标准受试体位，对受试肌肉做标准的测试动作，观察该肌肉完成受试动作的能力，必要时由测试者用手施加阻力或助力，判断该肌肉的收缩力量。

1. 肌力的评级

（1）评级标准：可通过 Lovett 分级法（表 3-1-1）评定；在 Lovett 分级法的基础上，临床上还通过附加"＋"或"－"对肌力进行更加细致的评定，具体方法见表 3-1-2。

表 3-1-1　Lovett 分级法评定标准

分级	名　称	评级标准
0	零	未触及或未观察到肌肉的收缩
1	微	可触及或观察到肌肉的收缩，但不能引起关节活动
2	差	解除重力的影响，能完成全关节活动范围的运动
3	好	能抗重力完成全关节活动范围的运动，但不能抗阻力
4	良	能抗重力及中等阻力，完成全关节活动范围的运动
5	正常	能抗重力及最大阻力，完成全关节活动范围的运动

表 3-1-2　肌力评级标准

分级	评级标准
抗重力测试	患者能主动活动：
5	抗重力体位下，能抗最大阻力完成全关节活动范围运动
4	抗重力体位下，能抗中等阻力完成全关节活动范围运动
4⁻	抗重力体位下，能抗中等阻力完成大于 1/2 全关节活动范围运动
3⁺	抗重力体位下，能抗中等阻力完成小于 1/2 全关节活动范围运动
3	抗重力体位下，能完成全关节活动范围运动
3⁻	抗重力体位下，能完成大于 1/2 全关节活动范围运动
2⁺	抗重力体位下，能完成小于 1/2 全关节活动范围运动
去除重力测试	患者能主动活动：
2	去除重力体位下，能完成全关节活动范围运动
2⁻	去除重力体位下，能完成大于 1/2 全关节活动范围运动
1⁺	去除重力体位下，能完成小于 1/2 全关节活动范围运动
1	去除重力下无关节活动，可触及或观察到肌肉收缩
0	去除重力下无关节活动，没有触及或没有观察到肌肉收缩

（2）评级依据：归纳为①肌肉收缩：没有触及或观察到肌肉收缩为 0 级，触及或观察到肌肉收缩，但没有关节活动为 1 级；②抗重力：能进行全关节活动范围运动，去除重力为 2 级，抗重力为 3 级；③抗阻力：抗重力体位下能进行全关节活动范围运动并能抗中等阻力为 4 级，抗最大阻力为 5 级；④运动幅度：当运动幅度达不到 1/2 全关节活动范围时，则评定为低一级标准"＋"的水平；当运动幅度达到 1/2 全关节活动范围以上，但尚在全关节活动范围以内时，则评定为高一级标准"－"的水平。

2. 主要肌肉的肌力评定方法（表 3-1-3 ～表 3-1-5）

表3-1-3　上肢主要肌肉的徒手肌力检查

关节	运动	主动肌	神经支配	抗重力体位评定	解除重力体位评定	固定位置	阻力位置	测试方法图解
肩胛胸壁	内收	斜方肌 菱形肌	副神经，C₃~₄ 肩胛背神经，C₅	体位：俯卧位，上肢外展90°并外旋，屈肘90° 5、4级：肩胛骨内收，阻力将肩胛骨外推 3级：肩胛骨内收可做全范围内收动作	体位：坐位，上肢外展90°，置于桌面上 2级：肩胛骨内收可做全范围内收动作 1级：可触及肌肉收缩 0级：未触及肌肉收缩		肩胛骨外角	
	外展及向上旋	前锯肌	胸长神经，C₅~₇	体位：仰卧位，肩关节屈曲90°并有水平轻度外展，肘伸展 5、4级：上臂做向上移动作，阻力将肱骨向下推 3：上臂可做全范围向上移运动	体位：坐位，肩关节屈曲90°并伴有水平轻度外展，肘伸展 2级：托住上臂，试图外展外旋时可见肩胛骨活动 1级：可触及肌肉收缩 0级：未触及肌肉收缩		肱骨末端	
	上提	斜方肌上部 肩胛提肌	副神经，C₂~₄ 肩胛背神经，C₃~₅	体位：坐位，双手自然下垂 5、4级：耸肩，阻力在肩部下压 3：肩部可做全范围耸肩运动	体位：俯卧位，检查者支撑患侧肩部 2级：肩部可做全范围耸肩运动 1级：可触及肌肉收缩 0级：未触及肌肉收缩		肩部	
	下掣及内收	斜方肌下部	副神经，C₂~₄	体位：俯卧位，头转向对侧，上肢外展约130° 5、4级：做下拉动作，阻力将肩胛下角向上向外推 3级：肩部可做全范围下拉动作	体位：俯卧位，肩关节，手放于体侧 2级：肩部可做全范围下拉运动 1级：可触及肌肉收缩 0级：未触及肌肉收缩		肩胛骨	

续表

关节	运动	主动肌	神经支配	抗重力体位评定	解除重力体位评定	固定位置	阻力位置	测试方法图解
肩肱关节	前屈	三角肌前部纤维	腋神经，$C_{5\sim6}$	体位：坐位，掌心向体侧 5、4级：上臂做前屈动作，阻力加于上臂远端向下压 3级：肩部可做全范围前屈运动	体位：向对侧卧位，悬挂起上肢 2级：肩部可做全范围运动 1级：可触及肌肉收缩 0级：未触及肌肉收缩	肩胛骨、锁骨	肘关节近端前内侧	
	后伸	背阔肌	臂丛后束，$C_{6\sim8}$	体位：坐位，掌心向上 5、4级：上臂做后伸动作，阻力加于上臂远端向下压 3级：肩部可做全范围后伸运动	体位：向对侧卧位，悬挂起上肢 2级：肩部可做全范围运动 1级：可触及肌肉收缩 0级：未触及肌肉收缩	肩胛骨、锁骨	肘关节近端后内侧	
		背阔肌	臂丛后束，$C_{6\sim8}$					
	外展	三角肌中部纤维	腋神经，C_5	体位：坐位，上肢自然下垂、中立位 5、4级：上肢做外展动作，阻力加于上臂远端向下压 3级：肩部可做全范围外展运动	体位：仰卧位，悬挂起上肢 2级：肩部可做全范围运动 1级：可触及肌肉收缩 0级：未触及肌肉收缩	肩胛骨	肘关节近端外侧	
		冈上肌	冈上神经，C_5					
	内旋	肩胛下肌	肩胛下神经，$C_{5\sim6}$	体位：俯卧位，肩外展90°，前臂床外下垂，关节屈曲90°，上肢做内旋动作，阻力加于前臂远端向下压 5、4级 3级：肩部可做全范围内旋运动	体位：坐位，肘关节屈曲90°，前臂中立位，肩关节轻度外展 2级：肩部可做全范围运动 1级：可触及肌肉收缩 0级：未触及肌肉收缩	肱骨	前臂	

续表

关节	运动	主动肌	神经支配	抗重力体位评定	解除重力体位评定	固定位置	阻力位置	测试方法图解
肩肱关节	外旋	冈下肌	冈上神经，C_5	体位：俯卧位，肩外展90°，肘关节屈曲90°，前臂末端下垂 5、4级：上肢做外旋动作，阻力加于前臂远端向下压 3级：肩部可做全范围外旋运动	体位：坐位，肩关节轻度外展，肘关节屈曲90°，前臂中立位 2级：肩部可做全范围运动 1级：可触及肌肉收缩 0级：未触及肌肉收缩	肱骨	前臂	
		小圆肌	腋神经，C_5					
	水平内收	胸大肌	胸外神经，$C_{5\sim7}$	体位：仰卧位，肘节屈曲90° 5、4级：肩关节做水平内收动作，阻力加于上臂远端干下压向外推 3级：肩部可做全范围前臂水平内收运动	体位：坐位，肩关节外展90°，肘关节屈曲90°，悬挂起上肢 2级：肩部可做全范围水平内收动作 1级：可触及肌肉收缩 0级：未触及肌肉收缩	肩胛骨	肘关节近端内侧	
	水平外展	三角肌后部	腋神经，C_5	体位：俯卧位，肩关节外展大约75°，肩关节做水平外展和轻度外旋动作，阻力加于上臂远端向下压 3级：肩部可做全范围水平外展运动	体位：坐位，肩关节外展大约75°，肘关节屈曲90°，悬挂起上肢 2级：肩部可做全范围水平外展运动 1级：可触及肌肉收缩 0级：未触及肌肉收缩	肩胛骨	肘关节近端外侧	

续表

关节	运动	主动肌	神经支配	抗重力体位评定	解除重力体位评定	固定位置	阻力位置	测试方法图解
肘	屈肘	肱二头肌	肌皮神经，C5~6	体位：坐位，伸肘，前臂旋后 5、4级：上肢做屈肘动作，阻力加于前臂远端向下压 3级：肘部可做全范围屈曲屈曲运动	体位：坐位，肩外展90°悬挂 2级：肘部做全范围运动 1级：可触及肌肉收缩 0级：未触及肌肉收缩	肱骨	腕关节近端	
		肱肌 肱桡肌	桡上神经，C7~8					
	伸肘	肱三头肌	桡上神经，C6~8	体位：仰卧位或俯卧位，肩关节内旋，屈肘90° 5、4级：上肢做伸肘动作，阻力加于前臂远端向下压 3级：肘部可做全范围伸肘运动	体位：坐位，肩外展90°，肘关节悬挂 2级：肘部做全范围运动 1级：可触及肌肉收缩 0级：未触及肌肉收缩	肱骨	腕关节近端	
		肘肌	桡上神经，C7~8					
前臂	旋前	旋前圆肌	正中神经，C6	体位：坐位，屈肘90°，前臂旋后 5、4级：前臂做旋前动作，阻力加于前臂远端向下压 3级：前臂可做全范围旋前运动	体位：仰卧位，屈肘90° 2级：肘部可做全范围运动 1级：可触及肌肉收缩 0级：未触及肌肉收缩	肱骨	前臂远端桡侧掌侧及尺骨掌侧	
		旋前方肌	骨间神经，C8、T1					
	旋后	肱二头肌	肌皮神经，C5~6	体位：坐位，屈肘90°，前臂旋前 5、4级：前臂做旋后动作，阻力加于前臂远端向下压 3级：前臂可做全范围旋后运动	体位：仰卧位，屈肘90° 2级：肘部可做全范围运动 1级：可触及肌肉收缩 0级：未触及肌肉收缩	肱骨	前臂远端桡侧及尺骨掌侧	
		旋后肌	桡神经，C6					

续表

关节	运动	主动肌	神经支配	抗重力体位评定	解除重力体位评定	固定位置	阻力位置	测试方法图解
腕	掌屈	桡侧腕屈肌	正中神经，C₆	体位：坐位，前臂旋后，手指放松 5、4级：固定前臂做屈腕，阻力加于手手掌向下压 3级：可做全范围屈腕运动	体位：坐位，前臂中立位，手指放松 2级：可做全范围运动 1级：可触及肌肉收缩 0级：未触及肌肉收缩	腕关节近端	掌心	
		尺侧腕屈肌	尺神经，C₈					
	背伸	桡侧腕伸肌	桡神经，C₆₋₇	体位：坐位，前臂旋前，手指放松 5、4级：固定前臂做伸腕，阻力加于手手背向下压 3级：可做全范围伸腕运动	体位：坐位，前臂中立位，手指放松 2级：可做全范围运动 1级：可触及肌肉收缩 0级：未触及肌肉收缩	腕关节近端	掌背	
		尺侧腕伸肌	桡神经，C₇					
掌指	屈曲	蚓状肌	正中神经，C₇₋₈，T₁	体位：坐位，前臂旋后，掌心向上，指间关节伸展 5、4级：做屈掌指关节，阻力加于近节指腹向下压 3级：可做全范围运动	体位：坐位，前臂中立位，手指放松 2级：可做全范围运动 1级：可触及肌肉收缩 0级：未触及肌肉收缩	掌骨	近节指骨掌面	
		背侧、掌侧骨间肌	尺神经，C₈					
	伸展	指伸肌	桡神经，C₆	体位：坐位，前臂旋前，掌心向下，指间关节屈曲 5、4级：做伸掌指关节，阻力加于近节指背向下压 3级：可做全范围运动	体位：坐位，前臂中立位，手指放松 2级：可做全范围运动 1级：可触及肌肉收缩 0级：未触及肌肉收缩	腕关节掌骨	近节指骨背侧	
		示指伸肌	示指伸肌					
		小指伸肌	桡神经，C₇					

续表

关节	运动	主动肌	神经支配	抗重力体位评定	解除重力体位评定	固定位置	阻力位置	测试方法图解
掌指	内收	掌侧骨间肌	尺神经，C_8，T_1	体位：坐位，手指张开 5、4级：做指内收，阻力加于2、4、5指内侧 3级：可做全范围运动	体位：坐位，手指张开 2级：可做全范围运动 1级：可触及肌肉收缩 0级：未触	腕关节掌骨	2、4、5指内侧	
	外展	背侧骨间肌	尺神经，C_8，T_1	体位：坐位，手指闭合 5、4级：做指外展，阻力加于手指外侧 3级：可做全范围运动	体位：坐位，手指闭合 2级：可做全范围运动 1级：可触及肌肉收缩 0级：未触及肌肉收缩	腕关节掌骨	手指外侧	
		外展小指肌	尺神经，C_8，T_1					
近侧指间	屈曲	指浅屈肌	正中神经，$C_{7\sim8}$，T_1	体位：前臂旋后，掌心向上，指间关节伸展位 5、4级：做指屈曲，阻力加于中节指骨掌侧 3级：可做全范围运动	体位：前臂中立位，指间关节伸展位 2级：可做全范围运动 1级：可触及肌肉收缩 0级：未触及肌肉收缩	近节指骨	中节指骨掌侧	
远侧指间	屈曲	指深屈肌	正中神经，$C_{7\sim8}$，T_1	体位：前臂旋后，掌心向上，指间关节伸展位 5、4级：做指屈曲，阻力加于末节指骨掌侧 3级：可做全范围运动	体位：前臂中立位，指间关节伸展位 2级：可做全范围运动 1级：可触及肌肉收缩 0级：未触及肌肉收缩	中节指骨	末节指骨掌侧	
拇指腕掌	外展	外展拇长、短肌	桡神经，C_7	体位：拇指伸直位 5、4级：做拇指外展，阻力加于近节指骨桡侧 3级：可做全范围运动	体位：拇指伸直位 2级：可做全范围运动 1级：可触及肌肉收缩 0级：未触及肌肉收缩	腕关节及第2~5掌骨	拇指近节指骨缘	

续表

关节	运动	主动肌	神经支配	抗重力体位评定	解除重力体位评定	固定位置	阻力位置	测试方法图解
拇指腕掌	内收	拇内收肌	尺神经, C_8	体位: 拇指伸直位 5、4级: 做拇指内收, 阻力加于近节指骨尺侧 3级: 可做全范围运动	体位: 拇指伸直位 2级: 可做全范围运动 1级: 可触及肌肉收缩 0级: 未触及肌肉收缩	腕第一掌骨	近节指骨尺侧	
	对掌	拇对掌肌	正中神经, $C_{6\sim8}$, T_1	体位: 拇指伸直位 5、4级: 做拇指与小指对指动作, 阻力加于拇指与小指掌掌面 3级: 可做全范围运动	体位: 拇指伸直位 2级: 可做全范围运动 1级: 可触及肌肉收缩 0级: 未触及肌肉收缩	腕关节	拇指与小指掌掌侧面	
		小指对掌肌	尺神经, C_8, T_1					
拇指掌指	屈曲	拇短屈肌	正中神经, $C_{6\sim7}$	体位: 拇指伸直位 5、4级: 做拇指屈曲动作, 阻力加于拇指近节掌侧面 3级: 可做全范围运动	体位: 拇指伸直位 2级: 可做全范围运动 1级: 可触及肌肉收缩 0级: 未触及肌肉收缩	腕关节	拇指近节指骨掌侧面	
		拇长屈肌	正中神经, $C_{7\sim8}$					
拇指指间	伸展	拇短伸肌	桡神经, C_7	体位: 拇指伸直位 5、4级: 做拇指伸展动作, 阻力加于拇指近节背侧面 3级: 可做全范围运动	体位: 拇指伸直位 2级: 可做全范围运动 1级: 可触及肌肉收缩 0级: 未触及肌肉收缩	腕关节中节指骨	拇指近节指骨背侧面	
		拇长伸肌	桡神经, C_7					

表 3-1-4　下肢主要肌肉的徒手肌力检查

关节	运动	主动肌	神经支配	抗重力体位评定	解除重力体位评定	固定位置	阻力位置	测试方法图解
髋	屈曲	髂腰肌	腰丛神经，L$_{2\sim3}$	体位：坐位/仰卧位，小腿在床外；5、4级：做屈髋动作，阻力加于膝关节近端；3级：可做全范围运动	体位：侧卧位，悬挂起下肢；2级：可做全范围运动；1级：可触及肌肉收缩；0级：未触及肌肉收缩	仰卧：固定骨盆	膝关节近端	
	伸展	臀大肌	臀下神经	体位：俯卧位；5、4级：做伸髋动作，阻力加于膝关节近端；3级：可做全范围运动	体位：侧卧位，悬挂起下肢；2级：可做全范围运动；1级：可触及肌肉收缩；0级：未触及肌肉收缩	骨盆	膝关节近端	
	外展	臀中肌、臀小肌	臀上神经，L$_{2\sim5}$	体位：侧卧位；5、4级：做外展髋动作，阻力加于膝关节近端；3级：可做全范围运动	体位：仰卧位，悬挂起下肢；2级：可做全范围运动；1级：可触及肌肉收缩；0级：未触及肌肉收缩	双手抓住床缘	膝关节近端	
	内收	内收肌	闭孔神经，坐骨神经，L$_{2\sim5}$	体位：侧卧位；5、4级：做内收髋动作，阻力加于膝关节近端；3级：可做全范围运动	体位：仰卧位，悬挂起下肢；2级：可做全范围运动；1级：可触及肌肉收缩；0级：未触及肌肉收缩	双手抓住床缘	膝关节近端	
	内旋	臀小肌、阔筋膜张肌	臀上神经，L$_{4\sim5}$，S$_1$	体位：坐位，小腿在床外下垂；5、4级：做内旋髋动作，阻力加于踝关节以上；3级：可做全范围运动	体位：仰卧位，屈膝90°；2级：可做全范围运动；1级：可触及肌肉收缩；0级：未触及肌肉收缩	大腿远端	踝关节以上	

续表

关节	运动	主动肌	神经支配	抗重力体位评定	解除重力体位评定	固定位置	阻力位置	测试方法图解
髋	外旋	股方肌 / 梨状肌	尺神经，C8 / 骶丛神经，L5~S1	体位：坐位，小腿在床外下垂。5、4级：做外旋髋动作，阻力加于踝关节以上。3级：可做全范围运动	体位：仰卧位，屈髋屈膝90°。2级：可做全范围运动。1级：可触及肌肉收缩。0级：未触及肌肉收缩	大腿远端	踝关节以上	
膝	屈曲	股二头肌、半腱肌、半膜肌	坐骨神经，L5，S1~2	体位：俯卧位。5、4级：做屈膝动作，于近端踝关节。3级：可做全范围运动	体位：侧卧位。2级：可做全范围运动。1级：可触及肌肉收缩。0级：未触及肌肉收缩	骨盆、股骨远端	近端踝关节	
膝	伸展	股四头肌	股神经，L3~4	体位：仰卧位，小腿在床外下垂。5、4级：做伸膝动作，阻力加于近端踝关节。3级：可做全范围运动	体位：侧卧位。2级：可做全范围运动。1级：可触及肌肉收缩。0级：未触及肌肉收缩	股骨近端	近端踝关节	
踝	跖屈	腓肠肌、比目鱼肌	胫神经，S1~2	体位：俯卧位，测比目鱼肌时伸膝，测腓肠肌时屈膝。5、4级：做踝跖屈动作，阻力加于足跟。3级：可做全范围运动	体位：侧卧位。2级：可做全范围运动。1级：可触及肌肉收缩。0级：未触及肌肉收缩	小腿远端	足跟	
踝	内翻背伸	胫骨前肌	腓深神经，L4~5	体位：坐位，小腿下垂。5、4级：做踝内翻足背伸动作，阻力加于足背内缘。3级：可做全范围运动	体位：侧卧位。2级：可做全范围运动。1级：可触及肌肉收缩。0级：未触及肌肉收缩	小腿远端	足跟	

续表

关节	运动	主动肌	神经支配	抗重力体位评定	解除重力体位评定	固定位置	阻力位置	测试方法图解
踝	内翻跖屈	胫骨后肌	胫神经，L_5、S_1	体位：同侧侧卧位 5、4级：做踝内翻跖屈动作，阻力加于足内缘 3级：可做全范围运动	体位：仰卧位 2级：可做全范围运动 1级：可触及肌肉收缩 0级：未触及肌肉收缩	小腿远端	足背内缘	
踝	外翻跖屈	腓骨长肌、短肌	腓浅神经，L_5、S_1	体位：对侧侧卧位 5、4级：做踝外翻跖屈动作，阻力加于足外缘 3级：可做全范围运动	体位：仰卧位 2级：可做全范围运动 1级：可触及肌肉收缩 0级：未触及肌肉收缩	小腿远端	足内缘	
跖趾	屈曲	蚓状肌、屈趾短肌	内外侧跖神经，L_5、$S_{1\sim3}$	体位：坐位 5、4级：做屈趾动作，阻力加于趾近节跖侧 3级：可做全范围运动	体位：坐位 2级：可做全范围运动 1级：可触及肌肉收缩 0级：未触及肌肉收缩	前脚掌	趾近节跖侧	
跖趾	伸展	趾长、短伸肌	腓深神经，$L_{4\sim5}$、L_5、S_1	体位：坐位 5、4级：做伸趾动作，阻力加于趾近节背侧 3级：可做全范围运动	体位：坐位 2级：可做全范围运动 1级：可触及肌肉收缩 0级：未触及肌肉收缩	前脚掌	趾近节背侧	
趾间	屈曲	趾长、短屈肌	内侧跖神经、胫神经，L_5、S_1	体位：坐位 5、4级：做屈趾动作，阻力加于趾近节跖侧 3级：可做全范围运动	体位：坐位 2级：可做全范围运动 1级：可触及肌肉收缩 0级：未触及肌肉收缩	趾近节趾骨	趾近节跖侧	

◆ 运动治疗技术

表3-1-5 躯干主要肌肉的徒手肌力检查

关节	运动	主动肌	神经支配	抗重力体位评定	解除重力体位评定	固定位置	阻力位置	测试方法图解
颈	屈曲	斜角肌	颈丛神经,C	体位:仰卧位 5级:做抬头动作,阻力加于前额,能抗较大阻力 4级:能抗中等阻力 3级:可做全范围运动	体位:侧卧位,托住头部 2级:可做全范围肌肉收缩 1级:可触及肌肉收缩 0级:未触及肌肉收缩	躯干	前额	
		颈长肌	$C_{2\sim6}$					
		头长肌	$C_{1\sim3}$					
	伸展	斜方肌	副神经,$C_{2\sim4}$	体位:俯卧位 5级:做抬头动作,阻力加于枕部,能抗较大阻力 4级:能抗中等阻力 3级:可做全范围运动	体位:侧卧位,托住头部 2级:可做全范围运动 1级:可触及肌肉收缩 0级:未触及肌肉收缩	躯干	枕部	
		骶棘肌	胸神经,$C_{8}\sim T_{4}$					
躯干	屈曲	腹直肌	肋间神经,$T_{5\sim12}$	体位:仰卧位,屈髋和膝 5级:双手抱头后能坐起 4级:双手前平举后能坐起 3级:双手前平举后能坐起	体位:仰卧位 2级:能抬起头及肩胛部 1级:可触及肌肉收缩 0级:未触及肌肉收缩	髋关节	肩胛骨	
	伸展	骶棘肌	脊神经后支,$C_{2}\sim L_{5}$	体位:俯卧位,胸以上在床沿外 5级:抬起上身时能抗较大阻力 4级:抗中等阻力 3级:能抬起上身	体位:俯卧位 2级:能做头后仰 1级:可触及肌肉收缩 0级:未触及肌肉收缩	固定下肢	肩胛骨	
		腰方肌	脊神经,$T_{12}\sim L_{3}$					

续表

关节	运动	主动肌	神经支配	抗重力体位评定	解除重力体位评定	固定位置	阻力位置	测试方法图解
躯干	旋转	腹内斜肌	肋间神经，$T_{7\sim12}$	体位：仰卧位，下肢屈曲固定 5级：双手交叉置于头后部能坐起并向一侧转体 4级：双上肢在胸前交叉抱肩部能坐起并向一侧转体 3级：双手前平举后能坐起及转体	体位：坐位 2级：能做大幅度转体 1级：可触及肌肉收缩 0级：未触及肌肉收缩	髋关节		
		腹外斜肌	肋间神经，$T_{5\sim11}$					
	骨盆侧向倾斜	腰方肌	脊神经，$T_{12}\sim L_3$	体位：仰卧位 5级：向头侧提拉一侧腿能抗大阻力 4级：能抗中等阻力 3级：能抗较小阻力	体位：仰卧位 2级：能拉动一侧腿不能抗阻力 1级：可触及肌肉收缩 0级：未触及肌肉收缩			

（二）器械肌力评定

在徒手肌力超过 3 级时，为了进一步做较细致的定量评定，须用专门器械做肌力测试。

1. 等长肌力测试　是指在标准姿势或体位下用不同的测力器测定一组肌群在等长收缩时所能产生的最大肌力。常用的检查方法如下：

（1）握力测试：用握力计进行测定。测试时上肢在体侧下垂，握力计表面向外，将把手调节到适宜的宽度，测试 2～3 次，取最大值。以握力指数评定：握力指数＝握力（kg）/体重（kg）×100%。正常握力指数＞50%。

（2）捏力测试：用拇指与其他手指指腹相对捏压捏力计即可测定捏力的大小，该测试反映拇对掌肌及屈肌的肌力大小。其正常值约为握力的 30%。

（3）背拉力测试：用拉力计测定。测时两膝伸直，将把手调节到膝盖高度，然后用力伸直躯干上拉把手。以拉力指数评定：拉力指数＝拉力（kg）/体重（kg）×100%。正常值为：男 150%～200%，女 100%～150%。此法易引起腰痛患者症状加重或复发，一般不用于腰痛受试者，对腰痛受试者用俯卧位徒手肌力检查代替。

（4）四肢等长肌力测试：四肢等长肌力测试常采用等长肌力测试台来进行。等长肌力测试台是通过钢丝绳及滑轮拉动固定的测力计组成综合测力器，可对四肢各组肌肉的阻力进行分别测定。

2. 等张肌力测试　是测定肌力进行等张收缩使关节做全幅度运动时所能克服的最大阻力。做 1 次运动的最大阻力称 1 次最大阻力（1 repetition maximum，1RM），做 10 次连续运动所能承受的最大阻力为 10 次最大阻力（10 repetition maximum，10RM）。运动负荷可用哑铃、沙袋、砝码等可定量的负重练习器进行。注意：进行等张肌力测试时，须对试用阻力做适当估计，如多次反复试举则使肌肉产生疲劳，影响测试结果。

3. 等速肌力测试　等速肌力检查主要采用带计算机系统的等速测力仪进行。等速肌力测试可以提供最大肌力矩和肌肉的爆发力、做功能力、功率、耐力方面的数据，被认为是肌力功能评价及肌肉力学特征研究的最佳方法。另外，等速测力仪还常被作为关节、肌肉康复的训练仪器。但等速测力仪价格贵，操作测试时间长，对操作者要求高。

二、注意事项

1. 解释说明　检查前应向患者说明检查目的、步骤、方法和感受，消除患者的紧张情绪，取得患者的最大合作。

2. 体位选择　动作应标准化、方向正确，近端肢体应固定于适当体位，防止代偿动作；同时注意尽量减少受试者体位的变化。

3. 阻力情况　施加阻力点应在肌肉附着处的远端部位上，阻力大小根据个体与检查部位而定，避免手法粗暴造成损伤；测试时应做左右两侧对比，尤其在 4 级和 5 级肌力难以鉴别时，更应做健侧对比观察。

4. 测试时机　重复检查同一块肌的最大肌力时，间隔 2 分钟；锻炼后、疲劳时或饱餐后不做肌力测试。

5. 其他　有心血管疾病者进行肌力测试时，应注意避免用力憋气；中枢神经系统疾病和损伤所致的痉挛性瘫痪不宜进行徒手肌力检查；检查中如有疼痛、肿胀或痉挛，应在结果记录中注明。

第二节　肌张力评定

【情境模拟】

患儿男性，4岁2个月，是第一胎第一产，经剖宫产，胎龄7月早产。出生体重3 100 g，出生后窒息，入保暖箱10天。患儿9月龄被确诊为"脑瘫"，一直予以"PT、OT、ST"、水疗、针灸、按摩等治疗和训练，病情好转。患儿因至今不能独站、独走入我院进行康复治疗。入院诊断：脑性瘫痪，痉挛型双瘫（中度）。对患儿进行观察，姿势表现如下：

（1）仰卧位：双下肢屈肌张力占优势，双下肢能见主动的屈伸运动，在仰卧位时能抬起头部。当髋、膝关节屈曲时，表现为髋外展、外旋、足内翻。

（2）俯卧位：用双手平放支撑躯干时，肘关节、髋关节能伸展；当双上肢伸展置于身体两侧时，手掌不能向下，肘关节有屈曲。

（3）坐位：能保持盘坐位，不能长坐位，盘坐时圆背，下颌前伸、骨盆后倾，手紧紧抓住下肢。

（4）跪位：跪立位保持时间短（约5 s）且极不稳定。

一、概述

肌张力是指肌肉组织在静息状态下的一种不随意的、持续的、微小的收缩状态。正常人无论是在休息还是活动时，肌肉都会处于不同程度的紧张状态，这种肌肉的紧张度就是肌张力，在检查和评定过程中，肌张力可视为被动活动肢体时所感到的阻力。

（一）正常肌张力的分类

肌张力是维持身体各种姿势以及正常运动的基础，并表现为多种形式。根据身体所处的不同状态，正常肌张力可分为静止性肌张力、姿势性肌张力、运动性肌张力。

1. 静止性肌张力　是指肢体静止状态下身体各部肌肉所具有的张力。可通过观察肌肉外观、触摸肌肉的硬度、被动牵伸运动时肢体活动受限的程度及其阻力来判断。

2. 姿势性肌张力　是指人体在维持任何一种姿势时肌肉所产生的肌张力。如躯体站立时，虽不见肌肉显著收缩，但躯体的屈伸肌群亦保持一定张力，以维持站立姿势和身体稳定。在患者变换各种姿势的过程中，可通过观察肌肉的阻力和肌肉的调整状态来判断。

3. 运动性肌张力　是指肌肉在运动过程中的张力。它是保证肌肉运动连续、平滑（无颤抖、抽搐、痉挛）的重要因素。在患者完成某一动作的过程中，通过检查相应关节的被动运动阻力来判断。

（二）异常肌张力的分类

根据患者肌张力与正常肌张力水平的比较，可将异常肌张力分为：肌张力增高、肌张力低下、肌张力障碍。

1. 肌张力增高　指肌张力高于正常静息水平，表现为肌肉较硬，被动运动阻力增加，关节活动范围缩小，包括痉挛和僵硬两种状态，见于锥体系和锥体外系病变。

（1）痉挛：痉挛是一种由牵张反射高兴奋所致的、以速度依赖的紧张性牵张反射增强伴腱反射亢进为特征的运动障碍。其特点是腱反射亢进、阵挛、折刀现象（被动运动患者关节起始时感觉抵抗较大，在运动过程中某一点突然感到抵抗减小的状态）、运动协调性降低。其肌张力增高有选择性，上肢以内收肌、屈肌与旋前肌为主，下肢伸肌肌张力增高占优势。常由锥体系障碍所致，见于脑卒中、脊髓损伤、颅脑损伤和脑瘫等。

（2）僵硬：僵硬是主动肌与拮抗肌张力同时增加使得各个方向的关节被动活动阻力均增加的现象。其特点是无论动作的速度、幅度、方向如何，都遇到均等的阻力，也就是主动肌和拮抗肌张力同时增加。常为锥体外系的损害所致。帕金森病是僵硬最常见的原因，表现为齿轮样僵硬和铅管样僵硬。前者在僵硬的基础上出现有阻力、无阻力交替出现的变化，如同齿轮转动；后者是指在关节活动范围内存在持续的僵硬，与弯曲铅管的感觉类似。

2. 肌张力低下　是指肌张力低于正常静息水平，对关节进行被动运动时感觉阻力消失的状态。临床上可表现为肌肉柔软、松弛，滞空反应减弱或消失，被动关节活动范围扩大。肌张力低下时，运动整体功能受损，常伴有肢体麻痹或瘫痪。可由小脑或锥体束的下运动神经元损害所致。

3. 肌张力障碍　是一种以张力损害、持续的和扭曲的不自主运动为特征的运动功能亢进性障碍。其特点是肌肉收缩可快可慢，且表现为重复、扭曲，肌张力可以出现不可预料的从低到高变化。常见表现有扭转痉挛、痉挛性斜颈、手足徐动症、面肌痉挛等。

（三）影响肌张力的因素

1. 不良的姿势和肢体位置。

2. 中枢神经系统的状态。

3. 紧张和焦虑等心理因素，不良的心理状态。

4. 患者对运动的主观作用。

5. 合并问题的存在：尿路结石、感染、膀胱充盈、便秘、压疮、静脉血栓、疼痛、局部肢体受压及挛缩等。

6. 患者的整体健康水平：患者发热、感染、代谢和 / 或电解质紊乱。

7. 其他：药物、环境的温度等。

二、评定方法

肌张力评定是肌肉功能评定的重要内容，其目的是提供治疗前的基线水平、为制订治疗方案和选择治疗方法提供依据及评价各种治疗的疗效。

（一）肌张力的检查方法

首先从临床病史采集出发，通过视诊、触诊、反射检查、被动运动与主动运动检查、功能评定等详尽地了解肌张力的异常情况。

1. 采集病史　了解异常肌张力对受试者功能的影响，需要了解受累肌肉及数目、痉挛发作或严重的程度、痉挛发生的频度、诱发痉挛的原因等。

2. 视诊　作为最初的临床检查项目，评定者应特别注意患者肢体或躯体异常的姿态。刻板样运动模式常表明存在肌张力异常；不自主的波动化运动变化表明肌张力障碍；自发运动的完全缺失则表明肌张力迟缓。

3. 触诊　放松、静止的情况下检查肌肉的张力状态，肌张力降低时表现为肌肉松弛柔软，没有正常的弹性，肌腹移动程度大；肌张力增高时肌肉硬度增高。

4. 反射检查　检查受试者是否存在腱反射亢进的现象，-：消失；±：反射轻度减弱；+：反射正常；++：反射轻度亢进；+++：反射中度亢进；++++：反射高度亢进。腱反射包括肱二头肌反射、肱三头肌反射、桡骨膜反射、膝反射、踝反射（跟腱反射）。

5. 被动活动检查　不使用仪器的徒手评定方法，即根据进行关节被动运动时检查者所感受的阻力来分级评定的方法，目前在临床上仍然是肌张力评定最常见的检查方法。肌张力正常时，肢体极易被移动，评定者可很好地改变运动方向和速度而不感到异常阻力，肢体的反应和感觉较轻。肌张力增高时，评定者总的感觉为僵硬，运动时有抵抗。肌张力弛缓时，评定者可感到肢体沉重感，且无反应。

在评定过程中需要强调的是：①被动运动检查时要求患者尽量放松，由评定者支持和移动肢体，所有的运动均应予以评定，特别是在视诊时被确定为有问题的部位；②评定者应熟悉正常的关节活动范围，作为评估异常的参考；③检查的同时应对肌张力的程度进行量化评定，具体评定标准见后续说明。

被动活动检查的操作方法与步骤如下：

（1）肩关节外展：患者肘屈曲90°，上肢置于体侧。检查者把持患者手腕和肘关节，做肩关节外展。

（2）肘关节屈伸：患者上肢伸展，放置于体侧。检查者一手固定上臂，一手握住肘关节，做肘关节屈伸。

（3）前臂旋前、旋后：患者肘关节屈曲，上肢放置于体侧。检查者一手固定肘，一手把持腕关节，做前臂旋前、旋后。

（4）腕关节掌屈、背屈：患者肘关节屈曲，放置于体侧。检查者一手固定腕关节，一手握住手掌，做腕关节掌屈、背屈。

（5）髋、膝关节屈伸：患者仰卧位，下肢伸展。检查者一手把持踝关节，一手放在患者大腿后部，做髋、膝关节屈伸。

（6）髋关节内收、外展：患者仰卧位，下肢伸展。检查者一手把持踝关节，一手放在患者膝部后部，做髋关节内收和外展。

（7）踝关节背屈、跖屈：患者仰卧位，髋膝关节屈曲。检查者一手放置于膝关节处，另一手做踝关节的背屈、跖屈。

（8）颈屈伸、侧屈、旋转：患者仰卧位，使头颈探出床沿外。检查者两手把持住患者头部，做颈屈伸、侧屈、旋转。

6. 肌肉僵硬度的检查　被动活动检查时无明显的抵抗，仅为轻微的肌张力增高时，需要做肌肉僵硬度的检查，此时可以让患者做目的性的活动，看是否有肌肉的紧张。例如：①在腕部有非常轻的痉挛时，让患者站于桌边，桌子上放一个茶杯，让患者受检侧上肢去拿杯子，当把茶杯放回原位时，检查者一边观察一边触诊受检侧腕关节，检查腕的活动是否变硬；②下肢可让患者向前迈步，查看踝关节是否有肌紧张的发生；③颈部肌肉是否僵硬，可采用头的下落试验，患者取仰卧位，检查者一手支撑头部，另一手放置在头下方予以保护，支撑头部的手突然撤走，让头下落。正常者落下速度快，检查者下方的手有冲击感，僵硬时头下落缓慢，手的冲击感轻，重度僵硬时头不能下落。

7. 姿势性肌张力检查　让患者变换各种姿势或体位，记录其抵抗状态，根据以下四种情况判断肌张力状况：正常姿势性肌张力反应迅速，姿势调整立即完成；痉挛或僵硬时，过度抵抗，姿势调整迟缓；手足徐动时过度抵抗或抵抗消失交替出现；迟缓时无肌张力变化，关节过伸展。

8. 功能评定　对 ADL、坐或站立平衡、转移等能力进行评定，以判断肌张力异常对患者的功能及日常生活的干扰和影响。Brunnstrom、Fugl-Meyer、功能独立性量表（FIM）等量化评定系统可间接提供痉挛和其他肌张力异常改变的评定方法。

（二）异常肌张力的评定标准

异常肌张力的评定包括痉挛和肌张力低下的评定结果。

1. 痉挛的评定　痉挛的评定中，以徒手评定方法为主要手段。临床上常用的有被动关节活动范围检查法、Ashworth 分级法、Penn 分级法、Clonus 分级法。

（1）被动关节活动范围检查法：这是一种快速评定痉挛的手法评定方法，操作方法与被动关节运动相似，但最好从被评定的肌肉处于最短的位置开始，运动速度较快。该方法较易掌握，但评定级别相对粗略（表 3-2-1）。

表 3-2-1　被动关节活动范围检查法评定标准

等级	肌张力	评定标准
I	轻度	在 PROM 的后 1/4，即肌肉靠近它的最长位置时出现阻力
II	中度	在 PROM 的 1/2 即出现阻力
III	重度	在 PROM 的前 1/4，即肌肉在它的最短位置时已经出现阻力，使 ROM 难以完成

（2）Ashworth 痉挛量表或改良 Ashworth 痉挛量表：二者的区别在于改良 Ashworth 痉挛量表在等级 1 与 2 之间增加了 1$^+$ 等级，没有 1$^+$ 即是 Ashworth 痉挛量表，其他完全相同（表 3-2-2）。在临床上改良 Ashworth 痉挛量表具有较好的信度，使用便捷，多被采用。使用时要求被动运动的速度要快，在 1 秒完成全范围的关节活动，重复不超过 3 次。

表 3-2-2　Ashworth 痉挛量表与改良 Ashworth 痉挛量表

等级	评定标准
0 级	无肌张力增加
1 级	肌张力略微增加：受累部分被动屈伸时，在关节活动范围之末时呈现最小的阻力或出现突然卡住和释放
1⁺ 级	肌张力轻度增加：在关节活动范围后 1/2 ROM 内出现突然卡住，然后在关节活动范围后 1/2 ROM 均呈现最小的阻力
2 级	肌张力较明显地增加：通过关节活动范围的大部分时，肌张力均较明显地增加，但受累部分仍能较容易地被移动
3 级	肌张力严重增加：被动运动困难
4 级	僵直：受累部分被动屈伸时呈现僵直状态，不能活动

（3）Penn 分级法：这是以自发性肌痉挛发作频度来划分痉挛严重程度的评定方法（表3-2-3）。

表 3-2-3　Penn 分级法评定标准

等级	评定标准
0 级	无痉挛
1 级	刺激肢体时，诱发轻、中度痉挛
2 级	痉挛偶尔发作，＜ 1 次 / 小时
3 级	痉挛经常发作，＞ 1 次 / 小时
4 级	痉挛频繁发作，＞ 10 次 / 小时

（4）Clonus 分级法：这是以踝阵挛持续时间分级的方法（表 3-2-4）。

表 3-2-4　Clonus 分级法评定标准

等级	评定标准
0 级	无踝阵挛
1 级	踝阵挛持续 1 ～ 4 s
2 级	踝阵挛持续 5 ～ 9 s
3 级	踝阵挛持续 10 ～ 14 s
4 级	踝阵挛持续 ≥ 15 s

2．肌张力降低的评定

（1）轻度：主动肌和拮抗肌的同时收缩较弱；若将肢体放于可下垂的位置并放下，肢体仅有短暂抗重力的能力，随即落下；能完成功能性动作。

（2）中到重度肌张力降低的特征：肌紧张明显低下或消失；不能完成主动肌与拮抗肌的同时收缩；将肢体放在抗重力位并放下时，患肢迅速下落，不能维持规定位置；稍有或无克服肢体重力而进行移动的能力；不能完成功能动作。

第三节 肌肉力量练习与肌肉耐力训练

【情境模拟】

患者男性，48 岁，2015 年 1 月 12 日以"左侧肢体无力 3 小时"收入我科，既往无手术史，否认高血压，否认糖尿病，否认肝炎、肺结核等传染病史，否认药物过敏史。临床诊断：脑梗死。

康复评定：

（1）患者左侧偏瘫，Brunnstrom 分期：上肢 Ⅳ 期；腕和手 Ⅲ 期，下肢 Ⅴ 期。

（2）MMSE 评分得分 30 分，认知功能正常。

（3）肌力评定：左侧下肢髂腰肌肌力 4 级，臀大肌肌力 3^+ 级，股四头肌肌力 3 级，腘绳肌肌力 3^+ 级，胫骨前肌肌力 3 级；左侧上肢三角肌肌力 3 级，肱三头肌肌力 3^+ 级。

（4）感觉功能评定：左上肢轻触觉、针刺觉正常。

（5）肌张力评定：左侧肱二头肌肌张力 1 级，屈腕、屈指肌群 1 级。

一、概述

（一）基本概念

1．肌耐力　是指肌肉在一定负荷条件下保持收缩和持续重复收缩的能力，其大小可以用从肌肉收缩开始到出现疲劳时收缩的总次数和持续的时间长短来衡量，其反映肌肉持续工作的能力，体现肌肉抗疲劳的水平。

2．肌力下降　是指主动运动时肌肉的收缩力量下降或丧失，致随意运动功能的减低或丧失。

（二）肌力下降的常见原因

1．神经系统疾病　无论是中枢神经系统损伤，还是周围神经损伤，都会影响到受损神经支配的肌肉募集。

2．废用性肌肉萎缩　是指由于制动及无功能状态，使肌原纤维收缩减少，从而导致肌纤维萎缩和肌肉力量的减退，常见于骨关节疾病、骨关节损伤术后和长期卧床的心脑血管疾病患者。研究表明，正常人在完全卧床休息的情况下，肌力每周减少 10%～15%，每天减少 1%～3%。

3．肌源性疾病　肌源性肌力下降主要是肌营养性不良、多发性肌炎等疾病所致。

4．年龄增加　肌肉力量在儿童少年时期随年龄的增长而逐年增强，20～30 岁达到最高水平，之后平均每年最大力量下降 1%，至 70 岁时人体多数肌的力量只有最高水平时的 50% 左右。

二、训练原则

肌力训练可以增强肌力、增强肌肉耐力、促进关节活动与改善骨应力以及为平衡、协调、步态及日常生活活动等功能训练做准备。为达到增强肌力的目的，训练时应遵循以下训练原则。

（一）抗阻训练原则

阻力的施加是增强肌力的重要原则。肌力≥4级时，应考虑采用抗阻训练的方法，只有这样才能达到增强肌力的目的。

（二）适宜负荷原则

适宜负荷原则是指根据个体现有身体状况与训练适应规律，在训练中根据提高训练者能力的需要，给予相应强度的负荷，以取得理想训练效果的训练原则。

（三）肌肉收缩的疲劳度原则

肌肉收缩的疲劳度原则即训练时应使肌肉感到疲劳但不应过度疲劳的原则，也是控制超常负荷不至于过度的一个主观限制指标。

（四）超常负荷原则

超常负荷原则即训练时运动必须超过一定的负荷量和保证超过一定的时间，也称为超负荷原理。这一原则认为，在训练中，除非使肌肉的负荷超过日常的活动，否则就不能改善肌力，也即超长负荷可能引发超长恢复机制。

（五）超量恢复原则

超量恢复（muscle super-compensation）是指肌肉或肌群经过适当的训练后，产生适度的疲劳，肌肉先经过疲劳恢复阶段，然后达到超量恢复阶段（图 3-3-1）。在疲劳恢复阶段，训练过程中消耗的能源物质、收缩蛋白、酶蛋白恢复到运动前水平；在超量恢复阶段，这些物质继续上升并超过运动前水平，然后又逐渐降到运动前水平。所以，当下一次训练在前一次超量恢复阶段进行时，就能以前一次超量恢复阶段的生理生化水平为起点，起到巩固和叠加超量恢复的作用，逐步实现肌肉形态的发展及功能的增强。

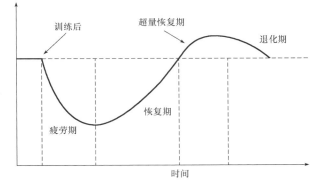

图 3-3-1　超量恢复原则示意图

（六）有效控制原则

有效控制原则是指要求对训练活动实施有效控制的训练原则。训练中应准确把握控制训练的内容、强度和实施，并对其进行及时和必要的调整。

（七）练习顺序原则

力量训练中应考虑肌群的练习顺序，大肌群应先于小肌群训练，这是因为小肌群易发生疲劳。通常练习顺序是全身练习→下肢多关节练习→下肢单关节练习→上肢多关节练习→上肢单关节练习。另外，两个相继的练习不要安排同一肌群，以保证肌群有足够的恢复时间。

（八）全面训练原则

力量训练应全面而协调地发展整体肌力量，包括局部肌群、上下肢、左右侧、身体前后肌群的全面发展。

三、训练方法

肌力训练前需进行徒手肌力评定或采用专业肌力测定器械进行评定，然后根据评定结果进行肌力训练。常用的肌力训练方法如下。

（一）传递神经冲动训练

适用于肌力 0 ～ 1 级的患者。常用于中枢和周围神经损伤引起的肌肉瘫痪，如脑卒中后软瘫期、臂丛神经损伤后上肢肌肉瘫痪等。其方法如下：

1. 通过被动运动关节活动引导患者做主观努力，通过意念的方式，努力去引发瘫痪肌肉的主动收缩（徒手被动活动时患者精神集中，先健侧后患侧）。此时患者大脑皮质运动区发放的神经冲动，通过脊髓前角细胞向周围传递，使瘫痪肌肉逐渐恢复功能。这种主观努力可以活跃神经轴突流，增强神经营养作用，促进神经本身的再生。

2. 通过神经肌肉电刺激疗法应用低、中频脉冲电流刺激神经或肌肉，引起骨骼肌或平滑肌收缩，从而恢复其运动功能的方法，称为神经肌肉电刺激疗法，又称电体操疗法。

3. 用肌电生物反馈疗法中肌肉兴奋性反馈训练，将电极放置于被训练肌肉的体表，让患者根据肌电转变来的视、听信号，努力提高肌电水平，达到增强肌力、恢复运动功能的目的。

（二）辅助主动运动训练

适用于肌力 1 ～ 2 级的患者。常用于中枢和周围神经损伤后肌力有一定程度恢复的患者及骨折术后早期需功能训练的患者等。其方法如下：

1. 徒手辅助主动运动　利用治疗师的手法，不需要任何器械的帮助。当肌力为 1 级或 2 级时，治疗师帮助患者进行主动运动。随着肌力的改善，随时可以做辅助量的精细调节，不受任何条件的限制，这样效果较好。其缺点是治疗师与患者呈一对一的训练，比较费时费力。

2. 悬吊辅助主动运动　利用绳索、挂钩、滑轮等简单装置，将运动的肢体悬吊起来，以减轻肢体的自身重量，然后在水平面上进行训练。此训练方法是治疗师的好帮手，训练时可利用变化的体位和不同位置的滑轮、挂钩设计出丰富多彩的训练方法。随着肌力的改善还可以调节挂钩的位置、改变运动面的倾斜度、用手指稍加阻力或用重锤做阻力，以增加训练难度。

3．滑面上辅助主动训练　在光滑的板面上利用滑石粉或小滑车等方法，减少肢体与滑板之间的摩擦力，进行滑面上的辅助训练；同时也可通过垫毛巾或加大滑板的倾斜度等方法，加大摩擦力在滑板上做滑动训练。此训练是在肢体克服一定阻力下进行的，训练难度高于徒手辅助主动运动和悬吊式训练法。

4．滑车重锤主动训练　滑车重锤主动训练是在矢状面上利用滑车、重锤来减轻肢体的自身重量。此方法主要适用于髋、肩、膝等大关节的肌力训练，不适用于手指、腕、肘和踝等关节的训练。

5．浮力辅助主动训练　是指在水中进行的一种辅助主动运动，可利用水对肢体的浮力或漂浮物，减轻肢体重力的影响（图3-3-2）。

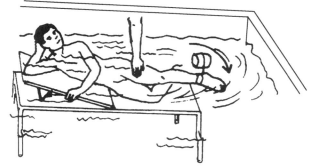

图 3-3-2　利用浮力辅助膝关节伸展训练

（三）抗重力主动运动训练

抗重力主动运动训练是指患者主动以肌肉收缩形式完成的运动。运动时既不需要助力，亦不用克服外来阻力，适用于肌力达3级及以上的患者。其方法如下：

训练中应取正确的体位和姿势，将肢体置于抗重力位，固定相应部位防止代偿运动，并且需根据患者的实际情况，调整训练的速度、次数、间歇等。

（四）抗阻力主动运动训练

适用于肌力已达到4级或5级，能克服重力和外来阻力完成关节活动范围的患者。抗阻训练对增强肌力最有效。其具体做法与辅助主动运动的形式相同，利用徒手、滑车、重锤、弹簧、弹力带、重物、摩擦力、胶皮条、流体阻力等，但作用力与肌肉收缩方向相反。其方法如下：

1．徒手抗阻力主动运动　固定位置与辅助主动运动形式相同，固定关节近端。阻力的方向与运动的肢体成直角。

2．加重物抗阻力主动运动　直接用手拿重物或把重的东西系在身体某部位进行练习。如足背上放沙袋时行踝背屈练习、手握哑铃进行屈肘练习、哑铃固定在脚上进行伸膝练习等。

3．重锤与滑车抗阻力主动运动　此方法用重锤做阻力，用滑车改变牵引的方向，牵引方向与肢体应成90°直角，肌肉可发挥最大力量，运动时速度不宜过快，肌肉收缩到极限后应停2～3 s，无论是向心性或离心性收缩，每个动作都要缓慢进行（图3-3-3）。

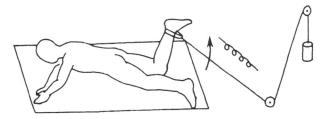

图 3-3-3　重锤与滑车抗阻力主动屈膝运动

4．弹力带抗阻力主动运动　用弹力带的弹性做对抗阻力进行肌肉力量训练（图3-3-4）。

5．摩擦阻力抗阻力主动运动　是主要通过增加物体之间的摩擦阻力来达到增强肌力的方法。该方法摩擦阻力大小难以控制，不稳定，也不便于用数字表示，易磨损，一般在作业疗法里常用。

6. 水中抗阻力主动运动　利用浮力可协助运动，对抗浮力的运动就是抗阻运动，可在四肢末端拴上浮子，再向下方运动克服浮力的阻力（图3-3-5）。

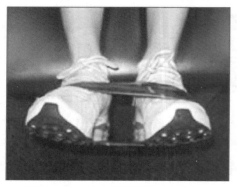

图 3-3-4　弹力带抗阻力主动运动

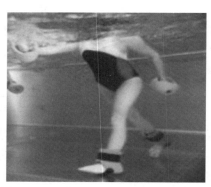

图 3-3-5　水中抗浮力阻力主动运动训练

（五）等长运动训练

适用于肌力2～5级的患者。等长训练是增强肌力最有效的方法。另外，为避免给损伤部位造成不良影响，在骨折内固定术后早期、关节置换术后早期、骨折石膏外固定后训练的初期常用等长运动进行肌力的增强训练。

通常用"tens"方法，即指示患者全力或接近全力收缩肌肉并维持10 s后休息10 s，重复10次为一组，每次训练组数根据情况而定。这种训练方法对肌力恢复非常有效。将肌肉收缩并维持10 s所加的最大重量称为1RM，以1RM（1次抗阻力运动的最大值）为基准进行等长训练，应每周测定一次1RM，再逐渐增加负荷的重量。训练形式：①徒手等长运动：受训肢体不承担负荷而保持肌肉的等长收缩活动；②肌肉固定练习：适用于肢体需要固定，要求肌肉收缩时不能引起任何关节的运动，如股四头肌在伸展位石膏固定的情况下进行等长收缩练习；③利用器具：可利用墙壁、地板、肋木和床等各种固定不动的器械和物品保持肢体肌肉的等长收缩。

（六）等速运动训练

等速运动训练是一种保持恒定运动速度的肌力训练方法。等速肌力训练无论效果还是安全性均明显优于传统的肌力训练（图3-3-6）。

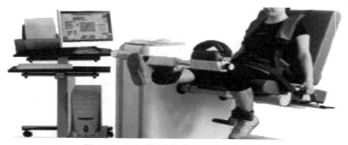

图 3-3-6　股四头肌等速运动训练

（七）其他训练方式

1. 振动力量训练（vibration training）　是一种新兴的肌肉力量训练方法，以提高中枢神经系统之间的协调性发展，使屈伸肌的最大力量、爆发力和协调性、柔韧性等得到同时、协调的发展（图3-3-7）。

2. 核心力量训练（core training）　所谓"核心"是人体的中间环节，就是肩关节以下、髋关节以上包括骨盆在内的区域，是由腰、骨盆、髋关节形成的一个整体，包含腹直肌、腹外斜肌、腹内斜肌、腹横肌、胸腰筋膜、腰方肌、髂腰肌、臀大肌、臀中肌和竖脊肌等29块肌肉。强有力的核心肌肉群，对运动中的身体姿势、运动技能和专项技术动作起着稳定和支持作用。其训练方式多采用不稳定性训练，训练方法有徒手训练，使用悬吊、巴氏球、平衡盘等器材进行训练。临床上将其应用于慢性腰痛治疗和预防妊娠期妇女产前并发症，取得了不错的疗效。

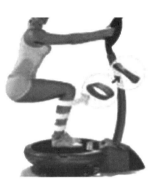

图 3-3-7　振动力量训练

四、训练方法的选用原则

1. 安全性　适当的方法，可有效增强肌肉的力量；不恰当的方法，不仅训练的效果差，而且容易引起损伤。如骨折损伤后早期，不宜进行快速度的等速训练或等张训练等。

2. 有效性　为了确保训练方法的有效性，应根据患者现有肌力水平、训练目的来选择合适的训练方法（表3-3-1）。

表 3-3-1　根据肌力大小选择训练方法

肌力大小	训练方法
0 级	被动运动、传递神经冲动训练
1 级、2 级	传递神经冲动训练、等长训练、辅助主动训练
3 级	辅助主动训练、主动训练、等长训练、等张训练
4 级、5 级	主动训练、抗阻训练、等长训练、等张训练、等速训练

3. 实用性　根据本单位现有条件，选择一些简便易行、易掌握的肌力训练方法。

4. 个体化　选择肌力训练方法时应征求患者的意见，根据患者的实际情况和要求，制订个体化的训练方案，以调动患者的积极性。

五、四肢和躯干主要运动肌群肌力训练方法

（一）增强肩部肌群肌力训练方法

1. 运动解剖　肩关节运动与肌群见表3-3-2。

表 3-3-2　肩关节运动与肌群

功能活动	正常范围	主动肌
前屈	0°～180°	三角肌前部纤维、喙肱肌
后伸	0°～60°	三角肌后部纤维
内收	0°	背阔肌、大圆肌、胸大肌
外展	0°～180°	三角肌中部纤维、冈上肌
内旋	0°～70°	背阔肌、胸大肌、大圆肌、肩胛下肌
外旋	0°～90°	冈下肌、小圆肌

2．增强肩前屈肌群肌力

（1）肌力 1～3 级。

徒手训练：患者健侧卧位，训练侧上肢放在体侧，伸肘（肌力 1～2 级体位）。治疗师立于患者身旁，一手托住患者的肘关节，另一手托住患者的前臂。方法：患者注意力集中，做全关节范围内的屈肩动作，然后恢复原位，重复进行，在训练的过程中治疗师根据患者肌力情况决定给予助力的大小。1 级肌力时，给予助力帮助前屈肩关节；2 级肌力时，只帮助托起训练侧上肢，不予助力前屈肩关节；3 级肌力时，患者仰卧位，不予助力前屈肩关节。

器械训练：根据情况，患者坐位或卧位，利用悬吊、滑板、水中运动等形式进行助力训练。

（2）肌力 4～5 级。

徒手训练：患者仰卧位，训练侧上肢放在体侧，伸肘。治疗师立于患侧，一手放在肱骨的远端，向下施加阻力。抗阻力方法：患者以肩部力量向正前方抗阻力屈曲肩关节至 90°，然后恢复原位，重复进行。上述方法也可以在坐位下练习，治疗师站在肩部外侧，一手放在患者肩部上方固定患者肩部，另一手放在肱骨的远端向下施加压力，患者抗阻力前屈肩关节。

器械训练：患者坐位、卧位或立位，利用哑铃、弹力带、弹簧等进行抗阻训练。

3．增强肩后伸肌群肌力

（1）肌力 1～3 级。

徒手训练：患者健侧卧位，训练侧上肢自然置于体侧。治疗师立于患者背侧，一手托住患者的肘关节，另一手托住患者的前臂（肌力 1～2 级体位）。方法：患者注意力集中，做全关节范围内的肩后伸动作，然后恢复原位，重复进行。1 级肌力时，治疗师给予助力帮助后伸肩关节；2 级肌力时，治疗师不给予助力后伸肩关节；3 级肌力时，患者俯卧位，上肢伸直放于体侧，不予助力后伸肩关节。

器械训练：与肩关节前屈肌群助力训练使用器械类似，运动方向相反。

（2）肌力 4～5 级。

徒手训练：患者俯卧位，上肢放在体侧，伸肘。治疗师立于患侧，一手放在肩后面，固定肩部，另一手放在肱骨远端并向下施加阻力。抗阻力方法：患者抗阻力全范围后伸肩关节。

器械训练：与肩关节前屈肌群抗阻训练使用器械类似，运动方向相反。

4．增强肩外展群肌力

（1）肌力 1～3 级。

徒手训练：患者仰卧位，训练侧上肢前臂中立位置于身旁（肌力 1～2 级体位）。治疗师立于患侧，一手托住患者的肘关节，另一手托住患者的前臂。方法：患者注意力集中，做肩关节全范围内的外展动作，然后恢复原位，重复进行。1 级肌力时，治疗师给予助力帮助外展肩关节；2 级肌力时，治疗师不给予助力外展肩关节；3 级肌力时，患者坐位，上肢伸直垂于体侧，治疗师一手放在患者肩部上方固定患者肩部，不予助力外展肩关节。

器械训练：与肩关节前屈肌群助力训练使用器械类似，患者体位发生变化即可达到训练目的，例如悬吊助力训练时，患者侧卧位，悬吊上肢远端即可进行外展助力训练。

（2）肌力 4～5 级。

徒手训练：患者仰卧位，上肢放在体侧，屈肘 90°，前臂中立位。治疗师立于患侧，一手放在肱骨远端外侧向内施加阻力，另一手握住前臂远端，以保持稳定。抗阻力方法：患者抗阻力全范围外展上肢。上述方法也可以在坐位练习，治疗师站在患者身后，一手放在肩部固定肩胛骨，另一手放在肱骨远端外侧并向内侧施加阻力，患者抗阻力外展肩关节至 90°。

器械训练：与肩关节前屈肌群抗阻训练使用器械类似，患者由前屈改为外展运动即可达到训练目的，例如立位利用弹簧进行抗阻训练时，患者上肢远端握住弹簧一端，肩关节外展即可进行外展抗阻训练。

5. 增加肩内收肌群肌力

（1）肌力 1～3 级。

徒手训练：患者仰卧位，健侧上肢自然下垂置于体侧。治疗师立于患侧，一手托住患者的肘关节，另一手托住患者的前臂，使患者训练侧上肢外展 90°，前臂中立位。方法：患者注意力集中，做全关节范围内的肩内收动作，然后恢复原位，重复进行。1 级肌力时，治疗师给予助力帮助内收肩关节；2 级肌力时，治疗师不给予助力内收肩关节；3 级肌力时，不托起训练侧上肢，不予助力内收肩关节。

器械训练：与肩关节外展肌群助力训练使用器械类似，运动方向相反。

（2）肌力 4～5 级。

徒手训练：患者仰卧位，上肢外展 90°，前臂中立位。治疗师立于患侧，一手放在肩后面固定肩胛骨，一手放在肱骨远端内侧并向桡侧施加阻力。抗阻力方法：患者抗阻力全范围内收上肢。

器械训练：与肩关节外展肌群抗阻训练使用器械类似，运动方向相反。

6. 增加肩内旋肌群肌力

（1）肌力 1～3 级。

徒手训练：患者仰卧位，肩外展 90°，屈肘 90°，肘部放在床沿，前臂被动旋前位垂直床面向上（肌力 1～2 级体位）。治疗师立于患侧，一手握住患者的肘关节，另一手握住患者的前臂使前臂旋前向上。方法：患者注意力集中，做全关节范围内的肩内旋动作，然后恢复原位，重复进行。1 级肌力时，治疗师给予助力于前臂帮助内旋肩关节；2 级肌力时，治疗师不给予助力内旋肩关节；3 级肌力时，患者俯卧位，肩外展 90°，屈肘 90°，肘部放在床沿，前臂被动旋前位悬垂床缘垂直向下，治疗师只帮助固定训练侧上肢，不予助力内旋肩关节。

器械训练：患者坐位或卧位，肘关节屈曲，利用悬吊减重进行助力训练。

（2）肌力 4 ～ 5 级。

徒手训练：患者俯卧位，肩外展 90°，屈肘 90°，肘部放在床沿，前臂被动旋前位悬垂床缘垂直向下。治疗师立于患侧，一手握住肘关节内侧，保持稳定，一手握住前臂尺侧远端并向头侧施加阻力。抗阻力方法：患者抗阻力全范围内旋肩关节。

器械训练：患者坐位或卧位，肘关节屈曲，利用滑轮和重锤等进行抗阻训练。

7. 增强肩外旋肌群肌力

（1）肌力 1 ～ 3 级。

徒手训练：患者仰卧位，肩外展 90°，屈肘 90°，前臂被动旋前位垂直床面向上。治疗师立于患侧，一手握住患者肱骨远端，另一手握住患者的前臂远端（肌力 1 ～ 2 级体位）。方法：患者注意力集中，做全关节范围内的肩外旋动作，然后恢复原位，重复进行。1 级肌力时，治疗师给予助力于前臂远端帮助外旋肩关节；2 级肌力时，治疗师不给予助力外旋肩关节；3 级肌力时，患者俯卧位，肩外展 90°，屈肘 90°，肘部放在床沿，前臂被动旋前位悬垂床缘垂直向下，治疗师只帮助固定训练侧上肢，不予助力外旋肩关节。

器械训练：与肩关节内旋肌群助力训练使用器械类似，运动方向相反。

（2）肌力 4 ～ 5 级。

徒手训练：患者俯卧位，肩外展 90°，屈肘 90°，肘部放在床沿，前臂被动旋前位悬垂床缘垂直向下。治疗师一手固定肩胛骨，另一手握住前臂远端并向足侧施加阻力。患者抗阻力全范围外旋肩关节。

器械训练：与肩关节内旋肌群抗阻训练使用器械类似，运动方向相反。

（二）增强肘部及前臂肌群肌力训练方法

1. 运动解剖　肘关节运动与肌群见表 3-3-3。

表 3-3-3　肘关节运动与肌群

功能活动	正常范围	主动肌
屈曲	0° ～ 145°	肱二头肌、肱肌、肱桡肌
过伸	0° ～ 10°	肱三头肌、肘肌
前臂旋前	0° ～ 90°	旋前圆肌、旋前方肌
前臂旋后	0° ～ 90°	旋后肌、肱二头肌

2. 增强屈肘肌群肌力

（1）肌力 1 ～ 3 级。

徒手训练：患者坐位或仰卧位，肩关节外展 90°，肘关节被动伸直位。治疗师立于患侧，一手托住患者的上臂远端，另一手握住患者的前臂远端（肌力 1 ～ 2 级体位）。方法：患者注意力集中，做全关节范围内的肘屈曲动作，然后恢复原位，重复进行。1 级肌力时，治疗师给予助力于前臂远端帮助屈曲肘关节；2 级肌力时，治疗师不给予助力屈曲肘关节；3 级肌力时，患者上肢放于桌上或床上，肘伸直前臂旋后，治疗师固定上臂，不予助力屈曲肘关节。

器械训练：患者坐位或卧位，利用悬吊、滑板、滑轮和重锤等进行助力训练。

（2）肌力 4～5 级。

徒手训练：患者仰卧位，上肢置于体侧，稍屈肘，前臂旋后。治疗师立于患侧，一手固定肱骨远端，一手握住前臂远端并向足的方向施加阻力。抗阻力方法：患者抗阻力全范围屈肘。上述方法也可在坐位练习，患者坐在桌旁，训练侧上肢放在桌上，前臂旋后。治疗师面向患者而坐，一手固定上臂远端，另一手握住前臂远端并向下施加阻力。患者抗阻力全范围屈肘。

器械训练：患者坐位、立位或卧位，利用哑铃、弹力带、肋木等进行抗阻训练。其中肋木上爬练习为对抗自身重力，要求上爬过程中保持屈肘，每次只上爬 1 格。

2．增强伸肘肌群肌力

（1）肌力 1～3 级。

徒手训练：患者坐位或仰卧位，肩关节外展 90°，肘关节被动屈曲位（肌力 1～2 级体位）。治疗师立于患侧，一手托住患者的上臂远端，另一手握住患者的前臂远端，使肘关节屈曲 90°，前臂水平位。方法：患者注意力集中，做全关节范围内的肘伸直动作，然后恢复原位，重复进行。1 级肌力时，治疗师给予助力于前臂远端帮助伸直肘关节；2 级肌力时，不给予助力伸肘；3 级肌力时，患者仰卧位，肩关节前屈 90°，肘关节被动屈曲位，治疗师不予助力伸直肘关节。

器械训练：与肘关节屈曲肌群助力训练使用器械类似，运动方向相反。

（2）肌力 4～5 级。

徒手训练：患者俯卧位，上肢外展 90°，肘下垫一毛巾卷，屈肘。治疗师立于患侧，一手放在肱骨远端背侧，固定肱骨，另一手握住前臂远端并向上施加阻力。或患者仰卧位，肩关节前屈 90°，屈肘。治疗师立于患侧，一手放在肱骨远端背侧，固定肱骨，另一手握住前臂远端并向下施加阻力。抗阻力方法：患者抗阻力全范围伸肘。

器械训练：与肘关节屈曲肌群抗阻训练使用器械类似，运动方向相反。

3．增强前臂旋前或旋后肌群肌力

（1）肌力 1～3 级。

徒手训练：患者坐位，前臂放在桌上。治疗师立于患侧，一手固定上臂远端，另一手握住前臂远端。方法：患者注意力集中，做全关节范围内的前臂旋前／旋后动作，然后恢复原位，重复进行。1 级肌力时，患者前臂中立位，治疗师给予助力于前臂远端帮助前臂旋前／旋后；2 级肌力时，患者肘关节屈曲，前臂竖起垂直桌面，治疗师一手固定上臂，另一只手扶住手腕，患者做前臂旋前／旋后；3 级肌力时，患者前臂旋前或旋后位平放在桌面上，治疗师不予助力做前臂旋前（前臂旋后位放置）／旋后（前臂旋前位放置）。

（2）肌力 4～5 级。

徒手训练：患者仰卧位，上肢稍外展，屈肘 90°，前臂中立位。治疗师立于患侧，双手分别固定肘和前臂，增加旋前肌群肌力时，在前臂远端向背侧施加阻力；增强旋后肌群肌力时，在前臂远端向掌侧施加阻力。抗阻力方法：患者抗阻力全范围旋前或旋后。

器械训练：患者立位或坐位，利用哑铃、哑铃片、滑轮、重锤和前臂旋转训练器等进行抗阻训练。

（三）增强腕部肌群肌力训练方法

1．运动解剖　腕关节运动与肌群见表3-3-4。

表3-3-4　腕关节运动与肌群

功能活动	正常范围	主动肌
掌屈	0°～80°	尺侧腕屈肌、桡侧腕屈肌、掌长肌
背伸	0°～70°	尺侧腕伸肌、桡侧腕长伸肌、桡侧腕短伸肌
桡偏	0°～20°	桡侧腕长伸肌、桡侧腕短伸肌、桡侧腕屈肌
尺偏	0°～30°	尺侧腕屈肌、尺侧腕伸肌

2．增加屈腕肌群肌力

（1）肌力1～3级。

徒手训练：患者坐在桌旁，前臂和腕呈中立位放在桌上，手指放松伸直（肌力1～2级体位）。治疗师立于患侧，一手固定腕关节近心端，另一手握住手掌。方法：患者注意力集中，做全关节范围内的屈曲腕关节动作，然后恢复原位，重复进行。1级肌力时，患者前臂中立位，治疗师给予助力于手的掌指关节帮助屈腕；2级肌力时，患者前臂中立位，治疗师只帮助固定，患者主动屈腕；3级肌力时，患者前臂旋后，治疗师固定前臂，不予屈腕助力，患者主动屈腕。

（2）肌力4～5级。

徒手训练：患者坐在桌旁，前臂旋后放在桌上。治疗师立于患侧，一手放在前臂远端侧，固定前臂，一手握住手掌并向下施加阻力。抗阻力方法：患者抗阻力全范围屈腕。

器械训练：患者坐位，利用沙袋、重锤、胶皮条、弹力带等进行抗阻训练。

3．增加伸腕肌群肌力

（1）肌力1～3级。

徒手训练：患者坐在桌旁，前臂和腕呈中立位放在桌上，手放松伸直（肌力1～2级体位）。治疗师立于患侧，一手固定前臂远端，另一手握住手掌。方法：患者注意力集中，做全关节范围内的伸展腕关节动作，然后恢复原位，重复进行。1级肌力时，治疗师给予助力于手掌帮助伸腕；2级肌力时，治疗师不予助力做腕背伸运动；3级肌力时，患者前臂旋前放在桌上，治疗师只帮助固定，不予助力做腕背伸运动。

（2）肌力4～5级。

徒手训练：患者体位同上。治疗师立于患侧，一手放在前臂远端背侧，固定前臂，一手握住手背并向桌面施加阻力。抗阻力方法：患者抗阻力全范围伸腕。

器械训练：与腕关节屈曲肌群抗阻训练使用器械类似，运动方向相反。

4．增加腕桡侧偏或尺侧偏肌群肌力

（1）肌力1～3级。

徒手训练：患者坐在桌旁，前臂旋前，腕呈中立位放置桌上（肌力1～2级体位）。治疗师一手固定前臂远端，另一手托住手掌。方法：患者注意力集中，在治疗师的引导下做腕关节全范围的桡侧偏或尺侧偏。1级肌力时，治疗师给予助力于手掌桡侧或尺侧帮助腕关节桡侧偏或尺侧偏；2级肌力时，患者前臂旋前位放在桌上，桌面上放滑石粉或手掌放在小滑车上，治疗师固定前臂，不予助力做腕关节全范围的桡侧偏或尺侧偏；3级肌力时，患者前臂中立位放在桌上，手超出桌沿自然下垂，治疗师固定前臂，桡偏时拇指朝上，尺偏时小指朝上，不予助力，患者抗重力下做腕关节全范围的桡侧偏或尺侧偏运动。

（2）肌力 4～5 级。

徒手训练：当增强尺侧偏肌群肌力时，患者前臂中立位，小指朝上。治疗师立于患侧，一手放在前臂远端，固定前臂，另一手放在第5掌骨尺侧并向桡侧施加阻力。当增强桡侧偏肌群肌力时，患者前臂中立位，拇指朝上。治疗师立于患侧，一手固定前臂远端，另一手放在第1掌骨桡侧并向尺侧施加阻力。抗阻力方法：患者抗阻力全范围桡侧偏或尺侧偏。

器械训练：患者坐位，利用胶皮条、弹力带、重锤和滑轮等进行抗阻训练。

（四）增强手部肌群肌力训练方法

1. 运动解剖　手部相应关节运动与肌群见表 3-3-5。

表 3-3-5　手部相应关节运动与肌群

功能活动	正常范围	主动肌
2、3、4、5指掌指关节屈曲	0°～90°	蚓状肌、骨间背侧肌及掌侧肌
2、3、4、5指掌指关节伸展	0°～45°	指伸肌（示指、小指固有伸肌）
2、4、5掌指关节内收	0°～25°	骨间掌侧肌
2、4指掌指关节外展和中指桡偏、尺偏		骨间背侧肌
2、3、4、5指 PIP 关节屈曲	0°～100°	指浅屈肌
2、3、4、5指 DIP 关节屈曲	0°～80°	指深屈肌
拇指外展	0°～70°	拇长、短展肌
拇指内收	0°	拇收肌
拇指对掌	拇指末端与小指末端接触	拇对掌肌
拇掌指关节屈曲	0°～50°	拇短屈肌
拇指间关节屈曲	0°～80°	拇长屈肌
拇掌指关节伸展	0°～35°	拇短伸肌
拇指间关节伸展	0°～10°	拇长伸肌
小指对掌	小指末端与拇指末端接触	小指对掌肌

2. 增强屈掌指关节肌群肌力

（1）肌力 1～3 级。

徒手训练：患者坐在桌旁，前臂和腕呈中立位放置桌上。治疗师立于患侧，一手握住掌骨，另一手握住近节指骨（肌力 1～2 级体位）。方法：患者注意力集中，努力全范围屈曲掌指关节。1级肌力时，治疗师给予助力于指间关节的远端帮助屈曲掌指关节；2级肌力时，治疗师只帮助固定，不予屈曲掌指关节的助力，患者做掌指关节屈曲；3级肌力时，患者前臂旋后位，治疗师只帮助固定，不予助力，患者做掌指关节屈曲。

（2）肌力 4～5 级。

徒手训练：患者坐在桌旁，前臂旋后、腕呈中立位放置桌上。治疗师立于患侧，一手握住掌骨，另一手放在近节指骨掌面并向下施加阻力。抗阻力方法：患者保持指间关节伸直，抗阻力全范围屈曲掌指关节。

器械训练：患者坐位或卧位，利用橡胶弹力球、胶皮条、弹力圈、橡皮泥、手指肌力训练台等进行抗阻训练。

3．增强对掌肌群肌力

（1）肌力 1～3 级。

徒手训练：患者坐在桌旁，前臂旋后、腕呈中立位放在桌上。治疗师立于患侧，一手握住腕关节，固定上肢，另一手拇指和示指握住患者的拇指或小指掌骨。方法：患者注意力集中，努力全范围对掌。1级肌力时，治疗师给予助力于掌骨帮助拇指或小指对掌；2～3级肌力时，治疗师只帮助固定，不予助力拇指或小指对掌。

（2）肌力 4～5 级。

徒手训练：患者体位同上。治疗师立于患侧，双手分别握住拇指和小指掌侧并向外侧施加阻力。抗阻力方法：患者抗阻力对掌。

器械训练：患者坐位，利用皮筋、橡皮泥、手指肌力训练台等进行抗阻训练。

4．增强指浅屈肌肌力

（1）肌力 1～3 级。

徒手训练：患者坐在桌旁，前臂和腕呈中立位置于桌上。治疗师立于患侧，一手握住指间关节近端，固定近节指骨，另一手握住中节指骨（肌力1～2级体位）。方法：患者注意力集中，做全范围屈曲指间关节。1级肌力时，治疗师给予助力于中节指骨的远端帮助屈曲近侧指间关节；2级肌力时，治疗师不予助力屈曲近侧指间关节；3级肌力时，患者前臂旋后，治疗师不予助力屈曲近侧指间关节。

（2）肌力 4～5 级。

徒手训练：患者坐在桌旁，前臂旋后和腕呈中立位置于桌上。治疗师立于患侧，一手固定近节指骨，另一手握住中节指骨远端并向下施加阻力。抗阻力方法：患者抗阻力全范围屈曲近侧指间关节。

器械训练：患者坐位，利用皮筋、橡皮泥、手指肌力训练台等进行抗阻训练。

5．增强指深屈肌肌力

（1）肌力 1～3 级。

徒手训练：患者坐在桌旁，前臂和腕呈中立位置于桌上。治疗师立于患侧，一手固定中节指骨，另一手握住远节指骨（肌力1～2级体位）。方法：患者注意力集中，做全范围屈曲指间关节。1级肌力时，治疗师给予助力于远节指骨远端帮助屈曲远侧指间关节；2级肌力时，治疗师不予助力屈曲远侧指间关节；3级肌力时，患者前臂旋后，治疗师不予助力屈曲远侧指间关节。

（2）肌力 4～5 级。

徒手训练：患者坐在桌旁，前臂旋后和腕呈中立位置于桌上。治疗师立于患侧，一手握住指间关节近端，固定近节指骨，另一手握住指间关节的远端并向下施加阻力。抗阻力方法：患者抗阻力全范围屈曲指间关节。

器械训练：患者坐位，利用皮筋、橡皮泥、手指肌力训练台等进行抗阻训练。

（五）增强髋部肌群肌力训练方法

1. 运动解剖 髋关节运动与肌群见表 3-3-6。

表 3-3-6 髋关节运动与肌群

功能活动	正常范围	主动肌
屈曲	0°～125°	髂腰肌、股直肌、缝匠肌
伸展	0°～15°	臀大肌、半膜肌、半腱肌、股二头肌
内收	0°～30°	股薄肌、长收肌、短收肌、大收肌
外展	0°～45°	臀中肌、臀小肌
内旋	0°～45°	臀小肌、阔筋膜张肌、臀中肌前部纤维
外旋	0°～45°	梨状肌、上孖肌、下孖肌、闭孔内肌、股方肌

2. 增强屈髋肌群肌力

（1）肌力 1～3 级。

徒手训练：患者健侧卧位，伸髋，屈膝 90°。治疗师立于患侧，一手托住足跟及踝关节，另一手托住大腿远端及膝关节（肌力 1～2 级体位）。方法：患者注意力集中，努力做全范围的屈髋。1 级肌力时，治疗师给予助力帮助屈曲髋关节；2 级肌力时，治疗师只帮助托起训练侧下肢，不予助力屈曲髋关节；3 级肌力时，患者仰卧位，伸髋伸膝，治疗师不予助力屈曲髋关节。

器械训练：患者健侧卧位，利用悬吊、滑板、水中运动等进行助力训练。

（2）肌力 4～5 级。

徒手训练：患者仰卧位，下肢屈髋，屈膝。治疗师立于患侧，双手将下肢扶起，屈髋90°，膝关节自然屈曲，一手托住足跟及踝关节，一手放在大腿远端，向足的方向施加阻力。抗阻力方法：患者抗阻力全范围屈髋。上述方法也可以在坐位下进行，治疗师一手放在髂前上棘处固定骨盆，另一手放在股骨远端并向下施加阻力，患者抗阻力全范围屈髋。

器械训练：患者卧位、利坐位或立位，利用沙袋、哑铃、弹力带等进行抗阻训练。

3. 增强髋后伸肌群肌力

（1）肌力 1～3 级。

徒手训练：患者健侧卧位，屈髋 90°，屈膝 90°。治疗师站在患者身后，一手托住足跟及踝关节，一手托住大腿远端及膝关节（肌力 1～2 级体位）。方法：患者注意力集中，努力做全范围的伸髋。1 级肌力时，治疗师给予助力帮助后伸髋关节；2 级肌力时，治疗师只帮助托起训练侧下肢，不予助力伸髋关节；3 级肌力时，患者俯卧位，治疗师不予助力伸髋关节。

器械训练：与髋关节屈曲肌群助力训练使用器械类似，改变体位即可进行髋关节后伸肌群助力训练。

（2）肌力 4～5 级。

徒手训练：患者俯卧位，下肢伸直。治疗师立于患侧，一手及前臂放在臀部，固定骨盆，另一手放在大腿股骨远端并向下施加阻力。抗阻力方法：患者抗阻力全范围后伸髋关节。

器械训练：与髋关节屈曲肌群抗阻训练使用器械类似，改变体位即可进行髋关节后伸肌群抗阻训练。

4．增强髋外展肌群肌力

（1）肌力 1～3 级。

徒手训练：患者仰卧位，下肢伸直中立位。治疗师立于患侧，一手放在股骨远端后方，另一手放在脚踝处，托起下肢（肌力 1～2 级体位）。方法：患者注意力集中，努力做全范围的髋外展。1 级肌力时，治疗师给予助力帮助外展髋关节；2 级肌力时，治疗师只帮助托起训练侧下肢，不予助力外展髋关节；3 级肌力时，患者健侧卧位，下肢伸直，治疗师不予助力外展髋关节。

器械训练：与髋关节屈曲肌群助力训练使用器械类似，改变体位即可进行髋关节外展肌群助力训练。

（2）肌力 4～5 级。

徒手训练：患者仰卧位，下肢伸直中立位。治疗师立于患侧，一手放在髂前上棘处固定骨盆，另一手放在大腿远端外侧并向内侧施加阻力。如果膝关节无疼痛，下方手也可放在外踝处并向内侧施加阻力。抗阻力方法：患者抗阻力全范围外展髋关节。上述方法也可以在健侧卧位进行。治疗师站在患者身后，一手放在髂骨上缘固定骨盆，另一手放在股骨远端外侧并向下施加阻力。患者抗阻力全范围外展髋关节。

器械训练：与髋关节屈曲肌群抗阻训练使用器械类似，改变体位即可进行髋关节外展肌群抗阻训练。

5．增强髋内收肌群肌力

（1）肌力 1～3 级。

徒手训练：患者仰卧位，健侧下肢髋关节外展 25°，训练侧下肢外展约 30°。治疗师立于患侧，一手放在膝关节腘窝处，另一手放在脚后跟处，托起下肢（肌力 1～2 级体位）。方法：患者注意力集中，努力做全范围的髋内收。1 级肌力时，治疗师给予助力帮助；2 级肌力时，治疗师只帮助托起训练侧下肢，不予助力内收髋关节；3 级肌力时，患者患侧卧位，治疗师将健侧下肢外展 30°，患者在不予助力下内收髋关节。

器械训练：与髋关节外展肌群助力训练器械基本相同，运动方向相反。

（2）肌力 4～5 级。

徒手训练：患者仰卧位，健侧下肢髋关节外展 25°，训练侧下肢外展约 30°。治疗师立于患侧，上方手放在髂前上棘固定骨盆，下方手放在大腿远端内侧并向外施加阻力。如果膝关节无疼痛，下方手也可放在内踝处并向外施加阻力。抗阻力方法：患者抗阻力全范围内收髋（由外展位经中立位到内收位）。上述方法也可以在患侧卧位进行。治疗师立于患者的身后，一手于上方膝关节内侧托起下肢，另一手对患肢股骨远端内侧并向下施加阻力，患者抗阻力全范围内收髋关节。

器械训练：与髋关节外展肌群抗阻训练器械基本相同，运动方向相反。

6. 增强髋内旋或外旋肌群肌力

（1）肌力 1 ～ 3 级

徒手训练：患者仰卧位，膝关节伸直位，髋关节外旋 / 内旋位。治疗师立于患侧前方，外旋时，一手放在膝关节内侧，另一手握住脚踝；内旋时，一手放在膝关节外侧，另一手握住脚踝（肌力 1 ～ 2 级体位）。方法：患者注意力集中，努力做全范围的内旋或外旋髋关节。1 级肌力时，治疗师给予助力帮助内旋或外旋髋关节；2 级肌力时，治疗师只帮助托起训练侧下肢，不予助力内旋或外旋髋关节；3 级肌力时，患者侧卧位，膝关节伸直，外旋时患侧在上，治疗师不予助力外旋髋关节，内旋时患侧在下，治疗师托起上侧下肢，不予助力内旋髋关节。

（2）肌力 4 ～ 5 级。

徒手训练：患者仰卧位，训练侧屈髋，屈膝 90°。治疗师立于患侧，当增强髋内旋肌群肌力时，一手放在大腿远端内侧往外侧施加阻力，另一手握住外踝处并向内侧施加阻力；当增强髋外旋肌群肌力时，一手放在大腿远端外侧向内侧施加阻力，另一手握住内踝处并向外侧施加阻力（根据肌力强弱决定是一个部位施加阻力，还是两个部位同时施加阻力）。抗阻力方法：患者抗阻力全范围内旋髋关节（小腿向外）或外旋髋关节（小腿向内）。

器械训练：患者坐位或立位，利用沙袋、哑铃、弹力带、重锤、滑车等进行抗阻训练。

（六）增强膝部肌群肌力训练方法

1. 运动解剖　膝关节运动与肌群见表 3-3-7。

表 3-3-7　膝关节运动与肌群

功能活动	正常范围	主动肌
屈曲	0°～135°	股二头肌、半膜肌、半腱肌
伸展	0°～10°	股四头肌

2. 增强屈膝肌群肌力

（1）肌力 1 ～ 3 级。

徒手训练：患者健侧卧位，双下肢伸直。治疗师立于患者后方，一手固定训练侧大腿远端，另一手托住训练侧小腿远端（肌力 1 ～ 2 级体位）。方法：患者注意力集中，努力做全范围的屈膝动作。1 级肌力时，治疗师给予助力帮助屈膝；2 级肌力时，治疗师只帮助托起训练侧小腿，不予助力屈膝关节；3 级肌力时，患者俯卧位，治疗师一手放在臀部固定骨盆，不予助力屈膝关节。

器械训练：患者卧位，利用悬吊、弹簧、水中运动、滑轮和重锤等进行助力训练。

（2）肌力 4 ～ 5 级。

徒手训练：患者俯卧位，下肢伸直。治疗师立于患者前方，一手放在臀部固定骨盆，另一手放在小腿远端后方并向下施加阻力。抗阻力方法：患者抗阻力全范围屈膝。

器械训练：患者卧位或坐位，利用弹力带、弹簧、股四头肌训练椅、滑轮和重锤等进行抗阻训练。

3．增强伸膝肌群肌力

（1）肌力 1 ～ 3 级。

徒手训练：患者健侧卧位，训练侧下肢伸髋、屈膝 90°。治疗师立于患者前方，一手托住固定大腿远端，另一手托住小腿远端（肌力 1 ～ 2 级体位）。方法：患者注意力集中，努力做全范围的伸膝动作。1 级肌力时，治疗师给予助力帮助伸膝；2 级肌力时，治疗师只帮助托起训练侧小腿，不予助力伸膝关节；3 级肌力时，患者仰卧位或坐位，屈膝悬垂于床缘下，大腿下方放一毛巾卷，治疗师一手固定大腿远端，不予助力伸膝关节。

器械训练：与膝关节屈曲肌群助力训练使用器械类似，运动方向相反。

（2）肌力 4 ～ 5 级。

徒手训练：患者坐位，双下肢垂于床沿，大腿下方放一毛巾卷。治疗师立于患者前方，上方手放在膝关节上方，固定股骨，下方手握住小腿远端并向后施加阻力。抗阻力方法：患者抗阻力全范围伸膝。

器械训练：与膝关节屈曲肌群助力训练使用器械类似，运动方向相反。

（七）增强踝部肌群肌力训练方法

1．运动解剖　踝足关节运动与肌群见表 3-3-8。

表 3-3-8　踝足关节运动与肌群

功能活动	正常范围	主动肌
踝关节背屈	0°～20°	胫骨前肌、姆长伸肌、趾长伸肌
踝关节跖屈	0°～50°	小腿三头肌、胫骨后肌等
足内翻	0°～35°	胫骨前肌、胫骨后肌
足外翻	0°～15°	腓骨长、短肌

2．增强踝背屈肌群肌力

（1）肌力 1 ～ 3 级。

徒手训练：患者健侧卧位，训练侧下肢伸直（肌力 1 ～ 2 级体位）。治疗师立于患者前方，一手托住小腿并固定远端，另一手握住足背。方法：患者注意力集中，努力做全范围的背屈踝动作。1 级肌力时，治疗师给予助力帮助背屈踝关节；2 级肌力时，治疗师只固定小腿远端，不予助力背屈踝关节；3 级肌力时，患者仰卧位，稍屈膝（膝下垫一个枕头），踝中立位，治疗师只固定小腿远端，不予助力背屈踝关节。

器械训练：患者坐位或卧位，弹力带中部置于足底前部，手持弹力带两端可进行助力训练。

（2）肌力 4 ～ 5 级。

徒手训练：患者仰卧位，稍屈膝（膝下垫一个枕头），踝中立位。治疗师立于患者前方，一手放在小腿远端，固定胫骨，另一手握住足背，并向足底方向施加阻力。抗阻力方法：患者抗阻力全范围背屈踝关节。

器械训练：患者坐位或卧位，利用弹力球、弹力带和悬挂重物等进行抗阻训练。

3．增强踝跖屈肌群肌力

（1）肌力1～3级。

徒手训练：患者健侧卧位，踝关节中立位（肌力1～2级体位）。治疗师立于患者前方，一手托住小腿固定远端，另一手握住足背。方法：患者注意力集中，努力做全范围的跖屈踝动作。1级肌力时，治疗师给予助力帮助跖屈踝关节；2级肌力时，治疗师只固定小腿远端，不予助力跖屈踝关节；3级肌力时，患者俯卧位，膝伸直，踝中立位，足伸出床缘外，治疗师只固定小腿远端，不予助力跖屈踝关节。

（2）肌力4～5级。

徒手训练：患者仰卧位，稍屈膝，腘窝下垫一个枕头，踝中立位。治疗师立于患者前方，一手放在小腿近端，固定胫骨，另一手握住足跟，前臂掌侧抵住足底并向足背方向施加阻力。抗阻力方法：患者抗阻力全范围跖屈踝关节。踝跖屈肌群肌力训练也可以在站立位练习。先双足站立，足跟抬起，跖屈踝关节保持片刻后放下，反复进行；随着肌力提高，患者单足站立，足跟抬起，跖屈踝关节保持片刻后放下，反复进行。

器械训练：患者坐位或卧位，利用滑轮、重锤或负重跖屈等进行抗阻训练。

4．增强足内翻或外翻肌群肌力

（1）肌力1～3级。

徒手训练：患者仰卧位，伸膝，踝关节中立位，足垂直于床面（肌力1～2级体位）。治疗师立于患者前方，一手握住小腿远端固定在治疗床的床面上，另一手握住足背。方法：患者注意力集中，努力做全范围的足内翻或外翻动作。1级肌力时，治疗师给予助力帮助足内翻或外翻；2级肌力时，治疗师只固定小腿远端，不予助力足内翻或外翻；3级肌力时，患者侧卧位（如做内翻采取患侧卧位，外翻则采取健侧卧位），治疗师只固定小腿远端，不予助力足内翻或外翻（或患者坐位，小腿垂于床沿，治疗师立于患者前方，手握住小腿远端，不予助力足内翻或外翻）。

（2）肌力4～5级。

徒手训练：患者坐位，小腿垂于床沿，足放在治疗师的大腿上。治疗师立于患者前方，手握住小腿远端，当增强足内翻肌群肌力时，另一手握住足的内侧缘并向下施加阻力；当增加足外翻肌群肌力时，另一手握住足的外侧缘并向下施加阻力。抗阻力方法：患者抗阻力全范围足内翻或外翻。

器械训练：患者坐位或卧位，利用滑轮、重锤或弹力带等进行足内翻或外翻抗阻训练。

（八）增强头颈肌群肌力训练方法

1．运动解剖 头颈部运动与肌群见表3-3-9。

表3-3-9 头颈部运动与肌群

功能活动	正常范围	主动肌
前屈	0°～80°	胸锁乳突肌、斜角肌、头长肌、颈长肌
后伸	0°～70°	斜方肌、颈夹肌、肩胛提肌
侧屈	0°～45°	斜方肌、斜角肌、胸锁乳突肌、肩胛提肌
旋转	0°～60°	胸锁乳突肌、颈夹肌、肩胛提肌

2．增强颈前屈肌群肌力

（1）肌力 1～3 级。

徒手训练：患者侧卧位，头下垫枕使头部保持水平，肩部放松（肌力 1～2 级体位）。治疗师立于患者一侧，一手托住患者头部，另一手固定患者肩部。方法：患者注意力集中，努力做全范围的颈前屈动作。1 级肌力时，治疗师给予助力帮助颈前屈动作；2 级肌力时，治疗师只固定肩部、托起头部，不予助力颈前屈动作；3 级肌力时，患者仰卧位，治疗师只固定肩部，不予助力颈前屈动作。

器械训练：患者卧位，利用悬吊减重进行助力训练。

（2）肌力 4～5 级。

徒手训练：患者仰卧位，头下垫枕使头部保持水平，肩部放松。治疗师立于患者一侧，一手固定患者肩部，另一手置于患者头前额部向下施加阻力。抗阻力方法：患者抗阻力做全关节范围的颈前屈动作。

器械训练：患者坐位或卧位，利用弹力带、滑轮和重锤等进行抗阻训练。

3．增强颈后伸肌群肌力

（1）肌力 1～3 级。

徒手训练：患者侧卧位，头下垫枕使头部保持水平，肩部放松（肌力 1～2 级体位）。治疗师立于患者一侧，一手托住患者头部，另一手固定患者肩部。方法：患者注意力集中，努力做全范围的颈后伸动作。1 级肌力时，治疗师给予助力帮助颈后伸动作；2 级肌力时，只固定患者肩部、托起头部，不予助力颈后伸动作；3 级肌力时，患者俯卧位，治疗师只固定患者肩部，不予助力颈后伸动作。

器械训练：患者卧位，利用悬吊减重进行助力训练。

（2）肌力 4～5 级。

徒手训练：患者俯卧位，肩部放松。治疗师立于患者一侧，一手固定患者肩部，另一手放在患者头枕部向下施加阻力。方法：患者抗阻力做颈后伸动作。

器械训练：患者坐位或卧位，利用弹力带、滑轮和重锤等进行抗阻训练。

（九）增强躯干肌群肌力训练方法

1．运动解剖　躯干运动与肌群见表 3-3-10。

表 3-3-10　躯干运动与肌群

功能活动	正常范围	主动肌
前屈	0°～80°	腹直肌、腰大肌
后伸	0°～30°	竖脊肌、背阔肌、腰髂肋肌、背髂肋肌
侧屈	0°～40°	竖脊肌、背阔肌、腹外斜肌、腰方肌
旋转	0°～60°	腹内斜肌、腹外斜肌、横突棘肌、多裂肌

2．增强躯干前屈群肌力

（1）肌力 1～3 级。

徒手训练：患者仰卧位，下肢被固定，双上肢置于体侧。治疗师立于患者一侧，一手托住患者头部，一手固定患者骨盆。方法：患者注意力集中，努力做全范围的头、肩抬离床面动作。1～2级肌力时，治疗师给予助力帮助做头、肩抬离床面动作；3级肌力时，治疗师只帮助固定骨盆，不予助力头、肩抬离床面动作。

器械训练：患者仰卧位，动作与徒手训练相同，可以利用弹力带悬吊头部或上背部进行助力训练。

（2）肌力4～5级。

徒手训练：患者仰卧位，肩部放松。治疗师立于患者一侧，双手固定患者双侧大腿。方法：患者努力做双手向前平举能坐起和双手抱头能坐起训练。

器械训练：患者仰卧位，双上肢负重（哑铃）情况下做仰卧起坐训练。也可利用腰腹肌训练仪进行躯干前屈肌群抗阻训练。

3．增强躯干后伸肌群肌力

（1）肌力1～3级。

徒手训练：患者俯卧位，下肢被固定，双上肢置于体侧。治疗师立于患者一侧，一手压在臀部，另一手托在患者的上胸部。方法：患者注意力集中，努力做全范围的头、胸抬离床面动作。1～2级肌力时，治疗师给予助力帮助做头、胸抬离床面动作；3级肌力时，只帮助压住臀部，不予助力头、胸抬离床面动作。

器械训练：患者俯卧位，动作与徒手训练相同，利用弹力带悬吊前胸部进行助力训练。

（2）肌力4～5级。

徒手训练：患者俯卧位，下肢被固定，双上肢置于体侧，胸部以上在床沿外。治疗师立于患者一侧，一手压在臀部，另一手放在患者的上背部施加不同大小的阻力。方法：患者抗较大阻力抬起上身。

器械训练：患者坐位，利用滑轮和重锤可进行抗阻训练，也可利用腰腹肌训练仪进行躯干后伸肌群抗阻练习。

4．增强躯干旋转肌群肌力

（1）肌力1～3级。

徒手训练：患者坐位，固定骨盆（肌力1～2级体位）。治疗师立于患者一侧，双手扶在患者的双肩上。方法：患者集中注意力，努力将上身向左右两侧旋转。1级肌力时，治疗师给予助力帮助上身向左右旋转；2级肌力时，治疗师只提供保护防止失平衡，不予助力进行上身向左右旋转；3级肌力时，患者仰卧位，双上肢放置于体侧，治疗师立于患者一侧，双手固定患者的双下肢，患者努力伸手并向一侧转体，重复进行。

（2）肌力4～5级。

徒手训练：患者仰卧位，固定下肢，双上肢放置于体侧。治疗师立于患者一侧，双手固定患者的双下肢。方法：患者努力双手抱头向一侧转体并坐起，重复进行。

器械训练：患者坐位或卧位，利用滑轮和重锤、弹力带等进行抗阻训练。

六、训练时的注意事项

1. 选择适当的训练方法　根据目的、疾患、时期、肌力的级别不同以及科室的条件等选择被动运动、传递神经冲动训练、辅助主动运动、主动运动抗阻力运动、等速运动等不同的训练方法。

2. 选择正确的运动量和训练节奏　遵循超量恢复原则，达到超量恢复阶段时，可以测得肌力的增加，训练者主观感觉疲劳完全消除，对再次练习表现出较高的积极性与信心，以此判断肌肉疲劳是否恢复。

3. 注意调节阻力　恰当阻力的施加及调整是增强肌力训练的重要因素。阻力通常加在需要增强肌力的肌肉附着部位远端，这样较少的力量即可产生较大的力矩。

4. 注意无痛训练　训练过程中发生疼痛，是出现损伤或加重损伤的信号，应予以重视并尽量避免。疼痛可反射性地引起脊髓前角运动细胞抑制，阻碍肌肉收缩，使肌力训练无效。

5. 对患者进行讲解和鼓励　训练前应使患者充分了解肌力练习的意义和作用，消除其可能存在的疑虑；经常给予语言的鼓励，并显示训练的效果，以提高其信心和长期坚持训练的积极性。

6. 注意心血管反应　有高血压、冠心病或其他心血管疾病患者，应禁止在等长抗阻训练时过分用力或憋气。

7. 避免代偿运动的出现　在增强肌力训练时，应避免代偿动作的出现，治疗师也可徒手或利用器械物品等方法固定，来抑制患者代偿动作的出现。

8. 做好详细的训练记录　认真记录患者的训练情况，以达到最佳肌力训练效果（表 3-3-11）。

表 3-3-11　肌力训练记录

训练的肌肉	关节活动	训练方法	负荷量	体位
股四头肌	伸膝	抗阻主动运动（股四头肌训练椅）	5 kg	坐位
肱三头肌	伸肘	抗阻主动运动手腕绑上沙袋	2 kg	仰卧位

七、肌肉耐力训练

耐力是人体长时间进行肌活动的能力，也可看作对抗疲劳的能力。耐力按运动时的外在表现可分为力量耐力、一般耐力等；按运动时所涉及的主要器官可分为呼吸－循环系统耐力和肌耐力等；按所参加运动的能量供应特点分为有氧耐力和无氧耐力。在康复训练和健身锻炼中，耐力素质一般指有氧耐力。

发展肌肉耐力的基本途径有两个，一个途径是增强局部肌肉力量、提高肌肉耐力的训练（抗阻训练）；另一个途径是通过日常活动或运动提高人体相应肌群耐力和心肺功能的训练（可安排室内外较长时间的走、跑、跳绳、功率自行车运动、游泳等各种运动）。

（一）局部肌肉耐力训练

局部肌肉耐力的增强依赖于肌肉力量的增长，肌肉力量的增长依靠肌肉力量训练，肌肉力量训练方法在前面已经介绍。

（二）日常活动和运动耐力训练方法

1．持续训练法　持续是指运动强度比较小、持续时间比较长，且不间歇的训练方法。在走、跑和游泳等活动练习中，常采用长时间、长距离的持续性匀速练习。如长距离匀速跑等有氧训练，运动时间至少在 20 分钟以上，心率控制在 120～150 次／分，一般每周进行 3～4次为宜。

2．间歇训练法　是指在两次练习之间有适当的间歇，并在间歇期进行强度较小的练习，即在间歇时不是完全休息（采用积极休息方式）的训练方法。要根据不同年龄、体能水平科学合理地安排每次训练的距离、强度和间歇时间。间歇训练的运动强度一般采用超过本人最大摄氧量 50％ 的运动强度，才能使有氧能力显著提高。

（王　强　孟晓旭）

第四章 平衡与协调功能评定与运动治疗

1．掌握：平衡、支持面、稳定极限的概念；平衡的分类；维持平衡的生理机制及评定方法；协调功能评定的程序和方法；平衡和协调的训练原则和训练方法。

2．熟悉：影响人体平衡的因素；平衡功能评定的适应证和禁忌证；平衡功能评定的评定内容；协调障碍的表现。

3．了解：仪器评定法；特殊的平衡训练方法。

第一节 平衡与协调功能评定

【情境模拟】

患者男性，48 岁，脑出血术后 2 个月，左侧偏瘫，从脑外科转入康复科，治疗师对其进行初次评价时发现：坐位平衡为Ⅰ级，坐位时躯干向健侧倾斜，脸偏向健侧，眼睛只注视健侧。

一、平衡功能概述

（一）基本概念

平衡（balance，equilibrium）是指人体在不同环境和情况下维持身体稳定的能力，是完成各项日常生活活动的基本保证。平衡能力是指身体所处的一种姿势状态，并能在运动或受到外力作用时自动调整并维持姿势的一种能力。正常情况下，为了保持平衡，身体重心（center of gravity，COG）必须垂直地落在支持面的范围内，当 COG 偏离稳定位置时，即会通过自发的、无意识的或反射性的活动，以恢复重心稳定。

1．支持面　是指人体在各种体位下（卧、坐、站立、行走）所依靠的接触面。人体站立时的支持面为两足及两足之间的面积。支持面的大小、稳定性和质地均影响身体平衡。当 COG 落在支持面内，人体就保持平衡；反之，重心落在支持面之外时就失去平衡。

2．稳定极限（limit of stability，LOS）　是指正常人站立时身体倾斜的最大角度，是判断平衡功能的重要指标之一。稳定极限的大小取决于支持面的大小和性质。正常人双足自然分开站在地面上时，前后方向最大摆动角度为 12.5°，左右方向最大摆动角度为 16°。

3．平衡反应　是指当人体重心或支持面发生变化时，为了维持平衡所做出的应对反应，是人体为恢复被破坏的平衡做出的保护性反应。平衡反应成为人体维持特定的姿势和运动的基本条件。平衡反应状况可以通过活动的支持面和随意运动或破坏被检查者的体位而获得。

（二）平衡功能分类

1．静态平衡 又称Ⅰ级平衡，指人体在无外力作用下，在睁眼和闭眼时维持某姿势稳定的过程。例如，坐位和站位时保持稳定的状态。

2．自动态平衡 又称Ⅱ级平衡，指人体在进行各种自主运动时能重新获得稳定状态的能力。例如，由坐到站或由站到坐的姿势转换过程的平衡。

3．他动态平衡 又称Ⅲ级平衡，指人体在外力作用下（包括加速度和减速度）当身体重心发生改变时，迅速调整重心和姿势保持身体平衡的过程。例如，对推、拉等产生反应，恢复稳定状态的能力。

（三）平衡功能障碍的常见原因

1．肌力和耐力的低下 平衡的维持需要一定的躯干、双侧上肢及下肢的肌力来调节身体重心。当人体的平衡状态变化时，全身能做出及时的、相应的保护性反应，便可维持身体的稳定，不致跌倒而导致损伤。

2．关节的活动度下降和软组织挛缩 平衡的维持除了需要适当的肌力外，肢体关节活动范围、软组织柔韧性也是非常重要的。保持姿势需要肌肉软组织具有一定延展性、柔韧性，而患者运动也需要正常的关节活动范围才能完成。

3．中枢神经系统功能的障碍 对于中枢神经系统损伤的患者，如脑卒中、脑外伤、脑肿瘤等，维持平衡功能的三个因素均有可能受到损害而导致平衡失调，从而保持姿势、调整姿势及维持动态稳定的功能均下降。

（四）维持平衡的生理机制

1．感觉输入 人体站立时身体所处位置与地球引力及周围环境的关系通过视觉、躯体感觉、前庭觉的传入而被感知。

（1）躯体感觉：平衡的躯体感觉包括皮肤感觉（触、压觉）和分布于肌肉、关节及肌腱等处的本体感觉（运动觉、位置觉、振动觉）。在维持身体平衡和姿势的过程中，与支持面相接触的皮肤触、压觉感受器向大脑皮质传递有关体重的分布情况和身体重心的位置；分布于肌肉、关节及肌腱等处的本体感受器（螺旋状感觉神经末梢）收集随支持面的变化（面积、硬度、稳定性和表面平整度）而出现的有关身体各部位的空间定位和运动方向的信息，经深感觉传导通路向上传递。

（2）视觉系统：在视环境静止不动的情况下，视觉系统能准确感受环境中物体的运动以及眼睛和头部相对于环境的定位的信息。当躯体感觉被干扰或破坏时，视觉系统通过颈部肌肉收缩使头保持向上直立位和保持水平视线来使身体保持或恢复到直立位，从而获得新的平衡。如果去除或阻断视觉输入（如闭眼或戴眼罩），姿势的稳定性将较睁眼站立时显著下降，这也是视觉障碍者及老年人平衡能力降低的原因之一。

（3）前庭系统：前庭系统包括三个半规管、椭圆囊和球囊。半规管内的壶腹嵴为运动位置感受器，感受头部在三维空间中的旋转运动的角速度变化所引起的刺激；前庭迷路内的椭圆囊斑、球囊斑感受头在静止时的地心引力和头的直线加速度运动刺激。通过头的调整反应改变颈部肌肉张力来保持头的直立位置。躯体感觉和视觉系统正常时，前庭冲动控制 COG 的作用很小。当躯体感觉和视觉信息输入均不存在（被阻断）或输入不准确而发生冲突时，前庭系统的感觉输入在维持平衡的过程中才变得至关重要。

2．中枢整合　三种感觉信息在包括脊髓、前庭核、内侧纵束、脑干网状结构、小脑及大脑皮层等多级平衡觉神经中枢中进行整合加工，并形成产生运动的方案。当体位或姿势变化时，为了判断人体重心的准确位置和支持面情况，中枢神经系统将三种感觉信息进行整合，迅速判断何种感觉所提供的信息是有用的，何种感觉所提供的信息是相互冲突的，从中选择出提供准确定位信息的感觉输入，放弃错误的感觉输入。

3．运动控制　中枢神经系统在对多种感觉信息进行分析整合后下达运动指令，运动系统以不同的协同运动模式控制姿势变化，将身体重心调整到原来的范围内或重新建立新的平衡。当平衡发生变化时，人体通过三种调节机制或姿势性协同运动模式来应变，包括踝调节机制、髋调节机制及跨步调节机制。

（1）踝调节机制：它是指人体站在一个比较坚固和较大的支持面上，受到一个较小的外界干扰（如较小的推力）时，身体重心以踝关节为轴进行前后转动或摆动（类似钟摆运动），以调整重心，保持身体的稳定性。

（2）髋调节机制：正常人站立在较小的支持面上（小于双足面积），受到一个较大的外界干扰时，稳定性明显降低，身体前后摆动幅度增大。为了减少身体摆动，使身体重心重新回到双足范围内，人体通过髋关节的屈伸活动来调整身体重心和保持平衡。

（3）跨步调节机制：当外力干扰过大，使身体的摇摆进一步增加，重心超出其稳定极限，髋调节机制不能应答平衡的变化时，人体启动跨步调节机制，自动地向用力方向快速跨出或跳跃一步，来重新建立身体重心支撑点，使身体重新确定能实现稳定站立的支持面，避免摔倒。

二、平衡功能评定

（一）平衡功能评定的种类

平衡功能评定分主观评定和客观评定两个方面。主观评定以临床观察和量表评定为主，客观评定需借助平衡测试仪等设备进行评定。

1．临床观察　观察受检者在休息状态下的静态平衡功能和活动状态下的动态平衡功能。观察受检者在静止状态下能否保持平衡，例如，①睁眼及闭眼保持坐位；②睁眼及闭眼保持立位；③双足并行站立，双足足跟对足尖站立；④单脚支撑交替站立。观察受试者在运动状态下能否保持平衡，例如，①保持坐位、立位时，推动患者让其在移动的情况下保持平衡；②在不同条件下行走，包括足跟碰足尖走直线，走标记物；③侧方走、倒退走、走圆圈等。

2．量表评定　利用量表评定受检者的静态和动态平衡。其优点是不需要专门的设备，结果量化，评分简单，应用方便，临床使用广。信度和效度较好的量表有 Fugl-Meyer 平衡反应测试、Lindmark 平衡反应测试、Berg 平衡量表测试、MAS 平衡测试和 Semans 平衡障碍分级等。

3．平衡测量仪测定　采用平衡测量仪评定受检者的静态和动态平衡功能。平衡测试系统是近来发展起来的定量评定平衡能力的一种测试方法，这类仪器采用高精度的压力传感器和电子计算机技术，整个系统由受力平台（即压力传感器）、显示器、电子计算机和专用软件构成。通过系统控制和分离各种感觉信息的输入，来评定躯体感觉、视觉、前庭系统对于平衡及姿势控制的作用与影响，其结果以数据及图的形式显示，故也称计算机动态姿势图（computerized dynamic posturography，CDP）。

（二）适应证和禁忌证

1. 适应证　中枢神经系统损害，如脑血管意外、颅脑外伤、帕金森病、脑肿瘤、脑瘫、小脑疾患、脊髓损伤、多发性硬化等；耳鼻喉科疾病，如眩晕症等；肌肉骨骼系统疾病或损伤；老年人；运动员、飞行员及宇航员。

2. 禁忌证　严重的心肺疾患；下肢骨折未愈合；不能负重站立；发热、急性炎症；不能主动合作者。

（三）临床常用平衡评定方法

1. 平衡反应评定　平衡反应检查可以在不同的体位进行（如跪位、坐位或站立位），检查者破坏受检者原有姿势的稳定性，然后观察受检者的反应，阳性反应为正常。

（1）跪位平衡反应：受检者跪位。检查者将受检者上肢向一侧牵拉，使之倾斜。

阳性反应：受检者头部和躯干出现向中线的调整，被牵拉的一侧出现保护性反应，对侧上下肢伸展并外展。

阴性反应：受检者头部和躯干未出现向中线的调整，被牵拉的一侧和对侧上下肢未出现上述反应或仅身体的某一部分出现阳性反应。

（2）坐位平衡反应：受检者坐在椅子上。检查者将受检者上肢向一侧牵拉。

阳性反应：受检者头部和躯干出现向中线的调整，被牵拉的一侧出现保护性反应，对侧上下肢伸展并外展。

阴性反应：受检者头部和躯干未出现向中线的调整，被牵拉的一侧和对侧上下肢未出现上述反应或仅身体的某一部分出现阳性反应。

（3）站立位平衡反应。

① Romberg's 征：受检者双足并拢直立，检查者观察其睁、闭眼时身体摇摆的情况，又称为"闭目直立检查法"。

②单腿直立检查法：受检者单腿直立，检查者观察其睁、闭眼情况下维持平衡的时间长短，最长维持时间为 30 s。

③强化 Romberg 检查法：受检者两足一前一后、足尖接足跟直立，观察其睁、闭眼时身体的摇摆，最长维持时间为 60 s。

④迈步反应：受检者站立，检查者握住其上肢向左、右、前、后方向推动受检者身体。

阳性反应：为了保持平衡，受检者脚快速向侧方、前方、后方跨出一步，头部和躯干出现调整。

阴性反应：受检者不能为保持平衡而快速跨步，头部和躯干不出现调整。

⑤活动：评定受检者在活动状态下能否保持平衡。例如：坐位、站立位时移动身体；在

不同条件下行走，包括脚跟碰脚趾、足跟行走、足尖行走、走直线、侧方走、倒退走、走圆圈、绕过障碍物行走等。

2. Berg平衡量表（Berg balance scale，BBS） 为综合功能评定量表，它通过观察多种功能活动来评价受检者重心主动转移的能力，既可以评定受检者在静态和动态下的平衡功能，也可以用来预测正常情况下摔倒的可能性。Berg平衡量表作为一个标准化的评定方法，已广泛应用于临床各种疾病，也是评定脑卒中患者平衡功能最常用的评定量表之一。

（1）评定工具：量表、秒表、尺子、椅子、小板凳和台阶，椅子的高度要适当。

（2）评定内容见表4-1-1。

（3）评分标准：Berg平衡量表包含14个评定项目，根据受检者完成动作的质量，将每个评定项目分为0～4五个等级予以记分。4分表示能够正常完成所测试的动作，0分表示不能完成或需要中等量或大量帮助才能完成。最高分为56分，最低分为0分。需要20分钟完成。

（4）结果分析：平衡与步行能力关系密切。Berg平衡量表评分结果为：0～20分，提示平衡功能差，患者需乘坐轮椅；21～40分，提示有一定的平衡能力，患者可在辅助下步行；41～56分，说明平衡功能较好，患者可独立步行；小于40分，表明有摔倒的危险。

表 4-1-1 Berg 平衡量表

序号	评定内容	评分标准	分数
1	从坐位站起	不用手扶能够独立地站起并保持稳定	4
		用手扶着能够独立地站起	3
		几次尝试后自己用手扶着站起	2
		需要他人小量帮助才能站起或保持稳定	1
		需要他人中等量或最大量帮助才能站起或保持稳定	0
2	无支持站立	能够安全站立 2 min	4
		在监视下能够站立 2 min	3
		在无支持的条件下能够站立 30 s	2
		需要若干次尝试才能无支持站立达 30 s	1
		无帮助时不能站立 30 s	0
3	无支持坐位（双脚着地或放在凳子上）	能够安全地保持坐位 2 min	4
		在监视下能够保持坐位 2 min	3
		能坐 30 s	2
		能坐 10 s	1
		无靠背支持不能坐 10 s	0
4	从站立位坐下	最小量用手帮助安全地坐下	4
		借助于双手能够控制身体的下降	3
		用小腿的后部顶住椅子来控制身体的下降	2
		独立地坐，但不能控制身体的下降	1
		需要他人帮助坐下	0

续表

序号	评定内容	评分标准	分数
5	转移	稍用手扶着就能够安全地转移	4
		绝对需要用手扶着才能够安全地转移	3
		需要口头提示或监视才能够转移	2
		需要一个人的帮助	1
		为了安全，需要两个人的帮助或监视	0
6	闭目站立	能够安全地站立 10 s	4
		监视下能够安全地站立 10 s	3
		能站立 3 s	2
		闭眼不能达 3 s，但站立稳定	1
		为了不摔倒而需要两个人的帮助	0
7	双脚并拢站立	能够独立地将双脚并拢并安全站立 1 min	4
		能够独立地将双脚并拢并在监视下站立 1 min	3
		能够独立地将双脚并拢，但不能保持 30 s	2
		需要别人帮助将双脚并拢，但能够双脚并拢站立 15 s	1
		需要别人帮助将双脚并拢，双脚并拢站立不能保持 15 s	0
8	站立位时上肢向前伸展并向前移动	能够向前伸出 > 25 cm	4
		能够安全地向前伸出 > 12 cm	3
		能够安全地向前伸出 > 5 cm	2
		上肢可以向前伸出，但需要监视	1
		在向前伸展时失去平衡或需要外部支持	0
9	站立位时从地面拾起物品	能够安全轻易地从地面拾起物品	4
		能够将物品拾起，但需要监视	3
		伸手向下达 2～5 cm 且独立地保持平衡，但不能将物品拾起	2
		做试着伸手向下拾物品的动作时需要监视，但仍不能将物品拾起	1
		不能试着做伸手向下拾物品的动作，或需要帮助免予失去平衡或摔倒	0
10	站立位转身向后看	从左右侧向后看，重心转移良好	4
		仅能从一侧向后看，另一侧重心转移较差	3
		仅能转向侧面，但身体的平衡可以维持	2
		转身时需要监视	1
		需要帮助以防失去平衡或摔倒	0
11	转身 360°	在 ≤ 4 秒的时间内，安全地转身 360°	4
		在 ≤ 4 秒的时间内，仅能从一个方向安全地转身 360°	3
		能够安全地转身 360°，但动作缓慢	2
		需要密切监视或口头提示	1
		转身时需要帮助	0

续表

序号	评定内容	评分标准	分数
12	站立时将一只脚放在凳子上	能够安全且独立地站立并将一只脚放在凳子上，在 20 秒内完成 8 次	4
		能够独立地站，完成 8 次 > 20 秒	3
		无须辅助具在监视下能够完成 4 次	2
		需要少量帮助能够完成 > 2 次	1
		需要帮助以防止摔倒或完全不能做	0
13	两脚一前一后站立	能够独立地将双脚一前一后地排列（无距离）并保持 30 秒	4
		能够独立地将一只脚放在另一只脚的前方（有距离）并保持 30 秒	3
		能独立地迈一小步并保持 30 秒	2
		向前迈步需要帮助，但能够保持 15 秒	1
		迈步或站立时失去平衡	0
14	单腿站立	能够独立抬腿并保持 > 10 秒	4
		能够独立抬腿并保持 5 ～ 10 秒	3
		能够独立抬腿并保持 3 秒	2
		试图抬腿，不能保持 3 秒，但可维持独立站立	1
		不能抬腿或需要帮助以防摔倒	0

三、协调功能概述

（一）定义

协调功能是指人体自我调节，完成平滑、准确且有控制的随意动作的一种能力，是完成精细运动技能动作的必要条件。小脑、前庭神经、视神经、深感觉、锥体外系在运动的协调中发挥重要作用。上述结构发生病变，协调动作即会出现障碍。

（二）协调运动障碍表现及原因

1. 共济失调　共济失调是小脑功能不全造成的协调障碍。任何一个动作的完成都必须有一定的肌群参加，如主动肌、拮抗肌、协同肌及固定肌等。这些肌群的协调一致主要是靠小脑的功能。此外，前庭神经、视神经、深感觉、锥体外系均参与作用，动作才得以协调和平衡。上述结构发生病变，协调动作即会出现障碍，称为共济失调（ataxia），随意运动的平稳性、动作的速度范围出现异常，缺乏精细协调及对距离的判断力。表现为醉酒步态、言语顿挫、震颤、书写困难，严重者日常生活活动不能自理。

2. 不自主运动　亦称不随意运动（involuntary movement），是由随意肌不自主地收缩所发生的一些无目的的异常动作。多见于基底神经节病变，主要是运动不正常和肌张力的改变。主要表现为震颤、肌张力过高、随意运动减少、动作缓慢、舞蹈症等。

（1）震颤（tremor）：震颤是两组拮抗肌交替收缩所引起的一种肢体摆动动作。

①静止性震颤：在静止时表现明显，动作如同"搓丸"样，在做意向性动作时可减轻或暂时消失，伴有肌张力增高，见于帕金森病。

②老年性震颤：与帕金森病相似，但多见于老年动脉硬化患者，常表现为点头或摇头动作，一般不伴有肌张力的改变。

③动作性震颤：震颤在动作时出现，在动作终末，越接近目标物时越明显，见于小脑疾患、扑翼样震颤。震颤动作多在腕掌部，见于慢性肝病、早期肝昏迷。此外，手指的细微震颤，常见于甲状腺功能亢进。

（2）舞蹈样运动：舞蹈样运动（chorea）为肢体的一种快速、不规则、无目的、不对称的运动，持续时间不长，在静止时可以发生，也可因外界刺激、精神紧张而引起发作，睡眠时发作较轻或消失。动作也可表现在面部，如做鬼脸。多见于儿童的脑风湿病变。

（3）手足徐动：手足徐动为手指或足趾的一种缓慢持续的伸展扭曲动作，可重复出现且较有规则，见于脑性瘫痪、肝豆状核变性、脑基底节变性等。

（4）手足搐溺：手足搐溺发作时手足肌肌肉呈紧张性痉挛，在上肢表现为腕部屈曲，手指伸展、掌指关节屈曲、拇指内收靠近掌心并与小指相对，形成"助产士手"；在下肢表现为踝关节与趾关节皆呈屈曲状，见于低钙血症和碱中毒。

（5）摸空症：表现为上肢以肘、腕、手关节为主的一种无意识摸索动作，见于脑膜炎、伤寒及败血症的高热期有意识障碍者和肝昏迷患者。

四、协调功能评定方法

协调性评定实际上是对精细运动技能及能力的评价。在注意观察患者日常生活动作的同时，临床上通常从交互动作、协同性、准确性三方面对其进行评价。交互动作是指检查主动肌和拮抗肌之间运动相互转换的能力。指鼻试验、指指试验、对指试验、前臂快速旋前旋后、手有节奏地拍打膝盖或桌面（上肢）以及足敲击地面（下肢）、跟－膝－胫试验等用于评价交互动作的完成情况。协同性是检查这些共同作用的肌群是否可协调配合。准确性是检查估计测量或判断距离的能力。指鼻试验、指指试验、对指试验以及跟－膝－胫试验也可用于评价协同性和准确性。更加精确的检查可以按规定画线或临摹等。

（一）观察日常生活动作

协调功能正常的表现是运动排列的多样性；具有良好的平衡反应能力；当固定身体的某一部位时，具有能使身体的其他部位完成平滑、顺畅运动的能力。

（1）自理活动。吃饭、穿衣、系纽扣、取物等日常生活动作因上肢的动摇而难以完成。

（2）书写。小脑疾患患者写字将纸穿破，歪歪斜斜，字行间距不等，开始时字小，越写越大。帕金森氏征患者相反，开始时字大，越写越小。

（3）站立姿势。患者站立时，两足间的距离增大，双侧上肢为了维持平衡均外展位，症状加重时全身不规则地摇摆，跌倒的方向向后。小脑性运动失调在闭眼和睁眼时身体的摇摆无差别。

（4）语言。说话唐突，吐字不清，音量大小不等，强弱不同，呈讷吃样言语，或爆发性，或断辍性，声音时断时续，称为失调性构音障碍。

（5）眼震。首先让患者平视前方，然后嘱其看一侧的固定目标，便产生眼震，小脑病变时多见。

（6）步态。常见异常步态有蹒跚步态、共济失调步态、慌张步态、剪刀步态等。

（二）临床常用的检查方法

1. 交替和交互运动

（1）旋前及旋后试验：曲肘90°，并紧紧固定于身体，让患者手掌朝下和朝上交替翻转。

（2）对指试验：让患者用拇指尖连续触及该手的其他指尖。

（3）用手拍打：屈肘，前臂旋前，用手拍小腿。

（4）用足拍打：让患者用一侧足掌在地面上反复拍打，应保持足与地面的完全接触。

2. 协调运动

（1）仰卧起坐：让患者从仰卧位坐起，注意避免双手的受伤。

（2）站立后仰：让患者首先在站立位下保持平衡，然后在保护下缓慢后仰，注意其安全。

3. 精细运动

（1）指鼻试验：让患者肩关节外展90°，肘伸展，用示指指尖指鼻尖。小脑半球病变时同侧指鼻不准。感觉性共济失调睁眼准，闭眼不准。

（2）交替指鼻和手指：让患者用示指指尖交替指鼻尖和检查者的手指尖。检查者可改变体位来监测其对于变换距离和方向的应变能力。

（3）手指指手指：两肩关节外展，两肘伸直，让患者的两示指在中线相接触。若总是偏向一侧，提示该侧小脑或迷路病变。

（4）拇指触手指：患者处于仰卧位，让患者用大拇指触检查者的手指。

（5）跟－膝－胫试验：患者处于仰卧位，以一侧的足跟沿对侧下肢胫骨上下滑动。小脑损害时抬腿触膝时常出现辨距不良或震颤。感觉性共济失调在闭眼时常找不到膝盖。

第二节　平衡与协调功能训练

一、平衡训练原则

日常生活动作的完成，很大部分都要依赖平衡的维持能力，即平衡功能。然而许多疾病都会导致平衡功能障碍，要对其进行积极的治疗，而治疗方法应是综合性的，除了针对病因进行药物或手术等治疗外，最为直接有效的治疗就是进行平衡功能训练。

（一）循序渐进

1. 支持面由大到小、由稳定到不稳定　训练时支持面面积逐渐由大变小，即从最稳定的体位逐步过渡到最不稳定的体位。开始时可以在支持面面积较大或使用辅助具较多的体位进行训练，当患者的稳定性提高后，则减小支持面面积或减少辅助器具的使用。开始训练时除了支持面由大变小外，还应由硬而平整的支持面逐步过渡到软而不平整的支撑面下进行。

2. 重心由低到高　仰卧位→前臂支撑下的俯卧位→手膝跪位→双膝跪位→半跪位→坐位→站立位，这样重心由低到高，逐渐增加平衡训练的难度。

3. 从睁眼到闭眼　视觉对平衡功能有补偿作用，因而开始训练时可在睁眼状态下进行，当平衡功能改善后，可增加训练难度，在闭眼状态下进行。

4. 从静态平衡到动态平衡　首先恢复患者保持静态平衡的能力，即能独自坐或独自站。静态平衡需要肌肉的等长收缩，因此可以通过训练维持坐或站立的躯干肌肉保持一定的肌张力来达到静态平衡。当患者具有良好的静态平衡能力之后，再训练动态平衡。

5. 逐渐增加训练的复杂性　平衡反应的训练可在床、椅、地面等稳定的支撑面上，也可在摇板、摇椅、滚筒、大体操球等活动的支撑面上。为增加难度，可在平衡训练中增加上肢、下肢和躯干的活动，例如膝手位时将一侧上肢或下肢抬起，立位时抛接球活动等。

（二）综合训练

人是一个有机整体，存在平衡功能障碍的患者往往同时具有肌力、肌张力、关节活动度或步态等异常，如果是脑卒中、脑外伤或脑瘫的患者还可能存在认知、言语等功能障碍，因此，在平衡训练的同时，也要进行肌力、言语、认知、步态等综合性训练，如此也能促进平衡功能的改善，促进患者各项功能的恢复。

（三）注意安全

训练平衡功能的原则是在监护下，先将患者被动地向各个方向移动到失衡或接近失衡的点上，然后让他自行返回中位或平衡的位置上。训练中要注意从前面、后面、侧面或在对角线的方向上推或拉患者，让他达到或接近失衡点；要密切监控以防出现意外，但不能扶牢患者，否则患者因无须做出反应而失去效果；一定要让患者有安全感，否则会因害怕而诱发全身痉挛出现联合反应，加重病理模式。

总而言之，在注意安全性的前提下，因人而异，循序渐进，逐渐增加训练的难度和复杂性，逐步改善平衡功能。

二、平衡训练方法

平衡训练时，一般先从卧位（如前臂支撑下的俯卧位）开始（这是因为卧位的支持面最大、最稳定，患者比较容易掌握平衡技巧），逐渐过渡到最不稳定的体位（如站立位）。训练顺序为：仰卧位→前臂支撑下的俯卧位→手膝跪位→双膝跪位→半跪位→坐位→站立位。其中对于截瘫的患者，主要训练体位是前臂支撑下的俯卧位→手膝跪位→双膝跪位→半跪位→坐位→站立位，而对于偏瘫患者则主要训练体位是仰卧位→坐位→站立位。不论在什么体位下训练，首先需要控制头部的稳定，其次是颈部和躯干肌肉的协同收缩，来保持躯干的稳定性。具体训练方法按体位顺序叙述如下。

（一）仰卧位

此种体位下的平衡训练在临床上偏瘫患者常用。平衡训练的主要内容是躯干的平衡控制训练，所采用的训练方法是桥式运动。

1. 桥式运动的目的　训练腰背和核心肌群的控制能力，诱发下肢分离运动，缓解躯干及下肢的痉挛，提高躯干肌肌力和平衡控制能力。应鼓励患者于病情稳定后尽早进行桥式运动。

2. 桥式运动的方法　患者仰卧位，双手放于体侧，或双手十指交叉相握，胸前上举，注意患手大拇指放在最上面，以对抗拇指的内收和屈曲，下肢屈曲支撑于床面，患者将臀部抬离床面，尽量抬高，即完成伸髋、屈膝、足平踏于床面的动作。双侧下肢同时完成此动作为双桥运动（图4-2-1），单侧下肢完成此动作为单桥运动（图4-2-2）。

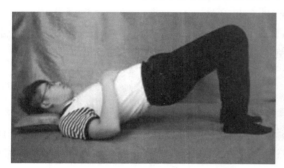 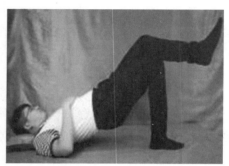

图 4-2-1　双桥运动　　　　　　　　　　　图 4-2-2　单桥运动

3. 桥式运动的训练方法　治疗师可将一只手放在患者的患膝上，然后向前下方拉压膝关节，另一只手拍打患侧臀部，刺激臀肌收缩，帮助患髋伸展。在进行桥式运动时，患者两足间的距离越大，伸髋时保持屈膝所需的分离性运动成分就越多。随着患者控制能力的改善，可逐渐调整桥式运动的难度，如由双桥运动过渡到单桥运动。

（二）前臂支撑下的俯卧位

此种训练体位是上肢和肩部的强化训练及持拐步行前的准备训练。

1. 静态平衡训练　患者取俯卧位，前臂支撑上肢体重，保持静态平衡。开始两前臂间距较窄，之后逐渐加宽；支撑时间开始较短，之后逐渐延长，随着支撑平衡功能的逐渐改善，保持时间达到30分钟后，则可以再进行动态平衡训练。

2. 自动态平衡训练　患者取俯卧位，前臂支撑上肢体重，先是自己向各个方向活动并保持平衡，之后可以一侧前臂支撑，另一侧前臂抬起活动并保持平衡。

3. 他动态平衡训练　患者取俯卧位，前臂支撑上肢体重，治疗师向各个方向推动患者的肩部。训练开始时推动的力要小，使患者失去静态平衡的状态，又能够在干扰后恢复到平衡的状态，然后逐渐增加推动的力度和范围。

（三）手膝跪位

此种训练体位同样主要适合截瘫患者，也适用于运动失调症和帕金森综合征等具有运动功能障碍的患者。

1．静态平衡训练　患者取手膝跪位，由手掌和膝部作为体重支撑点，在此体位下保持平衡。保持时间如果达到 30 分钟，再进行动态平衡训练。

2．自动态平衡训练　患者取手膝跪位。

（1）整体活动：患者自己向前、后、左、右各个方向活动身体并保持平衡，也可上、下活动躯干并保持平衡。

（2）肢体活动：指示患者将一侧上肢或下肢抬起并保持平衡，随着稳定性的增强，再将一侧上肢和另一侧下肢同时抬起并保持平衡，如此逐渐增加训练的难度和复杂性（图 4-2-3）。

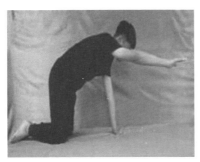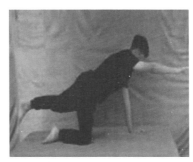

图 4-2-3　手膝跪位自动态平衡训练

3．他动态平衡训练　患者取手膝跪位，治疗师向各个方向推动患者，推动的力度和幅度逐渐由小到大。

（四）双膝跪位和单膝跪位

这两种训练体位也主要适合截瘫患者。双膝跪位平衡掌握后，再进行单膝跪位平衡训练。

1．静态平衡训练　患者取双膝跪位或单膝跪位，然后保持平衡。静态平衡保持达到 30 分钟后，可进行动态平衡训练。

2．自动态平衡训练　患者取双膝跪位或单膝跪位。

（1）向各个方向活动：患者自己向各个方向活动身体，然后保持平衡。

（2）伸手取物训练：患者伸手拿治疗师手中的物品或床上物品训练（图 4-2-4）。

（3）抛接球训练：治疗师在患者的各个方向向患者抛球，患者接到球后，再抛给治疗师，如此反复。抛球的距离和力度可逐渐加大，以增加训练难度。

无论是患者自己活动、伸手取物，还是抛接球训练，都可以先在治疗床上进行，然后在平衡板上进行，逐渐增加训练的复杂性。

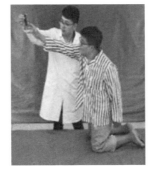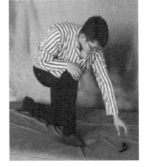

图 4-2-4　双膝跪位和单膝跪位伸手取物训练

3．他动态平衡训练　患者取双膝跪位或单膝跪位。

（1）治疗床上训练：患者跪于治疗床上，治疗师向各个方向推动患者。

（2）平衡垫上训练：患者跪于平衡垫上，由于平衡垫受压后支持面不稳，会使重心不稳而出现身体的倾斜，通过提供一个活动的支持面，增加了训练的难度。当患者能轻松跪在上面保持平衡时，治疗师向各个方向推动患者增加训练难度。

（五）坐位

对于截瘫的患者，在进行平衡训练时应该由前臂支撑下的俯卧位、长坐位、手膝跪位、双膝跪位、半跪位逐渐到坐位和站位。而对于偏瘫患者则主要是进行坐位和站位的平衡训练。

偏瘫患者早期多由于不能保持躯干的直立而不能保持坐位平衡，截瘫的患者如果躯干肌肉瘫痪或无力也难以保持坐位平衡，还有许多其他疾患如帕金森病等也会引起坐位平衡障碍，这些情况均需要进行坐位平衡训练。坐位平衡训练主要包括长坐位平衡训练和端坐位平衡训练，前者多适用于截瘫患者，后者多适用于偏瘫患者。

1. 长坐位平衡训练　临床中患者会根据自身的残疾情况而选用最舒适的坐姿。一般来说，截瘫患者多采用长坐位进行平衡功能训练。

（1）静态平衡训练：患者取长坐位，前方放一面镜子，治疗师于患者的后方，首先辅助患者保持静态平衡，逐渐减少辅助力量，待患者能够独立保持静态平衡 30 min 后，再进行动态平衡训练。

（2）自动态平衡训练：患者取长坐位。

①向各个方向活动：可指示患者向左右或前后等各个方向倾斜，躯干向左右侧屈或旋转，或双上肢从前方或侧方抬起至水平位，或抬起举至头顶，并保持长坐位平衡。当患者能够保持一定时间的平衡，就可以进行下面的训练。

②触碰治疗师手中的物体：治疗师位于患者的对面，手拿物体放于患者的正前方、侧前方、正上方、侧上方、正下方、侧下方等不同的方向，让患者来触碰治疗师手中的物体。

③抛接球训练：抛球、接球训练可进一步增加患者的平衡能力，也可增加患者双上肢和腹背肌的肌力和耐力。在进行抛接球训练时要注意从不同的角度向患者抛球，同时可逐渐增加抛球的距离和力度来增加训练的难度（图 4-2-5）。

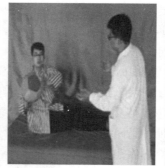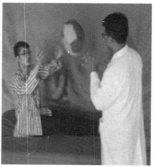

图 4-2-5　长坐位抛接球训练

（3）他动态平衡训练：患者取长坐位。

①治疗床上训练：患者坐于治疗床上，治疗师向侧方或前、后方推动患者，使患者离开起始位，开始时推动的幅度要小，待患者能够恢复平衡，再加大推动的幅度。

②平衡板上训练：患者坐于平衡板上，治疗师向各个方向推动患者，或者治疗师立于平衡板上用双脚控制平衡板活动。

2. 端坐位平衡训练　偏瘫患者多采用端坐位平衡训练。能很好地保持端坐位平衡，才能进行站立位的平衡训练，为步行做好准备。

由于脑卒中的偏瘫患者多年老体弱，突然从卧位坐起，很容易发生体位性低血压，患者出现头晕、恶心、血压下降、面色苍白、出冷汗、心动过速、脉搏变弱等，严重的甚至休克。为预防突然体位变化造成的反应，可先进行坐起适应性训练。先将床头摇起30°，开始坐起训练，并维持15～30 min，观察患者的反应，2～3 d未有明显异常反应者即可增加摇起的角度，一般每次增加15°，如此反复，逐渐将床摇至90°。如患者在坐起时感觉头晕、心率加快、面色苍白等应立即将床摇平，以防止体位性低血压。对一般情况良好的患者，可直接利用直立床，调整起立的角度，帮助患者达到站立状态。

当患者经过坐起适应性训练后，则可以进行下面的训练。

（1）静态平衡训练：患者取端坐位，开始时可辅助患者保持静态平衡，待患者能够独立保持静态平衡一定时间后，再进行动态平衡训练。

（2）自动态平衡训练：患者取端坐位，治疗师可指示患者向各个方向活动，侧屈或旋转躯干，或活动上肢的同时保持端坐位平衡。治疗师位于患者的对面，手拿物体放于患者的各个方向，让患者来触碰。治疗师从不同的角度向患者抛球，并逐渐增加抛球的距离和力度。

（3）他动态平衡训练：患者取端坐位。

①治疗床上训练：患者坐于治疗床上，治疗师向各个方向推动患者，推动的力度逐渐加大，患者恢复平衡和维持端坐位。

②平衡板上训练：患者坐于平衡板上，治疗师向各个方向推动患者。

③训练球上训练：患者坐于训练球上，治疗师向各个方向推动患者。因为支撑体重的训练球是一个活动而且较软的支持面，更难保持平衡，从而增加了训练的难度。

（六）站立位

患者的坐位平衡改善后，就可以进行站立位平衡训练。无论是偏瘫、截瘫还是其他情况引起的平衡功能障碍，进行站立位的平衡训练都是为步行做好准备，并最终达到步行的目的。

1. 静态平衡训练　先进行辅助站立训练，然后进行独立站立训练。

（1）辅助站立训练：在患者尚不能独立站立时，需首先进行辅助站立训练。

可以由治疗师扶助患者，也可以由患者自己扶助肋木、助行架、手杖或腋杖等，或者患者站于平行杠内扶助步行。

当患者的静态平衡稍微改善后，则可以减少辅助的程度，如由两位治疗师扶助减少为一位治疗师扶助，或由扶助助行架改为扶助四脚拐，再由四脚拐改为三脚拐，再改为单脚拐。

当平衡功能进一步改善，不需要辅助站立后，则开始进行独立站立平衡训练。

（2）独立站立训练：患者面对镜子保持独立站立位，这样在训练时可以提供视觉反馈，协助调整不正确的姿势。独立站立并可保持平衡达到一定的时间，就可以进行他动态站立平衡训练。

2. 自动态平衡训练　患者仍需要面对镜子站立，治疗师站于患者旁边。自动态平衡训练的方法较多，具体如下。

（1）向各个方向活动：站立时足保持不动，身体交替向侧方、前方或后方倾斜并保持平衡；身体交替向左右转动并保持平衡。

（2）左右侧下肢交替负重：左右侧下肢交替支撑体重，每次保持5～10 s，治疗师需特别注意监护患者，以免发生跌倒，也需注意矫正不正确的姿势。

（3）太极拳运手式训练：可以采用太极拳的运手式进行平衡训练。运手式是身体重心一个连续的前后左右的转移过程，同时又伴随上肢的运动，因而是一个训练平衡的实用方法。

（4）触碰治疗师手中的物体：治疗师手拿物体，放于患者的正前方、侧前方、正上方、侧上方、正下方、侧下方等各个方向，让患者来触碰物体（图 4-2-6）。

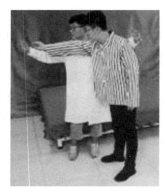

图 4-2-6　站立位伸手触碰
物体平衡训练

（5）抛接球训练：在进行抛接球训练时可以从不同的角度向患者抛球，同时可逐渐增加抛球的距离和力度来增加训练的难度。

（6）弯腰拾物：拿一物体放于地面上距离患者不同的地方，鼓励患者弯腰伸手去拿物体。

（7）平衡测试仪训练：平衡测试仪除了可以用来客观地评定平衡功能，还可以用于平衡功能的训练。训练时，患者双足放在平衡测试仪的测力平台上，在仪器的显示屏上通过不同的图标来显示双足所承担的体重。正常人每侧足承受体重的 50%，通过有意识地将体重转移到一侧下肢，可以提高对自动态平衡能力的训练。

3．他动态平衡训练　患者面对镜子保持独立站立位。

（1）硬而大的支持面上训练：患者站在平地上，双足分开较大的距离，有较大的支持面，利于保持平衡。治疗师站于患者旁边，向不同方向推动患者，可以逐渐增加推动的力度和幅度，增加训练的难度。

（2）软而小的支持面上训练：随着平衡功能的改善，可以由硬而大的支面改为软而小的支持面，例如站在平衡垫上或软的床垫上等，也可以缩小支持面，并足站立，或单足站立。然后治疗师向各个方向推动患者，使其失衡后再恢复平衡（图 4-2-7）。

（3）活动的支持面上训练：可以提供活动的支持面给患者站立，如平衡板，进一步增加训练的难度，然后治疗师向各个方向推动患者（图 4-2-8）。

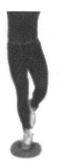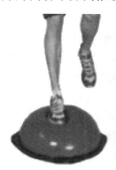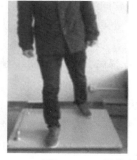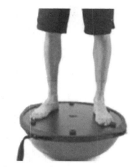

图 4-2-7　平衡垫上站立位平衡训练　　　　图 4-2-8　平衡板上站立位平衡训练

在进行站立位平衡训练时，要注意随时纠正患者的站立姿势，防止患膝过伸等异常姿势。

三、注意事项

1．平衡功能训练适用于具有平衡功能障碍的患者，也适用于正常人群。

2．当患者具有严重的心律失常、心力衰竭、严重感染或严重的痉挛等时，则暂不宜进行平衡训练。

3．训练时，治疗师要在患者旁边密切监护，以免发生跌倒；在训练中要给患者口令，以提示、指导或鼓励患者完成相应的动作或任务；要让患者面对镜子进行姿势矫正。

4．训练前、训练中和训练疗程结束后，要注意平衡功能评定，以了解存在的问题、制订或修改训练方案。

5．要注意综合训练。平衡训练不是单独进行的，要保持平衡还需要患者有适当的肌力、肌张力和关节活动度等，因此在进行平衡训练的同时，还要进行相关的肌力等其他方面的训练。

四、协调功能训练

协调训练强调动作的完成质量，要掌握协调训练方法，需先了解协调的影响因素和协调训练的原则。

（一）协调训练的目的与原则

1．协调训练的目的　是改善动作的质量，即改善完成动作的方向和节奏、力量和速度，以达到准确的目标。

2．协调训练的基本原则

（1）由易到难，循序渐进：先进行简单动作的练习，掌握后再完成复杂的动作，逐步增加训练的难度和复杂性。

（2）重复性训练：每个动作都需重复练习，才能起到强化的效果，这种动作才能被大脑记忆，从而促进大脑的功能重组，进一步改善协调功能。

（3）针对性训练：针对具体的协调障碍而进行针对性的训练，这样更具有目的性。

（4）综合性训练：协调训练不是孤立进行的，即在进行针对性训练的同时，也需要进行相关训练，如改善肌力训练、改善平衡训练、改善本体感觉训练等。

（二）协调训练方法

协调功能训练方法与平衡功能训练方法基本相同，二者的区别在于侧重点不同。平衡功能训练侧重于身体重心的控制，以粗大动作、整体动作训练为主；协调功能训练侧重于动作的灵活性、稳定性和准确性，以肢体远端关节的精细动作、多关节共同运动的控制为主，同时强调动作完成过程的质量，例如动作的完成是否正确、准确，过程中有没有出现肢体的震颤等。协调功能评定的方法如指鼻试验、轮替试验等，这些动作既可以用来进行评定，同时也可以用来进行协调训练。具体的训练方法主要包括轮替动作的练习和定位的方向性动作练习两个方面。

1．上肢协调训练　上肢协调训练包括轮替动作练习、定位方向性动作练习、节律性动作练习和手眼协调练习。

（1）轮替动作练习。主要根据关节的活动方向而进行。

①双上肢交替上举：左、右侧上肢交替举过头顶高度，手臂尽量保持伸直，并逐渐加快练习的速度。

②双上肢交替摸肩上举：左、右侧上肢交替屈肘、摸同侧肩，然后上举。

③双上肢交替前伸：上肢要前伸至水平位，并逐渐加快速度。

④交替屈肘：双上肢起始位为解剖位，然后左、右侧交替屈肘，手拍同侧肩部，逐渐加快速度。

⑤前臂旋前、旋后：肩关节前屈90º，肘伸直，左、右侧同时进行前臂旋前、旋后的练习。或一侧练习一定时间，再换另一侧练习。

⑥腕屈伸：双侧同时进行腕屈伸练习。或一侧练习一定时间，再换另一侧。

⑦双手交替掌心拍掌背：双手放于胸前，左手掌心拍右手掌背，然后右手掌心拍左手掌背，如此交替进行，逐渐加快速度。

（2）定位方向性动作练习。包括以下方面。

①指鼻练习：左、右侧交替以示指指鼻，或一侧以示指指鼻，反复练习一定时间，再换另一侧练习。

②对指练习：双手相应的手指互相触碰，由拇指到小指交替进行；或左手的拇指分别与其余四根手指进行对指，练习一定时间，再换右手，或双手同时练习。以上练习同样要逐渐加快速度。

③指敲桌面：双手同时以五根手指交替敲击桌面。或一侧练习一定时间，再换另一侧练习。

④其他：画画、下跳棋等。

（3）节律性动作练习：以上轮替动作和方向性动作练习过程中，每一个动作练习都需注意节律性，先慢后快反复多次练习，逐步改善协调能力。

（4）手眼协调练习。

①插木棒、拔木棒：从大到小依次将木棒插入孔中，然后再将木棒拔出，反复多次练习。

②抓物训练：如将小球放在桌子上，让患者抓起，然后放在指定的位置；或者将花生、黄豆等排放在桌子上，让患者抓起放入小碗中。

③画画或写字：无论画画或写字，开始可以让患者在已有的画上或字上描写，然后在白纸上画或写。

④下跳棋、拼图或堆积木等：这些作业训练均有助于提高手眼协调能力。

2. 下肢协调训练　下肢协调训练包括轮替动作练习、整体动作练习和节律性动作练习。

（1）轮替动作练习。

①交替屈髋：仰卧于床上，膝关节伸直，左右侧交替屈髋至90º，逐渐加快速度。

②交替伸膝：坐于床边，小腿自然下垂，左右侧交替伸膝。

③坐位交替踏步：坐位时左右侧交替踏步，并逐渐加快速度。

④拍地练习：足跟触地，脚尖抬起做拍地动作，可以双脚同时或分别做。

（2）整体动作练习。

①原地踏步走：踏步的同时双上肢交替摆臂，逐渐加快速度。

②原地高抬腿跑：高抬腿跑的同时双上肢交替摆臂，逐渐加快速度。

③其他：跳绳、踢毽子等。

（3）节律性动作练习：同上肢协调训练一样，下肢的轮替动作和整体动作练习过程中，也需注意节律性，先慢后快反复多次练习，逐步改善协调能力。

协调训练开始时均在睁眼的状态下进行，当功能改善后，可根据具体情况，将有些训练项目改为闭眼状态下进行，以增加训练的难度，如指鼻练习、对指练习等。

（三）协调训练的注意事项

1．协调功能训练适用于具有协调功能障碍的患者。

2．当患者具有严重的心律失常、心力衰竭、严重感染或严重的痉挛等时，则暂不宜训练。

3．训练前、训练中要注意协调功能评定，以了解问题所在，制订或修改训练方案。

4．协调功能训练不是孤立进行的，要同时进行相应的肌力训练、平衡功能训练等其他训练。

5．无论进行何种协调训练都要保证患者的安全。

（四）临床应用

小脑性共济失调的患者由于对运动的速度、力量和距离的控制障碍而产生辨距不良和意向性震颤，上肢较重，并有快速及轮替运动异常，大写症；在下肢则表现为行走时的酩酊步态。具体训练方法如下。

1．上肢协调训练

（1）轮替动作练习：双上肢交替上举或交替摸肩上举，双上肢交替前伸，交替屈肘，前臂旋前、旋后，腕屈伸，双手交替掌心拍掌背。动作练习注意节律性，先慢后快。

（2）方向性动作练习：指鼻练习、对指练习、指敲桌面、画画、下跳棋等。动作练习注意节律性，先慢后快。

（3）手眼协调练习：插拔木棒、抓物训练、画画、写字、下跳棋、拼图、堆积木或空中画"8"字（竖画、横画）等。这些作业训练均有助于提高手眼协调能力。

2．下肢协调训练

（1）轮替动作：交替屈髋、交替伸膝、坐位交替踏步、拍地练习、下肢功率自行车等。

（2）整体动作：原地踏步走、原地高抬腿跑、跳绳、踢毽子、四肢联动仪训练等。

下肢协调训练时也需注意动作的节律性，先慢后快逐渐练习。

训练开始时在睁眼的状态下进行，功能改善后，将有些训练项目改为闭眼状态下进行，如指鼻练习、对指练习等。

（孟晓旭　王　强）

第五章　移动步行能力的评估与训练

1．掌握：正常步行周期的构成，步态分析方法；助行器的使用训练方法；偏瘫患者步行训练的方法；偏瘫及脊髓损伤患者的体位转移方法。

2．熟悉：常见病理步态的原因及表现；常见异常步态的矫治方法；轮椅的构造和驱动训练；体位转移训练的目的。

3．了解：步态分析的适应证和禁忌证；减重步态训练方法；机器人辅助步行训练；体位转移训练的注意事项。

第一节　步态分析

【情境模拟】

患者男性，44岁，因"言语含糊不清伴左侧肢体活动不利2小时"入院。申请PT康复治疗。2年前发现空腹血糖测定8.0 mmol/L，否认高血压，否认肝炎、肺结核等传染病史，否认药物过敏史。

现临床诊断：（1）脑梗死；（2）Ⅱ型糖尿病；（3）高脂血症。

现患者站位平衡3级，可独立转移，监护下行走，但行走速度缓慢，患侧负重费力，迈腿时髋关节外展外旋，屈髋、屈膝不充分，足跖屈内翻，典型画圈步态。

步态分析（gait analysis，GA）是指针对人类步行行为方式进行系统研究和评价的过程。通常在进行步态分析之前，应首先了解正常步态及其相关知识，对正常和异常步态模式进行比较和分析，为进一步矫正异常步态，制订康复治疗方案提供必要的依据，并评价康复治疗效果。

一、正常步态

在临床工作中，神经系统或运动系统的疾病往往会导致正常步态的改变，理解正常人的步态模式和特征是判断步态正常与否的前提。

（一）步行周期

步行周期（gait cycle）是指人体在正常行走时一侧下肢足跟着地至该侧下肢足跟再次着

地的时间过程。根据下肢在步行时的位置分为支撑相和摆动相两个阶段（图5-1-1）。

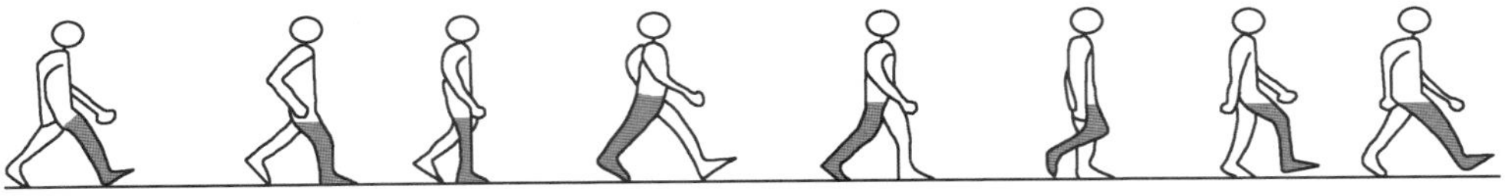

右双支撑期 (10%)	右单支撑期 (40%)		左双支撑期 (10%)	左单支撑期 (40%)
左步(50%)			右步(50%)	
右站立相(60%)			右迈步相(40%)	

图 5-1-1　步行周期

1. 支撑相　是指在步行中足与地面始终有接触的阶段，包括单支撑相和双支撑相，占整个步行周期的60%。

（1）单支撑相：单支撑相指一侧足全部着地，对侧足腾空的阶段，为单足支撑全部重力的时相，占步行周期的40%。

（2）双支撑相：双支撑相指一侧下肢足跟着地至对侧下肢足尖离地前双足与地面接触的阶段，占步行周期的20%。双支撑相是人体步行这种状态的最大特点，在一个步行周期中双支撑相会出现两次。

（3）支撑相分期。

①支撑早期：首次着地和承重反应期，正常步速时大约为步行周期的10%，通常为一个步行周期中的第一个双支撑期。

首次着地是指足跟接触地面的瞬间，使下肢前向运动减速，落实足进入支撑相的位置，因此是造成支撑相异常最常见的原因。承重反应是指首次着地之后重心由足跟向全足转移的过程。

②支撑中期：通常指一个步行周期中的单支撑相时段。正常步速时大约为步行周期的40%。主要功能是保持膝关节稳定，控制胫骨前向惯性运动，为下肢向前推进做准备。若此阶段下肢承重力小于体重或身体不稳定则此期缩短，以将重心迅速转移到另一足，保持身体平衡。

③支撑末期：支撑腿主动加速蹬离的时段，开始于足跟抬起，结束于足尖离地，正常步速时大约为步行周期的10%。此阶段身体重心向对侧下肢转移，又称为摆动前期。此时对侧足处于支撑早期，为第二个双支撑期。临床中偏瘫患者往往出现向下蹬踏的起始动作完成不充分。

2. 摆动相　摆动相是指在步行中足始终与地面无接触的阶段，通常指从一侧下肢的足尖离地到该侧下肢的足跟着地间的阶段，占整个步行周期的40%。一般包括以下三个时期：

（1）摆动早期：支撑腿离地加速向前摆动，屈髋带动屈膝到最大位置的阶段，正常步速时大约为步行周期的15%。

（2）摆动中期：膝关节从最大屈曲位继续向前摆动至该侧小腿与地面垂直时的时段。

（3）摆动末期：与地面垂直的小腿位继续向前减速运动至该侧足跟再次着地之前的时段，正常步速时大约为步行周期的15%。

（二）正常步态相关参数

1. 步态时－空参数如图5-1-2所示。

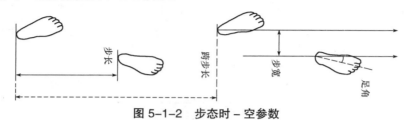

图5-1-2　步态时－空参数

（1）步长（step length）：行走时，从一侧足跟着地至对侧足跟着地所行进的距离，通常称跨步长，用cm表示，一般步长55～85 cm。

（2）步幅（stride length）：行走时，从一侧足跟着地到该侧足跟再次着地所行进的距离，又称跨步长，用cm表示，通常是步长的两倍。

（3）步宽（stride width）：在行走中双侧足中线间的距离，用cm表示，健全人为（8±3.5）cm。

（4）足偏角（foot angle）：在行走中人体前进的方向与足底中心线所形成的夹角，通常用°（度）表示，健全人约为6.75°。

（5）步长时间（step time）：行走时，一侧足跟着地至对侧足跟着地的平均时间，通常用时间单位秒（s）表示，约为0.5 s。

（6）步行周期（gait cycle）：行走时，从一侧足跟着地到该侧足跟再次着地所用的时间，通常用时间单位秒（s）表示。一般成年人的步行周期为1～1.32 s。

（7）步频（cadence）：单位时间内行走的步数，通常用steps／min表示。一般健全人通常步频为95～125 steps／min。

（8）步速（velocity）：单位时间内行走的距离，通常用m／min表示。一般健全人通常行走的速度为65～95 m／min。

2. 运动学参数

（1）下肢各关节在正常步行周期中的角度变化，见表5-1-1、表5-1-2。

表5-1-1　支撑相下肢各关节的角度变化

部位	首次着地	承重反应	支撑中期	支撑末期
骨盆旋转	向前5°	向前5°	中立位	向后5°
髋关节	屈30°	屈30°	屈30°～0°	过伸0°～10°
膝关节	完全伸直	屈15°	屈15°～0°	完全伸直
踝关节	中立位	跖屈0°～15°	背屈3°	背屈15°

表 5-1-2　摆动相下肢各关节的角度变化

部位	首次着地	承重反应	支撑中期	支撑末期
骨盆旋转	向后 5°	向后 5°	中立位	向前 5°
髋关节	过伸 0°～10°	屈 20°	屈 20°～30°	屈 30°
膝关节	屈 35°	屈 60°	屈 60°～30°	屈 30°～0°
踝关节	跖屈 20°	跖屈 10°～20°	跖屈 0°～10°	中立位

（2）正常步行周期中下肢主要肌肉的参与，见表 5-1-3。

表 5-1-3　正常步行周期中主要肌肉的活动

肌肉	步行周期时相
腓肠肌和比目鱼肌	支撑相中期至蹬离，首次触地
臀大肌	摆动相末期，首次触地至支撑相中期
腘绳肌	摆动相中期，首次触地至承重反应结束
髂腰肌和股内收肌	足离地至摆动相早期
股四头肌	摆动相末期，首次触地至支撑相中期，足离地至摆动相早期
胫前肌	首次触地至承重反应结束足离地至再次首次触地

3. 动力学参数　是通过动力学分析对步行时作用力、反作用力强度、方向和时间的研究来获得的相应数据，与运动学参数结合可以分析内力，即肌肉、肌腱、韧带和关节所产生的控制外力的动力。

4. 肌电活动参数　是指在步行活动状态同步检测多块肌肉电活动的测定方法。揭示肌肉活动与步态关系的肌肉电生理研究，是临床步态分析必不可少的环节。

二、步态分析

步态分析为制订康复治疗计划和评定康复疗效提供客观依据，常用方法如下。

（一）观察法

观察法是指由检查者用肉眼观察受试者的行走过程，一般采用自然步态，即最省力的步行姿态，根据所得的印象做出定性分析的结果，又名目测分析法。此方法操作简便，但主要是依靠检查者的观察技能，主观性强，临床多与定量的分析技术相结合，使步态分析更完善。现将具体的目测分析方法和步骤总结如下：

步态观察采用自然步态，观察包括前面、侧面和后面。在自然步态观察的基础上，可以要求患者加快步速减少足接触面（跖足或足跟步行）或步宽（两足沿中线步行），以凸现异常；也可以通过增大接触面或给予支撑（足矫形垫或矫形器），以改善异常，从而协助评估。观察内容见表 5-1-4。

表 5-1-4　目测分析法观察要点

步态内容	观察要点
步行周期	时相是否合理，左右是否对称，行进是否稳定和流畅
步行节律	节奏是否匀称，速率是否合理，时相是否流畅
疼痛	是否干扰步行，部位、性质、程度与步行障碍的关系，发作时间与步行障碍的关系
肩、臂	塌陷或抬高，前后退缩，肩活动过度或不足
躯干	前屈或侧屈，扭转，摆动过度或不足
骨盆	前、后倾斜，左、右抬高，旋转或扭转
膝关节	摆动相是否可屈曲，支撑相是否可伸直，关节是否稳定
踝关节	摆动相是否可背屈和跖屈，是否足下垂、足内翻或足外翻，关节是否稳定
足	是否为足跟着地，是否为足趾离地，是否稳定
足接触面	足是否全部着地，两足间距是否合理，是否稳定

（二）足印法

足印法是一种简便、定量、客观而实用的临床研究方法。步态采集时选用走廊、操场等可留下足印的平整地面作为步道，宽 45 cm，长 110 cm，在距离两端各 250 cm 处画一横线，中间 600 cm 作为测量正式步态用。被检查者赤脚，让足底粘上颜料。先在步道旁试走 2 ~ 3 次，然后两眼平视前方，以自然行走方式走过准备好的步道。当受试者走过起始端横线处时按动秒表，直到走到终端的横线外停止秒表，记录走过的步道中间 600 cm 所需的时间。要求在上述 600 cm 的步道中至少包括连续 6 个步印，供测量使用（图 5-1-3）。参照正常步态时 – 空参数进行对比。

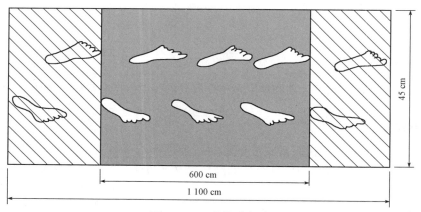

图 5-1-3　足印分析法

1. **复杂的定量分析方法**　步态分析系统、足底压力系统、动态肌电图等，与足印法一样也是通过获得的运动学参数、动力学参数等来分析步态特征的。其优点是设备测试的精准度高，缺点是设备价格昂贵，分析过程复杂，但随着科技的进步，康复医疗机构的发展，相关

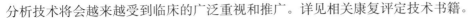

分析技术将会越来越受到临床的广泛重视和推广。详见相关康复评定技术书籍。

2. 行走能力的评定　功能独立性测量（functional independence measurement，FIM），评分采用 7 分制，最高分为 7 分，最低分为 1 分。得分的高低以患者独立的程度、对于辅助具或辅助设备的需求以及他人给予帮助的量为依据。评分依据有行走的距离和辅助量。

7 分：完全独立——不用辅助设备或用具，在合理的时间内至少能安全地步行 50 m。

6 分：有条件的独立——可独立行走 50 m，但需要使用辅助具（下肢矫形器、假肢等），行走时需要比正常长的时间并考虑安全因素。

5 分：可以步行 50 m，但需要他人监护、提示及做行走前的准备工作。患者不能独立步行 50 m 时，在没有他人帮助的情况下，不论有否使用辅助设备或辅助具，能步行 17 m 达到室内生活的功能水平。

4 分：最小量帮助——步行时需要他人轻轻地用手接触或偶尔帮助。患者至少能独立完成 ≥ 75% 的 50 m 行走动作。

3 分：中等量帮助——步行时需要他人轻轻地上提患者身体。患者至少能独立完成 50% ~ 74% 的 50 m 行走动作。

2 分：最大量帮助——患者至少能独立完成 25% ~ 49% 的 50 m 行走动作，仅需一人的帮助。

1 分：完全帮助——患者仅完成不足 25% 的 50 m 行走动作，需要 2 人的帮助，不能行走 17 m。

三、常见病理步态的表现

（一）疼痛

因疼痛导致步行时患侧下肢站立相时间缩短，跨步长缩短，步速下降。

1. 髋关节疼痛　患侧肩关节下降、对侧肩关节抬高、躯干向对侧过度倾斜等代偿动作使身体重心越过疼痛关节以减少对关节面的机械性压力以减轻疼痛。

2. 膝关节疼痛　膝关节轻度屈曲，可降低关节囊的张力，足尖着地代替足跟着地。

3. 足前部疼痛　踝关节跖屈减少，足趾离地动作消失。

4. 踝关节或足后部疼痛　首次着地时，足跟着地消失，以足尖或足的内、外侧代替。

（二）肌无力

1. 臀大肌无力　臀大肌作用是伸髋及脊柱稳定肌（在足触地时防止身体重心过分向前而摔倒）。肌力下降时表现为躯干在整个站立相始终保持后倾，双侧肩关节后撤，从而形成挺胸凸腹的步态（图 5-1-4）。

2. 臀中肌无力　臀中肌作用是髋关节外展，起到稳定、支持骨盆的作用。肌力下降时的表现：一侧表现为 Trendelenburg 步态，即患侧处于站立相时，健侧骨盆下降，患侧骨盆向侧方突出，躯干向患侧代偿性倾斜，患侧肩关节下掣，髋、膝屈曲增加，踝关节背屈增加。双侧则表现为上下左右摇摆，故称鸭步（图 5-1-5）。

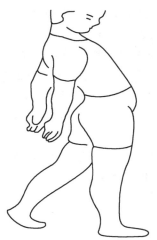

图 5-1-4 臀大肌无力步态

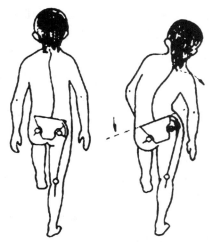

图 5-1-5 臀中肌无力步态

3. 髋关节屈肌无力　屈髋肌是摆动相主要的加速肌，其肌力降低造成摆动相肢体行进缺乏动力，只有通过躯干在支撑相末期向后，摆动相早期突然向前摆动来进行代偿，患侧步长明显缩短。

4. 股四头肌麻痹　当出现股四头肌麻痹时，主要表现为对足跟着地期的影响。此时，臀大肌收缩保持股骨近端位置，小腿三头肌收缩保持股骨远端位置，从而将膝关节锁定在过伸位。如同时伴有髋关节伸肌无力，有些患者在足跟首次着地期和站立相时，俯身用手按压大腿以助膝关节伸展。膝关节反复过伸将极大地增加膝关节韧带和关节囊负荷，导致损伤和疼痛（图 5-1-6）。

5. 胫前肌无力　胫前肌作用是使踝关节背屈。胫前肌麻痹时，患者在摆动相出现足下垂，导致下肢功能性过长，往往以过分屈髋屈膝代偿（跨阈步态），同时支撑相早期由全脚掌或足尖先接触地面，多见于腓总神经麻痹患者（图 5-1-7）。

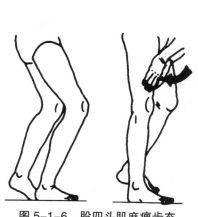

图 5-1-6 股四头肌麻痹步态

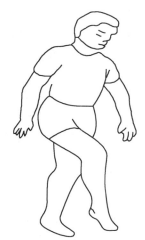

图 5-1-7 胫前肌无力步态

6. 腓肠肌无力　腓肠肌的作用是站立相末期产生蹬离动作，促使腿向前摆动。当腓肠肌无力时则蹬离动作的爆发性减弱，身体前移力量减小、运动减慢，减慢了下肢向前迈进，从而导致步幅缩短，步行速度下降。

（三）中枢神经系统损伤

1．偏瘫步态　上肢摆动时肩、肘、腕及手指关节屈曲、内收。下肢髋关节伸展、内收及内旋，膝关节伸展，踝关节跖屈、内翻。步速减慢，健侧步幅缩短，首次着地时足跟着地消失、膝反张。患侧站立相时间缩短，摆动相时由于股四头肌痉挛而使膝关节屈曲角度显著减小或消失，迈步相时患侧肩关节下降，骨盆代偿性抬高，髋关节外展、外旋，偏瘫下肢经外侧画一个半圆弧，故又称画圈步态。

2．剪刀步态　由于髋内收肌群痉挛，常见于痉挛型脑瘫或脑外伤患者。表现为迈步相时，下肢向前内侧迈出，同时伴有腘绳肌痉挛而出现膝关节屈曲；踝关节跖屈肌痉挛出现足前部着地，下肢向前摆动时足趾拖地；髋膝过分屈曲，站立相时间延长，迈步相时间缩短，步基（支持面）减小，步幅减小，步速减慢。

3．帕金森病步态　步态表现为步行启动困难，双支撑相时间延长，行走时躯干前倾，髋膝关节轻度屈曲，关节活动范围减小，踝关节迈步相时无跖屈，步长、跨步长缩短，步伐细小，上肢摆动几乎消失，易跌倒。患者以小步幅快速向前行走，虽启动行走困难，而一旦启动又难以止步，不能随意骤停或转向，呈现出前冲或慌张步态（图5-1-8）。

4．共济失调步态　典型特征是行走时两上肢外展以保持身体平衡，步基增宽，高抬腿，足落地沉重；不能走直线，而呈曲线或呈"Z"形前进；因步行不易控制，故步行摇晃不稳，状如醉汉，故又称酩酊步态或醉汉步态（图5-1-9）。

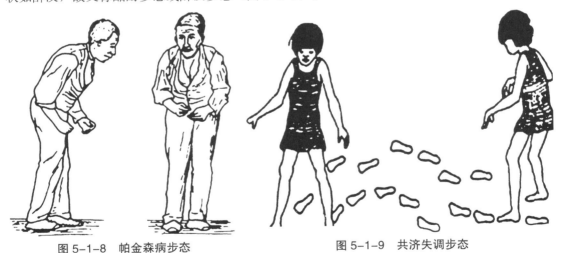

图 5-1-8　帕金森病步态　　　　图 5-1-9　共济失调步态

第二节　步行功能训练

【情境模拟】

患者男性，67岁，四个月前因脑卒中住院治疗，经过系统治疗病情好转出院。出院1个月后，患者因步行功能差不慎跌倒再次入院，患者的康复愿望是能够再次独立行走。查体：T：

36.50 ℃，P：90 次 / 分，R：20 次 / 分，BP：130/85 mmHg，右侧肢体肌力正常，左侧上肢肌力 2 级，下肢肌力 4 级。

问题和思考：

（1）患者的主要问题是什么？

（2）可采用哪些方法进行步行功能训练？

步行是运动治疗中日常生活动作训练的重要内容，是让患者早日生活自理，回归家庭和社会，减少家人和社会负担的基本保障，步行训练也是患者和家属最关心的项目。

一、步行训练的条件与基础训练

人类正常的自然步态需要满足一定的条件，包括正常的肌力、肌张力、平衡与协调能力、感觉功能与空间认知功能及运动控制功能。因此在进行步行训练时，首先应进行必要的基础训练。

（一）步行训练的条件

1. 肌力　肌力是完成关节运动的基础，包括核心稳定肌群和整体运动肌群。为了保证步行周期的支撑相稳定，单侧下肢必须有足够的肌力与负重能力，才能保证另一侧下肢能够完成向前摆动的动作。

2. 平衡能力　平衡能力是步行得以完成的基本保证，一般室内步行要达到 2 级平衡，室外步行则平衡能力必须达到 3 级。

3. 协调能力与肌张力均衡　步行中双侧上下肢肌肉主要是引起各关节运动的主动肌、固定肌、协同肌和拮抗肌之间的协调配合，保证了下肢各关节在步行时有足够的活动度，从而形成正常的自然步态。

4. 感觉功能及空间认知功能　感觉是运动的基础，任何运动都是在感觉反馈基础上进行的，特别是本体感觉直接影响步行的完成。步行中上、下肢各关节所处的位置，落步时的步幅及深浅高低等均直接影响步行完成质量。

5. 运动控制功能　运动控制是指人体调节或管理动作的能力，包括肢体精确完成特定功能活动的能力。步行调控系统损伤会造成步态的异常。

（二）针对性步行基础训练

基础训练包括体位适应性训练、躯干和下肢肌力训练、耐力训练、平衡协调性训练、步态训练、过障碍步行训练、辅助具步行训练等。

1. 体位适应性训练　为预防突然体位变化造成的低血压反应，应先进行站起适应性训练。开始先将床头摇起 30°，进行靠坐训练，并维持 15 ～ 30 分钟，观察患者的反应，2 ～ 3 天未有明显异常反应者即可增加摇起的角度，一般每次增加 15°，如此反复，逐渐将床摇至 90°。如患者在坐起时感觉头晕、心率加快、面色苍白等应立即将床摇平，以防止体位性低血压。对一般情况良好的患者，可直接利用直立床，调整起立的角度，帮助患者达到站立状态。

2．肌力训练

（1）桥式运动和垫上训练：目的是训练腰背肌和提高骨盆的控制能力，诱发下肢分离运动，缓解躯干及下肢的痉挛，提高患者卧床时的生活自理能力。

（2）上肢主要肌群力量的训练：主要用于截瘫等需用拐杖或轮椅转移的患者，重点是肩带肌、肘伸肌、腕伸肌的肌力训练。

（3）下肢主要肌群力量的训练：下肢主要是训练伸髋肌、髋外展肌、膝关节伸展肌群。

（4）局部稳定肌训练：核心肌群的稳定尤其重要。

3．关节活动度训练　主要是预防关节挛缩和肌肉萎缩，对病情稳定，神志清醒的患者，应鼓励患者自己在床上进行各种运动，若不能主动完成运动应适当给予被动运动。重点对下肢的内收肌、腘绳肌和小腿三头肌等进行牵伸训练。

4．平衡训练　平衡训练是在患者躯干控制训练的基础上进行的，实际上就是帮助患者找回重心位置，并保持身体稳定的训练方法。包括坐位平衡训练和站位平衡训练。

5．协调训练　协调是指恢复平稳、准确、高效的运动能力的锻炼方法，即利用残存部分的感觉系统以及利用视觉、听觉和触觉来促进随意运动的控制能力。上肢、下肢、躯干分别在卧位、坐位、站立位、步行中和增加负荷的步行中训练。

6．感觉训练　各种皮肤感觉的刺激可采用脚踏踩不同质地的物品，如踏踩鹅卵石地面、脚踩晃动的木板、泡沫塑料垫、橡胶充气垫等；冷热水交替浸泡；垂直叩击足底；脚底震动等增加本体感觉等。

7．疼痛的处理　可根据患者的具体情况给以温热疗法、冷疗法，必要时配合药物控制。

二、室内步行训练

室内步行训练包括治疗性步行和家庭性步行。患者首先在平衡杠内练习站立和行走，包括三点步、四点步、两点步，并逐步过渡到助行器或拐杖行走。使用步行辅助具的目的是支撑体重、增强肌力、获得平衡、帮助步行。平衡杠内站立训练见本章第三节，本节重点介绍步行辅助具及其使用训练。

（一）步行辅助具的种类

根据患者的不同情况，可选择适用于其身体条件的步行辅助具，以实现在室内或室外行走的目的。

1．拐杖

（1）手杖：手杖是用单侧手扶持以助行走的工具。适用于偏瘫及脊髓不完全性损伤的患者，一侧上肢、肩部肌力正常，双下肢有一定的支撑能力时使用。对运动失调症、格林巴利、偏瘫中立位平衡较差的患者可以使用四足手杖和三足手杖。

①T形或问号形手杖：为单足手杖。适用于握力好、上肢支撑力强的患者，如偏瘫患者、老年人等。

②三足手杖：又称三脚拐。三足呈"品"字形，使支持面增大，从而增加了手杖的稳定性。适用于平衡能力稍欠佳，用单足手杖不安全的患者。

③四足手杖：手杖有四个着地支撑点，因而使手杖更为稳定。适用于平衡能力欠佳、臂力较弱或上肢患有帕金森病，用三足手杖也不够安全的患者。

（2）前臂支撑型拐杖：又称肘拐。前臂拐是以前臂和手共同承重，可单用也可双用。适用于握力差、前臂力量较弱但又不必用腋拐者。

（3）肱三头肌支撑拐：又称上臂拐。

（4）腋窝支撑型拐杖：简称腋拐，有固定式和长度可调式两种。腋拐可靠、稳定，用于佩戴膝踝足矫形器后的截瘫患者，以及小儿麻痹后遗症等较严重的情况。

2．助行器　与腋拐相比，助行器具有较高的稳定性，但因室外使用不方便，多在步行训练初期或室内行走时应用。

（1）助行架：适用于站立平衡差、下肢肌力低下的患者或老人。

（2）助行车：此车有两个或四个轮子使之易于推行移动。适用于步行不稳的老人或患者。

（二）杖高的确定

1．腋拐高度的确定　确定拐杖高度的方法很多，最简单的方法是用身长减去 41 cm，即为拐杖长度。站立时股骨大转子的高度为把手的高度。亦可以用精确的测量方法确定拐杖的高度，测量时患者呈仰卧位，着常用鞋或佩戴下肢矫形器，上肢放松置于身体两侧，腋拐轻轻贴靠腋窝，伸至小趾前外侧 15 cm 处即为拐杖适当的长度；肘关节屈曲 150°，腕关节背伸，手掌面所及处为拐杖把手高度。

2．手杖高度的确定　患者着常用鞋或佩戴下肢矫形器，肘关节屈曲 150°，腕关节背伸，小趾前外侧 15 cm 至腕背伸时手掌面的距离即为手杖的长度。

（三）利用拐杖的步行训练

利用拐杖进行步行训练时，要具备较好的平衡能力和上肢支撑体重的肌力，一般需要先经过平行杠内基本动作训练，能够在双杠内保持立位平衡 2～3 s，松开手也能站立时或者能够进行步行，则移行到双杠外挂拐步行。拐杖步行根据拐杖和脚移动顺序的不同，可有几种方式。

1．手杖使用训练　以偏瘫患者为例，偏瘫患者能够在平衡杠内保持立位平衡、能够步行时则可移行到杠外持手杖步行。手杖和平衡杠不同，是从上向下用力来作支撑和保持平衡的。

（1）平衡训练：患者立位，健手挂杖，双脚分开平均负重；慢慢将重心移向患侧、健侧；上抬手杖，以双足支撑体重，并保持较好的站立姿势。

（2）行走训练：在掌握身体平衡后，开始行走训练。方法包括：

①手杖三点步行：患者使用手杖时先伸出手杖，再迈患侧足，最后迈健侧足的步行方式为三点步行，即以手拐→患侧下肢→健侧下肢的顺序行走。此种步行方式因迈健侧足时有手杖和患足两点起支撑作用，因此稳定性较好，除一些下肢运动障碍的患者常采用外，大部分偏瘫患者也习惯采用此种步态。

根据患者的基本情况，练习时按健侧足迈步的大小又可分为后型、并列型和前型三种。

后型是健侧足迈出的步幅较小，健侧足落地后足尖在患侧足尖之后，如果健侧足落地后足尖与患侧足尖在一条横线上，即为并列型；若步幅较大，超过患侧足尖则为前型。由于后型稳定性好，前型稳定性最差，所以一般初期练习的患者或平衡功能较差的患者可以先练习后型，再改为并列型，最后练习前型。

②手杖两点步行：手杖和患侧足同时伸出并支撑体重，再迈出健侧足。手杖与患侧足作为一点，健侧足作为一点，交替支撑体重，称为两点步行。此种步行速度快，有较好的实用价值。当患者具有一定的平衡功能或是较好地掌握了三点步行后，可进行两点步行练习。

（3）训练指导注意事项：偏瘫患者在室内持手杖步行时应注意：①偏瘫患者进行不稳定的手杖步行时，治疗师应面向患者站在患侧的斜前方；②偏瘫伴有下肢疼痛时，不宜采取两手握杖，向前拄地，躯干向前屈步行；③手杖着地处应为患者斜前方一脚长的地方，这是最稳定的方式。

2. 腋拐步行训练　以截瘫患者为例。完成平行杠内站立和步行训练后，开始练习平行杠外的站立和步行。

（1）平行杠外保持立位平衡的训练：在离开平行杠练习拄拐步行前要做好立位平衡训练，最初练习时大部分动作要背靠墙壁以防危险发生，训练内容包括：①身体重心向左、右转移；②身体重心向前、后转移；③拐杖交替向侧方上举；④拐杖交替前伸；⑤双拐同时前伸；⑥躯干旋转，双拐同时向侧方伸出；⑦双拐交替后伸；⑧双拐同时后伸；⑨双手拄拐，单腿站立，另一侧下肢前后摆动；⑩患者身体靠在墙壁上，将拐杖紧贴体侧，身体挺直，伸肘时双足离地。

（2）行走训练。

①交替拖地步行：将左拐向前方伸出，再伸右拐；躯干前倾，由腋拐支撑体重；将双足同时向前拖动一小步至拐脚附近。这是一种容易进行的步行，步行训练初期者或腹肌、腰方肌肌力低下者适用，是利用背阔肌力量步行。

②同时拖地步行：双拐同时向前方伸出，两脚拖地移动至拐脚附近。和交替拖地步行同样情况下可用此法训练，比交替方式稍稍增进稳定性时进行。完成这项训练后，可移行到小步幅步行。

③摆至步（图 5-2-1）：双侧拐杖同时向前方伸出，患者身体重心前移，躯干前倾，由腋拐支撑体重；利用上肢支撑力使双足离地，将双足同时向前摆出一小步，双脚落至腋拐处。此种步行方式具有实用性，虽然速度较慢，但比较稳定，适用于道路不平、人多、拥挤的场合。对脊髓损伤 $T_{12} \sim L_1$ 的截瘫患者可以利用，有实用性。

④摆过步（图 5-2-2）：双侧拐同时向前方伸出，患者支撑把手，使身体重心前移，躯干前倾，由腋拐支撑体重；利用上肢支撑力使双足离地，下肢向前摆动，将双足

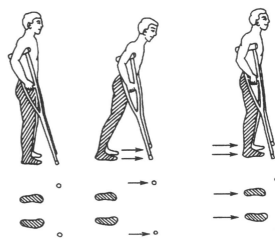

图 5-2-1　摆至步

同时向前摆出一大步，双脚超过腋拐，落于腋拐前方。开始训练时容易出现膝关节屈曲、躯干前屈而跌倒，应加强保护。此种步行方式在拐杖步行中速度最快，适用于路面宽阔、行人较少的场合。

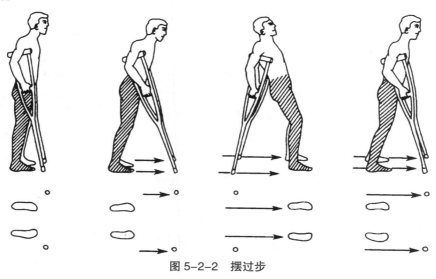

图 5-2-2　摆过步

⑤四点步行：按照以下顺序行走：一侧拐→对侧下肢→另一侧拐→另一侧下肢，如此反复进行。此种步行方式适用于骨盆上提肌肌力较好的双下肢运动障碍者。步行环境与摆至步相同，步行速度较慢，但稳定性好，步态与正常步行近似，练习难度小，是双下肢运动障碍患者经常采用的步行方式之一。通常在交替拖地步行以后进行，此时骨盆上举不充分时，脚则拖地面成为四点拖地，以后再逐渐变为正规的四点步行。

⑥两点步行（图 5-2-3）：一侧拐杖与对侧足同时伸出作为第一着地点，然后另一侧拐杖与相对的另一侧足再向前伸出作为第二着地点，如此反复进行的方式称为两点步行。此步行方式常在掌握四点步行后练习，虽稳定性不如四点步行，但速度较快，步行环境与摆过步相同。如果屈髋肌能够参与，则能增强实用性。

⑦三点步行：患肢和两侧拐杖同时伸出，健足再伸出。此种步行适用于一侧下肢患病，且患侧不能负重的患者，例如小腿骨折、小儿麻痹后单侧下肢麻痹、手杖和患肢不支持体重时。其步行近似摆过步，速度快，稳定性良好，是常用的步行方式之一。

⑧上下阶梯：患者面对阶梯，一只手

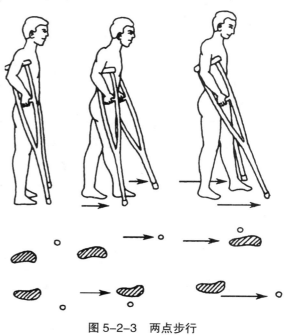

图 5-2-3　两点步行

扶扶手，另一只手挂拐；躯干前屈抬臀，双腿向前摆动；将双脚放至上一级台阶上。下阶梯动作与之相反即可。

（3）训练指导注意事项：①要检查一下拐杖高度是否调整正确；②检查矫形器佩戴是否稳定；③戴上防止跌倒的带子；④如果有可能，治疗师应该和助手一前一后保护；⑤步行中腰部发软，臀部向后突出时则前推；⑥对患者辅以保护时，支撑在腰部附近，不要抓拐杖；⑦拐杖应当放在距腋窝下 2～3 横指之侧胸部，用上肢的伸展来支撑体重。腋拐直接抵腋窝，但不能用腋窝支撑体重，因其可引起臂丛神经压迫。

3．使用助行器的训练

（1）迈步行走：患者将助行器的一侧向前，然后迈出对侧下肢；再将助行器另一侧向前，然后迈出另一侧下肢。

（2）摆步行走：患者将助行器抬起，放至身体前方一步左右的地方；用支撑动作将身体撑起；将双下肢一起向前摆出一小步，双足落地站稳。

（3）使用助行器站起：患者将助行器稳定住，双手紧握扶手，躯干前倾；双上肢用力撑起身体；躯干伸展，双足支撑体重站起。

三、社区步行训练

当患者具有室内安全步行能力后，为提高患者耐力和步行的实际应用能力，做好患者出院前的准备，使患者能早日回归家庭和社会，应鼓励患者进行社区步行训练。社区步行训练是患者借助 AFO、手杖等，独立地完成在社区内步行，包括过马路、去超市购物、乘坐交通工具等。其注意事项是：①注意安全，严格遵守交通规则；②专人保护，治疗师应站在患者的患侧，提高患者的安全感，以利于消除患者的紧张情绪；③患者必须具有站立位Ⅲ级平衡能力；④遵循循序渐进的原则，逐步延长步行的距离和速度；⑤先选择较平整的路面行走，逐渐到较复杂的路面行走；⑥所有实用技术的应用，应先在治疗室内进行模拟训练，待熟练后再到实际环境中训练，以逐步适应。

四、减重及机器人辅助步行训练

（一）减重步行训练

减重步行训练（body weight support gait trainer）又称部分重量支持（partial body weight support，PBWS）步行训练，是指通过器械悬吊的方式将患者身体的重量部分向上吊起，使患者步行时下肢的负担减轻，以帮助患者进行步行训练、平衡训练，提高患者日常生活活动能力，使患者早日回归家庭和社会。如果配合运动平板（treadmill）进行训练，效果更好。

1．治疗作用

（1）使患者步行中身体重心的分布趋于对称，提高患者步行稳定性；

（2）减少步行中下肢相关肌群的收缩负荷，使下肢肌力不到3级的患者能提早进行步态训练；

（3）下肢关节负荷的减轻可以改善和加大下肢关节的活动范围；

（4）减重状态下可以调节下肢的肌肉张力，避免和缓解由于早期负重行走带来的不必要的下肢伸肌协同运动和由这种异常模式导致的足下垂、内翻等病理性步态，及早输入符合正常人的生理步行模式，促进正常步态恢复，提高步行能力；

（5）患者在减重支撑装置的保护下，增加了平衡稳定性，安全性提高，消除患者步行中的紧张和恐惧心理，使患者更好地配合治疗师的治疗，治疗师也可以把精力主要放在对下肢异常步态矫治上。

2. 组成　减重步行训练系统一般由电动操作方式通过承重吊带在适度减轻下肢承重的状态下，进行步态训练，一般由减重悬吊系统和步行系统两部分组成。部分减重支撑训练系统有减重控制台，控制电动升降杆的升降，减重范围为体重的0（完全负重）～100%（完全不负重），身体固定带紧缚于患者腰臀部；固定带的两端对称固定在悬吊支撑架上。另一部分是步行系统，主要是指电动活动平板即步行器系统，以利于进行步行及耐力训练。训练时可以根据患者的需要，采用地面行走或活动平板行走。悬吊带通常固定在患者的腰部和大腿根部，着力点一般在腰部和大腿根部，不宜在腋下或会阴部。

3. 操作程序

（1）常规操作：向患者说明悬挂减重训练的目的、过程和患者配合事项；检查悬挂减重机电动或手动升降装置，确认处于正常状态；如果使用活动平板训练，必须使平板速度处于最慢（最好为静止状态）；确定悬吊带无损伤，各个连接部件无松动或损坏；给患者佩戴悬吊带，注意所有连接部位牢靠；将患者送到减重悬臂下，连接悬吊带；采用电动或手动方式，通过减重悬臂将患者的悬吊带上拉；根据患者能够主动或在协助下向前迈步的情况，确定减重程度；让患者站在训练场地或活动平板上，保持身体稳定2～3 min，使患者适应直立体位；开启平板活动开关或从患者站立的地面，由患者主动或辅助的方式向前迈步；活动平板的速度逐步加快到患者可以适应的最快节奏；达到训练时间后逐步减速，最后停止；准备好座椅或轮椅，逐步降低悬吊带，让患者坐下；解除悬吊带；关机，让患者休息3～5 min，完成治疗过程。

（2）常用治疗方案。

减重程度：一般为体重的0～30%。这是因为这时的步态参数最接近完全负重下的步态参数，如果减重过大，患者将失去足够的地面的反作用力，不利于推进他们的步行。每次步行所减的重量可根据患者情况，调节减重的程度。

减重步行速度：因平板的起始速度不同，目前没有统一的规定，可根据患者的具体情况设定。近年的一些研究建议，只有以接近正常的步速训练中枢性损伤患者，才能最大限度地增加患者的活动能力。

训练时间：30～60 min／次，可分为3～4节，每节时间不超过15 min，各节之间适当休息。严重患者每节时间可以缩短到3～5 min，休息5 min。对每次减重较多的患者，训练时间可小于15 min。

训练频率：门诊治疗不低于3～5次／周，住院3～5次／周。

疗程：8～12周。

4. 注意事项

（1）悬吊固定带要适当，不能诱发患者痉挛。也要注意避免局部过分受压而导致压疮。

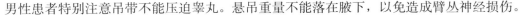

男性患者特别注意吊带不能压迫睾丸。悬吊重量不能落在腋下，以免造成臂丛神经损伤。

（2）减重程度要适当，一般减重不超过体重的30%～40%。过分减重将导致身体摆动度增大，下肢本体感觉反馈传入减少；而减重不足将导致患者步行困难。但对于腰段以上脊髓损伤的患者，在早期步行训练时，可根据患者的身体状况，适当增减重量，以降低步行难度，提升患者步行的安全感，提高患者参与步行的积极性。

（3）悬吊装置必须可靠，避免吊带松动或滑脱而导致患者跌倒。

（4）训练过程中必须有医务人员在场进行指导和保护。

（5）避免活动平板起始速度过快或加速过快，造成危险。

（6）步行时患者可以佩戴矫形器。

（二）机器人辅助步行训练

康复机器人是目前国际上研究的大热点。其目的旨在利用机器人的原理，辅助或者替代患者的功能运动，或者进行远程康复训练。可穿戴式机器人的研制和模拟生物反馈环境在脑卒中患者康复中的应用，已进入临床使用。

跑台训练的一个优势，是比一般训练重复更多的步行周期，即大量重复对行走摆动相和支撑相的运动控制。根据运动再学习理论，任务特异性练习就是步行，因此训练任务就是步行本身。使用机器人辅助跑台训练，可有以下益处：降低治疗师的劳累程度；在长时间训练中可保持距离、步幅和步频的一致；根据患者伸髋和负重情况，系统调节减重和关节轴向运动；可能达到较快的行走训练速度。

1. 机器人辅助步行训练的目标　重新获得独立的步行能力；提高步行速度；改善步态质量。事实证明，步行训练中的训练强度、训练任务的针对性、患者的积极参与，以及运动协调性训练等因素，是确保有效康复的关键。

2. 跑台训练的适宜时间和条件　跑台和机器人训练的适用人群通常是脑卒中、颅脑外伤、脊髓损伤、脑瘫、帕金森病和多发性硬化等患者。患者应满足下列条件，才可以进行机器人辅助跑台训练：

（1）具有保持坐位平衡的能力，需要上肢才能保持平衡者也计入此列。

（2）具有较好的循环功能，能够在保持10分钟垂直姿势的条件下不发生血压下降的现象。

（3）具有基本的交流沟通能力，能理解治疗师的说明。

（4）下肢没有不稳定性骨折或严重的骨质疏松。

（5）在安装悬吊带的部位没有压疮或开放性创伤。

3. 跑台训练的使用要求　使用过程中，先确定患者是否有运动治疗禁忌，以及是否满足跑台行走条件，再确定髋关节和膝关节被动伸展的活动范围。患者在上跑台前先安装减重吊带，并穿上治疗靴（可以穿在日常用鞋外面）。治疗师辅助患者上跑台后，将治疗靴和电机相连（以使用 LokoHelp 系统为例），再启动减重，并确定患者合适的重心。练习开始时以低速进行。指导患者训练时不要对抗设备，而要花一定时间来适应设备。

跑台训练开始时，要先固定患者的重心，将跑台两侧的支撑杆调节到骨盆高度；使用松紧带，将重心固定于悬吊带着力点的下方；如果有必要，可在患者前面加一根横向支撑杆，并将患者与之固定。在使用悬吊带进行减重和保护时，悬吊带要固定于胸廓下部。悬吊带位置靠上会影响呼吸和心脏舒张收缩。使用悬吊带减重时，要按患者的实际需求进行减重调节，尽可能减少减重量，最大减重量不超过体重的1/3。减重悬吊带的放置顺序依次是：当患者平卧、站立或坐位的时候安装吊带；将吊带往下拉至胸廓下部；将内衬的系带拉紧；将下肢系带在臀部和大腿处固定拉紧，牵拉至伸髋位，可交叉或不交叉。悬吊带放置完毕后要仔细检查，注意吊带承重的时候不可滑动，吊带的压力点要处于合适的部位。

每周至少训练3次，每次持续20 min。能力提高后，可以酌情使用斜坡模式（提高对腘绳肌和小腿肌的练习强度），并提高行走速度，延长训练时间。

五、常见异常步态的矫治训练

主要是指根据引起异常步态的原因所进行的针对性训练。

1. 剪刀步态　多见于内收肌高度痉挛、髋外展肌肌力相对或绝对不足的脑瘫、脑卒中后偏瘫、截瘫等。矫治训练方法：①手法牵伸内收肌；②对顽固性痉挛，手法牵伸效果不理想，可考虑神经肌肉阻滞治疗，如为全身性肌张力增高，可给以口服中枢性解痉药；③强化拮抗肌即臀中肌的肌力训练；④温热敷或冷敷；⑤采用神经生理学治疗技术的手法抑制内收肌痉挛，易化臀中肌，促进两者协同运动；⑥步行训练时要有足够的步宽，如在地上画两条平行直线，训练患者两脚踏线步行；⑦严重的可进行选择性脊神经根切断术。

2. 偏瘫步态　即画圈步态，表现为下肢伸肌张力过高，廓清不充分，左右骨盆高低不对称，迈步时通过身体带动骨盆向前摆动，膝关节不能屈曲而画圈迈出患腿。矫治方法：①手法牵张股四头肌、腘绳肌、小腿三头肌、内收肌等，特别是小腿三头肌肌张力较高的患者，应鼓励其经常靠墙站斜板，主动牵伸小腿三头肌，有条件的患者每2～3小时1次，每次5～10分钟；②桥式运动等训练躯干肌肌力；③强化步行分解训练；④靠墙蹲马步训练；⑤退上退下台阶训练，以及侧方上下台阶训练；⑥膝关节屈伸控制性训练等。

3. 足下垂步态

矫治方法：①胫前肌肌力训练，坐位、站位勾脚尖练习，根据患者情况，脚背上可放置沙袋以抗阻训练；②对足下垂严重的患者可给以踝足矫形器（AFO）；③对中枢性损伤所致的足下垂合并足内翻的患者，除上述训练外，可配合站斜板、牵伸小腿三头肌及胫后肌、功能性电刺激等，以抑制小腿三头肌张力，提高胫前肌的肌力和运动控制能力。

4. 膝塌陷

矫治方法：①对腘绳肌痉挛导致的伸膝障碍，可以先站斜板和应用手法牵伸、功能性电刺激（FES）或肌电触发功能性电刺激等，以抑制腘绳肌肌张力，同时强化小腿三头肌肌力训练，如踮脚步行、前脚掌踏楼梯上下训练等；②对痉挛严重的，可行局部肌肉神经阻滞，必要时可给以伸膝矫形器以辅助治疗；③加强股四头肌肌力训练，如靠墙蹲马步、功率自行车训练、直腿抬高训练等。

5. 膝过伸　一般是代偿性改变如股四头肌肌力不足、膝塌陷步态或伸髋肌肌力不足时采用过伸代偿；支撑相伸膝肌痉挛；躯干前屈时重力线落在膝关节中心前方，促使膝关节后伸以保持平衡。矫治方法：①股四头肌牵伸训练；②股四头肌肌力训练；③膝关节控制训练；④臀大肌肌力训练。

6. 臀大肌无力步态 臀大肌是主要的伸髋及脊柱稳定肌。臀大肌无力的步行特征表现为仰胸挺腰凸肚。矫治方法：①臀大肌肌力训练，如伸膝后踢腿、抗阻后踢腿；②俯卧背飞；③靠墙伸髋踏步；④倒退步行。

7. 臀中肌无力步态 典型的双侧臀中肌无力步态表现为鸭步。矫治方法：①加强臀中肌肌力训练，如侧踢腿、抗阻侧踢腿等；②侧方上下楼梯训练，如为一侧肌无力，训练时采用患侧腿先上楼梯、健侧腿先下楼梯的方法；③提降骨盆训练；④应在矫姿镜前进行站立位姿势调整训练；⑤侧方迈步（横行）步行训练，开始横行训练时，可让患者背靠墙走，以增加安全性，随着患者能力的提高，可在活动平板上训练横行，并可逐步增加坡度和速度。

第三节 体位转移训练

【情境模拟】

患者男性，因大脑中动脉梗死，左侧肢体偏瘫，现患者发病半月余，不能完成翻身动作，不能起坐，不能完成床到轮椅的转移，为行系统康复治疗由神经内科转入康复科。对患者进行观察，体位表现如下：

（1）不能完成翻身动作；

（2）不能完成起坐动作；

（3）不能完成床到轮椅的转移。

为了使患者早日生活自理，回归家庭、社会，减少家人和社会的负担，必须早日开展日常生活动作训练，体位摆放、身体移动及站立行走是运动治疗中 ADL 的重要训练内容。训练的原则是患者不能活动时，采取全辅助的方法，随着患者活动能力的提高，逐渐减少辅助量，最终达到患者完全自理的目标。

一、体位摆放、翻身及坐位功能训练

（一）瘫痪肢体位置的摆放

各种原因所致肢体瘫痪性疾病的急性期，因生命体征不稳定，瘫痪肢体不能活动或肢体制动等原因，患者被迫卧床。此时，为了防止发生压疮，预防肢体挛缩，减轻痉挛，维持良好血液循环，应注意正确摆放患者的体位，并且每隔 1～2 h 为患者翻身一次。

1. 脊髓损伤患者的肢体位置摆放

（1）仰卧位：头下放置薄枕，将头两侧固定。肩胛、上肢、膝、踝下垫枕，用毛巾卷将腕关节保持在 40°背伸位。

（2）侧卧位：上侧的上肢保持伸展位、下肢屈曲位，肢体下均垫长枕。背后用长枕等靠住，以保持侧卧位。

2．偏瘫患者的肢体位置摆放

（1）仰卧位［图 5-3-1（a）］：患侧肩胛和上肢下垫一长枕，手指伸展位，平放于枕上。长浴巾卷起垫在大腿外侧，防止下肢外展、外旋。膝下垫上毛巾卷，保持伸展微屈。

（2）健侧卧位［图 5-3-1（b）］：患侧上肢伸展位，下肢取轻度屈曲位，放于长枕上。

（3）患侧卧位［图 5-3-1（c）］：患侧上肢外展、伸展位，患侧下肢轻度屈曲位放在床上，健侧下肢向前跨过患侧放于长枕上，健侧上肢放松，放在躯干上。

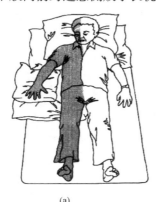 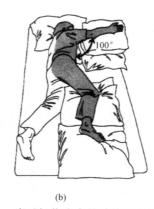 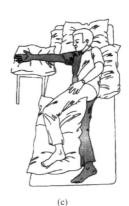

（a） （b） （c）

图 5-3-1 脊髓损伤患者的肢体位置摆放

（a）仰卧位；（b）健侧卧位；（c）患侧卧位

（二）翻身训练

作为自理生活的第一步，患者利用残存肢体能力带动瘫痪肢体，在辅助下或独立地进行翻身。

1．**脊髓损伤患者的翻身训练** 脊髓损伤患者独立翻身困难，需帮助翻身。现以 C_6 损伤患者为例，予以介绍。

（1）全辅助下翻身（急性期）：①将床单卷起至患者体侧，一人固定住患者头部；②听号令一起将患者移向一侧，将翻向侧上肢外展；③听号令一起将患者翻向一侧，在背后、头、双上肢、下肢间垫上枕头。

（2）患者独立的翻身动作：①双上肢向身体两侧用力摆动；②头转向翻身侧，同时双上肢用力甩向翻身侧，带动躯干旋转而翻身；③位于上方的上肢用力前伸，完成翻身动作。

2．偏瘫患者的翻身训练

（1）辅助下向健侧翻身：将患侧下肢放于健侧下肢上，翻身时健肢带动患肢一起翻转。由健手将患手拉向健侧。治疗师于患侧帮助抬起患者肩胛、骨盆，翻身至健侧。

（2）独立向患侧翻身：将患侧上肢外展防止受压，屈起健侧下肢。头转向患侧，健侧肩上抬，上肢向患侧转，健侧下肢用力蹬床将身体转向患侧。

（3）向健侧翻身：健侧手握住患侧手上举，健侧下肢插到患侧腿下面。健侧腿蹬床，同时转头、转肩，完成翻身动作。

（三）坐起训练

1．**利用靠背架被动地起坐（全过程要辅助）** 中等度以上的偏瘫、高龄偏瘫者，四肢瘫以及重症患者，长期卧床患者都要用这种被动性缓缓地坐起。如起坐过急，可引起体位性低血压等相关症状。一般多用靠背板，也可用摇床、叠起来的被褥、带折叠腿的桌子等，大约两个星期即可完成。如果能靠背坐 15 min，即便不保持坐位平衡，亦可坐在轮椅上在院内活动，以便增强坐位上的持久力。

方法：①第一天 30°，午前、午后各坐起 5 min；②根据情况隔一天时间增加 5 min，倾斜角度增加 10°，达到 90° 时若腘窝处出现疼痛，应垫上毛巾卷，使膝部稍稍弯曲；③可坐起 20 min 后，可让患者坐起进食三餐（图 5-3-2）。

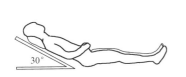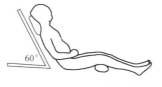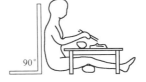

图 5-3-2 利用靠背架被动地起坐

2. 脊髓损伤患者的坐起训练 坐起时，需要躯干的柔软性和至少一侧上肢的伸展功能，所以 C_7 损伤的患者可以从仰卧位直接坐起，而 C_6 损伤的患者则需翻身至侧卧或俯卧位后再坐起。

（1）四肢瘫患者从侧卧位坐起。

①翻身至侧卧位。

②移动上身靠近下肢。

③用上侧上肢勾住膝关节。

④用力勾住腿的同时反复将另一侧肘屈曲、伸展，通过此动作将上身靠至双腿。

⑤将双手置于体侧，伸肘至坐位。

（2）四肢瘫患者从仰卧位坐起：适用于 C_7 以下的脊髓损伤患者。

①头和上半身用力转向身体两侧，通过反复转动将双肘放到身后支撑上身。

②继续将头和上半身旋转将两肘伸直至长坐位。

（3）截瘫患者的坐起。

①双上肢同时用力向一侧摆动，躯干转向一侧。

②一只手和对侧肘支撑床面，伸展肘关节。

③支撑手移动至长坐位。

3. 偏瘫患者的坐起训练

（1）辅助下坐起：①患者的健侧脚插到患侧腿下，将患侧手放到辅助者肩上，辅助者扶住患者的双肩；②辅助者扶起患侧肩，同时患者用健侧肘撑起上身；③患者将双下肢放到床下，伸展肘关节；④坐起，并保持坐位。

（2）偏瘫患者的独自坐起动作：①健手握住患手，双腿交叉，用健侧腿将患侧下肢放至床边，同时颈部前屈，身体转向健侧；②双腿放至床下，健手松开患手；③健侧肘于体侧撑起身体，抬头；④肘伸直，坐起至床边坐位。

（四）坐位平衡训练

长坐位平衡训练：

（1）治疗师在患者身后，用身体和双手扶助患者保持平衡。

（2）治疗师在患者身后，用双手扶助患者保持平衡。

（3）治疗师在患者身前，双手拉助患者保持平衡。

（4）患者双手扶腿保持平衡。

（5）患者单手扶腿保持平衡。

（6）双上肢外展位保持平衡。

（7）双上肢前屈位保持平衡。

（8）双上肢上举位保持平衡。

以上是长坐位的常规训练方法，其中（1）～（5）训练方法同时适用于偏瘫、四肢瘫、截瘫患者。

（五）坐位移动训练

1. 脊髓损伤患者的坐位移动训练　一般是采取直腿坐位，这个坐法向后移动很容易，即使伸肘的力量较弱时也可较容易完成；向前方的移动，在抬起上半身的基础上向前移动，伸肘的力量不强时不可完成，下肢碰到障碍物或是两腿叉开，或是屈曲时则都稍感困难；向侧方向的移动，由于没有下肢残留肌力，每次都要用上肢来抱，虽然麻烦一些，但在转方向上是必要的。

（1）坐位前方移动：①双手置于臀部稍前方；②躯干前倾，用上肢支撑躯干，充分伸展肘关节将臀部抬起；③身体向前方移动；④屈肘坐下，反复进行此动作完成移动。

（2）坐位侧方移动：①一只手靠近身体，另一只手放在身体侧方的床面上；②用双手支撑体重将臀部抬离床面充分伸展肘关节；③将身体移向一侧，将臀部放至床面。

2. 偏瘫患者的坐位移动训练　根据手放置位置不同，移动方向也不同。方法：①将健侧上肢伸向旁侧支撑，根据手伸出的方式向斜前方、斜后方移动；②将健侧腿的膝部向旁边伸出；③用健侧抬起臀部以膝为支点，使健侧臀部移向旁侧。

（六）坐位站起训练

1. 脊髓损伤者的站起训练

（1）四肢瘫患者的辅助站起：①辅助者用手托住患者的臀部，患者用双上肢勾住辅助者的脖子；②辅助者用双膝固定住患者的双膝，辅助者重心后移站起同时将患者臀部向前上方托起；③辅助者抱住患者臀部，使其保持立位。

（2）截瘫患者佩戴矫形器站起：①坐于轮椅前部，将躯干尽量前屈，双手握杠；②双手同时用力，将身体拉起，臀部向前，将髋关节处于过伸展位，保持站立。

2. 偏瘫患者的站起训练

（1）辅助站起：①患者双足平放于地面上，患脚在前。辅助者用膝顶住患者膝部，双手抓住患者腰部；②患者躯干前倾、重心前移，在治疗师的帮助下伸髋、伸膝慢慢站起。

（2）独立站起：①双足着地，双手交叉，双上肢向前充分伸展，身体前倾；②当双肩向前超过双膝位置时，立即抬臀，伸展膝关节，站起。

二、转移动作训练

转移动作是指患者在轮椅与床之间的身体转换动作，这是一种患者生活自理的关键动作，要求患者能从轮椅转移至各种不同的地方。患者对转移动作掌握的程度决定其活动范围和 ADL 的自理程度。对于脊髓损伤患者，转移动作方法较多，可以根据脊髓损伤平面、残存肌力、关节活动度等情况进行选择。

（一）脊髓损伤患者的转移动作训练

1．床→轮椅

（1）需他人帮助的转移。

①两人转移四肢瘫的患者：此项动作亦可用于患者在轮椅与训练台、地板以及两辆轮椅之间的转移。方法：一治疗师站在患者身后，双手从腋下伸出抓住患者交叉的前臂；另一治疗师站在患者的侧面，一只手放在患者大腿下方，另一只手放在小腿下方。一人发口令同时抱起并移向轮椅，轻轻放下。

②一人转移四肢瘫的患者：治疗师用双脚和双膝抵住患者的双脚和双膝的外侧，双手抓住腰带或抱住患者的臀部，向上提起，如患者的肱二头肌尚有神经支配，可用手臂抱住治疗师的颈部；如两臂完全瘫，则可将两臂置于身前。治疗师身体后倾，抵住双膝搬动患者，将其拉起呈站立位，然后向床边转动。治疗师一手仍扶住其臀部，另一手滑到患者的肩部以稳定躯干，将患者的臀部轻轻放到座位上。

（2）独立转移。独立转移方法是在没有他人帮助的情况下，四肢瘫或截瘫患者独立完成的转移动作。患者至少应具备一定的伸肘功能才能够完成支撑动作。

①利用上方吊环转移：

a．轮椅与床成 30°；b．先将腿移到床上，再将右手伸入上方吊环，左手支撑床面；c．在左手用力撑起的同时，右手或前臂向下拉住吊环，臀部提起，向床上转移。

②前方转移：a．轮椅在靠近床、能将腿抬起的地方停住，刹闸，脱鞋；b．将双下肢放在床上；c．再将轮椅推向前靠床；d．用支撑动作将身体移至床上。

③斜向转移：a．将轮椅斜向 30°左右靠近床，刹闸并将双脚平放于床面上；b．利用支撑动作将臀部移至床上；c．四肢瘫痪者可利用移乘板，将臀部移至板上，再移至床上。

2．轮椅→坐便器 从坐便器的侧方转移，方法同侧方转移上床训练。从坐便器的前方转移是将轮椅直对坐便器，两腿分开，像骑马一样骑在坐便器上。

（二）偏瘫患者的移乘训练

1．将轮椅斜向以健侧对着床，刹闸。

2．健手支撑站起，再用健手扶床。

3．边转身边坐下。

4．将轮椅放至床边患者健侧，以相反动作可做坐回训练。

（王　强　孟晓旭　董明显）

第六章　Bobath 疗法

学习目标

1. 掌握：Bobath 疗法常用治疗技术及 Bobath 疗法在偏瘫康复中的应用。
2. 熟悉：Bobath 疗法对偏瘫本质的认识及治疗原则。
3. 了解：Bobath 疗法的概念与历史。

Bobath 疗法是由英国物理治疗师 Berta Bobath 和她的丈夫 Karel Bobath 共同创立的，主要用于中枢神经系统损伤，如偏瘫患者和脑瘫患儿的治疗。

第一节　概　　述

【情境模拟】

老年男性，67 岁，于 2017 年 5 月 22 日突发右侧肢体无力，言语不能，急来医院就诊，血压 180/120 mmHg，急查 CT 未见异常，次日头颅 MRI 示：左侧基底节区大面积脑梗死。收入神经内科病房，进行救治。患者仰卧位头部偏向患侧，脸转向健侧，上肢呈软瘫无主动运动，肩关节后撤、下降。下肢外展外旋位，骨盆后撤下降。足下垂，翻身坐起均不能独立完成。

一、Bobath 疗法的概念

国际 Bobath 指导教师协会（international bobath instructors training association，IBITA）于 1984 年成立。1995 年 IBITA 总会将 Bobath 的概念定义为：针对有中枢神经系统损伤致姿势张力、运动、功能障碍者进行评定与治疗的问题解决方法。Bobath 的概念来自经验，是对个案治疗经验的总结，不是具体的技术，是针对中枢神经系统损伤的患者的治疗概念。治疗没有既定的指南和顺序，仅分析和解决每一位患者在功能水平上的主要问题点。

二、Bobath 疗法的发展历史

Karel Bobath 和 Berta Bobath 分别于 1906 年和 1907 年出生于柏林。Berta Bobath 于 20 世纪 40 年代初开始创立和发展 Bobath 疗法。Berta Bobath 于 1950 年取得物理治疗师资格并成为英国皇家物理治疗师协会会员。Berta Bobath 于 1978 年被授予 M.B.E（英国皇家勋章）。她一生中还得到了许多国际荣誉奖项，从 1948 年到 1990 年她和丈夫出版了 70 余部著作。1991 年 Bobath 夫妇辞世。采用 Bobath 疗法的治疗师，尽管因个人经验及个性不同，治疗方式或许有所不同，但都基于相同的治疗理论及理念，来设计自己的治疗方案。Bobath 疗法并不是固定封闭式的，而是在不断学习的过程中随着科学的发展而持续探索更新更好的治疗可能性。

三、Bobath 疗法对偏瘫本质的认识

1．姿势张力异常　人体通过张力的变化进行姿势的调整，来完成姿势的控制。偏瘫患者的姿势控制系统受到破坏，丧失了姿势控制力。调整反应、平衡反应以及肌群对姿势变化的自主调整等反应均丧失，肌张力变化出现异常。患者被控制在一种固定的、刻板的、静止的、异常的姿势张力下。

2．运动模式异常　几乎所有的中枢神经系统损伤患者都存在肌张力的异常，并导致运动模式的异常。偏瘫侧躯干和肢体肌张力逐渐增高，出现痉挛，表现为上肢的屈肌张力高，下肢的伸肌张力高，致使偏瘫患者出现典型的运动模式。

3．运动协调性异常　中枢神经系统损伤患者运动协调性出现异常，表现为低效、无功能的肢体运动。脑卒中患者偏瘫侧躯干和肢体肌肉兴奋的时间选择、顺序排列以及协调性遭到破坏。因肌肉控制障碍所导致的运动模式和协调性异常是中枢神经系统损伤的表现。

四、Bobath 疗法的治疗原则

1．强调患者学习运动的感觉　Bobath 认为运动的感觉可通过后天的反复学习、训练而获得。反复学习运动的方式及动作可促进患者获得正常运动的感觉。

2．强调患者学习基本姿势与基本运动模式　每一种技能活动均是以姿势控制、翻正反应、平衡反应及其他保护性反应、抓握与放松等基本模式为基础而发生的。

3．使用抑制性促通，降低患者痉挛，引出选择性运动　在训练过程中治疗师抑制患者异常的整体模式中无用的部分，引出具有选择性的功能性活动。

4．将患者作为整体进行治疗　Bobath 强调将患者作为一个整体进行训练，不仅要治疗患者的肢体运动功能障碍，还要鼓励患者积极参与治疗，掌握肢体在进行正常运动时的感觉。

五、Bobath 疗法的常用治疗技术

Bobath 疗法的治疗技术对缓解痉挛和改善异常的运动和姿势反射、促进患者的主动运动等有明显的实用价值。

（一）反射抑制性模式

Bobath 提出了反射抑制性模式（reflex inhibiting pattern，RIP）的应用，这是专门针对抑制性异常运动和异常的姿势反射而设计的一些运动模式。

偏瘫患者常见的痉挛模式是上肢屈肌亢进，下肢伸肌亢进，具体表现为患者头颈向患侧

屈，面部转向健侧；患侧躯干侧屈并向后方旋转；肩胛带后撤、下沉；肩关节内收、内旋；肘关节屈曲；前臂旋前；腕关节掌屈、尺偏；拇指内收、屈曲；其余手指屈曲；骨盆上抬并向后方旋转；髋关节伸展、内收、内旋；膝关节伸展或过伸展；踝关节跖屈、内翻；趾屈曲、内收。

1. 躯干的抗痉挛模式　其方法是患者健侧卧位，治疗师站立于患者身后，一只手扶住其肩部，另一只手扶住其髋部，双手做相反方向的牵拉动作，在最大的牵拉范围内停留数秒，便可缓解患侧躯干肌的痉挛。

2. 上下肢的抗痉挛模式

（1）使患侧上肢处于外展、外旋，伸肘，前臂旋后，伸腕或手指、拇指外展的位置，可对抗上肢的屈曲痉挛模式。

（2）使患侧下肢轻度屈髋、屈膝，内收、内旋下肢，背屈踝、趾关节，可对抗下肢的伸肌痉挛模式。

3. 肩的抗痉挛模式　应使肩部向前、向上方伸展，以达到缓解肩胛周围肌肉痉挛的目的。

4. 手的抗痉挛模式（图 6-1-1）　将腕关节、手指伸展，拇指外展，并使之处于负重位，可牵拉手内部的长屈肌群。手指、腕关节缓慢牵拉，将腕关节置于背屈位，再牵手指、拇指，抑制痉挛模式，待痉挛缓解之后，再继续进行训练。

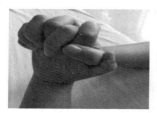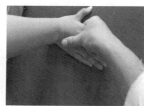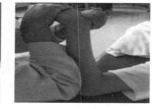

图 6-1-1　手的抗痉挛模式

（二）促通技术（促通正常姿势反应和运动模式）

促通技术是运用各种手法或通过运动帮助患者诱发正常或接近正常的肌张力、姿势反应及运动模式的治疗技术。

1. 翻正反应　为了维持头在空间的正常位置（面部与地面呈垂直位），头与躯干共同为保持这种位置关系而出现的自主反应。此反应常用来进行翻身、转移和平衡的训练。

2. 平衡反应　维持全身平衡的一种反应。平衡反应（equilibrium reaction）使人体在任何体位时均能维持平衡状态，它是一种自主的反应，受大脑皮质的控制，属于高级水平的发育性反应。当训练患者的坐位和立位平衡时，突然的外力将使患者的全身平衡状态发生改变，此时患者会不自主地伸出上肢或移动下肢，通过跳跃、跨步等以全身张力的变化恢复原来的平衡状态。训练平衡反应时，可选择在肘支撑卧位、手膝位、跪立位、坐位和立位等体位下进行，治疗师从前方、后方、侧方或在对角线的方向上突然推拉患者，使之保持身体的平衡，不致摔倒，从而训练患者维持平衡的能力。

（三）关键点的控制

人体关键点可影响身体其他部位的肌张力。关键点的控制（key point control）主要包括：

①中心关键点：胸骨柄中下段，主要控制躯干的张力；②近端控制点：头部、骨盆、肩部等，分别控制全身、骨盆和肩带部位的张力；③远端控制点：手指、足，分别控制上肢、手部、下肢及足等部位的张力。

患者取坐位，治疗师位于患者身后，双手放在胸骨柄的中下段，操作时指示患者身体放松，治疗师双手交替把患者向左右及上下缓慢拉动，做"8"字柔和的弧形运动［图6-1-2（a）］，重复数次，直至患者躯干出现张力的缓解。拉动患者时，应注意缓慢进行。治疗师将一只手放在胸骨柄上向下挤压，使患者塌胸，放在背部的手向前上方推，使患者挺胸［（图6-1-2（b）］，重复数次，即可降低躯干的肌张力。

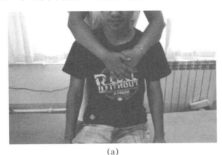 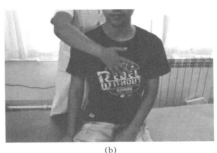

(a) (b)

图 6-1-2　"8"字弧形运动

对于上肢屈肌张力高的患者，治疗师可通过控制拇指（远端关键点）来缓解痉挛。治疗师一只手握住患手拇指使其呈外展、伸展位，另一只手握住其余四指，持续牵拉片刻即可解除手指痉挛。当患侧下肢肌张力较高时，治疗师可将患者的关节背屈和外翻作为远端关键点进行控制，将缓解下肢较强的伸肌痉挛，包括踝关节的跖屈、内翻。

（四）床上良好的体位保持和体位变换

脑卒中后的偏瘫患者常出现异常的肌张力及不良姿势，如关节内收、内旋，肘关节屈曲、前臂旋前，腕关节及手指关节屈曲；下肢髋关节处于外旋、膝关节过度伸展、足内翻及下垂等异常姿势和挛缩。

第二节　Bobath 疗法在偏瘫康复中的应用

一、脑卒中偏瘫康复的分期

Bobath 认为偏瘫患者的运动功能改善一般可分为以下三个时期：弛缓期（initial flaccid stage）、痉挛期（stage of spasticity）和相对恢复期（stage of relative recovery）。这三个时期是相互重叠的，并没有清楚的分界线。在弛缓期，可能已经发生了某种程度的痉挛，或者当患者在痉挛期时肢体就有可能有一些相当独立的动作了，而且即使在相对恢复期，当患者不得不为完成更艰巨的任务而努力时，痉挛仍然可能会干扰选择性运动。划分三个时期的目的是便于理解患者主要的运动功能特征，进行评价，有目的地设计训练计划。无论任何一个时期，其治疗目的都是重建大脑两个半球之间的交互神经关系，恢复中枢神经系统的功能完整性，即抑制性控制机制。

在众多的患者中，治疗师采取什么样的治疗方法，取决于患者的评定结果，以及患者的可行性需求，然后治疗师和患者一起试验所选取的治疗方法，其效果无论好与坏，都将显示在患者的姿势张力、运动模式和功能使用的变化之中。如果没有变化或者出现了更糟糕的变化，那么尝试的过程就应该立即停止。

二、各期的康复治疗

（一）弛缓期的康复训练

偏瘫患者的弛缓期一般可持续几天、几个星期或更长的时间。患者主要表现为肌肉松弛，肌张力低下，不能进行自主性的运动，患侧肢体不能抗重力，还会表现出患侧感觉消失。身体被分为偏瘫侧和非偏瘫侧，身体两侧的感觉分离，互不作用，患者经常会遗忘、否定、忽略患侧肢体，导致偏瘫侧和非偏瘫侧两部分之间失去了相互作用，这叫作患者的身体的主体感消失。

1. 各种正确体位摆放的方法

（1）仰卧位：正确的仰卧位体位摆放如弛缓期体位。注意不在患者足底放置任何东西，否则将增加不必要的伸肌紧张。因仰卧位易受紧张性颈反射和迷路反射的影响，异常反射最强，产生伸肌痉挛的趋势也最大，即肩胛骨将处于后撤位，下肢出现伸肌痉挛。另外，骶尾部、足部、外踝等处发生褥疮的危险性也增加。因此，此体位不宜长时间采用。患者应尽快学会在侧卧位下进行休息。

（2）健侧卧位：即健侧在下方的一种侧卧位。患侧上肢应尽量向前方伸展，肘关节伸展，胸前放一软枕，将患侧的下肢处于自然的半屈曲位且置于枕上即可。为防止患者由于躯干稳定性差而出现向后倾倒的半仰卧位，可在患者身后放置软枕，以帮助患者维持侧卧位。

（3）患侧卧位：最适合于偏瘫患者的体位，可增加对患侧躯干的感觉输入，同时可起到缓慢牵拉患侧躯干肌肉及缓解痉挛的目的。另外，在上方的健侧手臂还可进行自由活动。患者最初可能不容易接受此体位，但它确实可帮助患者预防肢体的痉挛。

（4）床上坐位：应避免患者处于半仰卧位，此姿势之所以不正确，是因为它增加了不必要的躯干屈曲伴下肢伸展。应尽可能为患者选择最佳体位，即髋关节屈曲近于直角，脊柱伸展，双侧坐骨结节负重，用足够的枕头牢固地叠加起来支持背部以帮助患者达到直立坐位，头部无须支持，以便患者学会主动控制头部的活动，在患者前方放置桌子，使患者双手交叉放在上面，以抵抗躯干前屈。此坐位不宜时间过长，否则将会从原坐位滑下而变成仰卧位而促进伸肌张力的升高。

（5）轮椅上坐位（图6-2-1）：偏瘫患者坐在轮椅上时常常半仰卧在轮椅中，即患侧躯干屈曲，患侧上肢悬吊于轮椅的一侧或患侧呈屈曲痉挛体位，而下肢处于外展、外旋，膝关节伸展位，足跖屈、内翻。躯干尽量靠近椅背，臀部下滑而造成患侧下肢伸肌张力的升高，治疗师可将患者头部和躯干前屈，以促进轮椅坐位的维持；也可在患者背后放置枕头或木板以促进躯干的伸展，患侧上肢放在扶手上或双手交叉放在身前的桌子上，保持肩胛骨向前伸展。

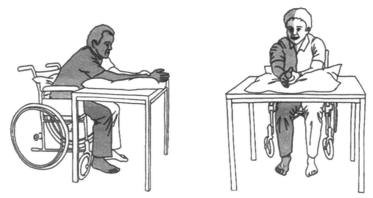

图 6-2-1　轮椅上正确坐位

2．翻身训练（仰卧位翻向侧卧位）

仰卧位可以把伸肌痉挛最大化，患者应尽快学会使用他的躯干，即用他的肩胛带和骨盆带每天进行翻身侧卧活动。也就是说，患者先必须学会翻身前的准备动作，然后学习上半身的旋转。

（1）翻身前的准备动作：患者翻身前，必须实践练习双手握住（Bobath握手），反复往上举，并充分地伸展肘关节，治疗师必须训练患者两侧前臂有一定程度的后旋，腕关节应始终保持伸展位。然后充分伸展和屈曲交替运动。治疗师一手保护肩关节，患者上肢上举时，诱发前锯肌收缩，促使肩胛带前伸。

（2）身体上半部的旋转动作：双手上举，肩部充分前伸，肘、腕关节保持伸展，肩胛带前伸，带动躯干、骨盆向一侧转动。治疗师可从患者的肩部或臀部给予一定的辅助，完成翻身动作。

3．准备坐起和站立

（1）下肢屈曲动作的训练：患者仰卧，屈曲髋、膝关节，治疗师一只手将患足保持在背屈、外翻位，并将其脚掌放于床面，另一只手扶持患侧膝关节外侧，维持髋部处于内收体位，完成髋、膝关节屈曲动作。屈髋屈膝动作训练对于偏瘫患者日后步行训练是极其重要的。

（2）伸展下肢准备负重的训练：仰卧，患侧下肢伸展，足背屈、外翻位，顶在治疗师的大腿前部，治疗师将一只手置于膝部下方，并保持住，再让患者交替进行膝关节小范围的伸展和屈曲动作，当患者膝关节伸展向下时，给予适当的阻力让其对抗，可选择性引起股四头肌的向心性和离心性收缩。训练时，治疗师沿患侧下肢长轴施加压力，指示患者做小范围的伸、屈膝动作。

4．准备进行无画圈运动的步行

（1）髋伸展位时膝屈曲动作：仰卧位，患肢自膝部以下垂于床边，髋关节伸展，治疗师帮助保持踝关节背屈、外翻位，指示患者做伸、屈膝动作。训练时，要注意是否出现伸肌痉挛，应在不引起伸肌痉挛的条件下，逐渐扩大伸膝范围，同时，在做此动作时，应注意保持足背屈、外翻位。

（2）骨盆前倾训练：仰卧位，立起患侧小腿，让患者主动内收髋部带动骨盆向前，再让患侧下肢越过中线伸向身体对侧，随着控制能力的加强，可指示患者进行肢体的上下移动。

（3）髋内旋、外旋控制训练：仰卧位，患侧膝屈曲位，足放在床面，进行主动的髋关节内旋、外旋运动，治疗师可从膝部内侧、外侧给予一定的辅助力量或阻力，然后指示患者练习在各个角度控制住，再让骨盆离开床面进行此动作。此训练对患者日后的步行有重大意义，潜意识可学会当健侧下肢摆动时怎样去控制患侧下肢，有利于步行。

5．上肢训练

（1）活动患侧肩胛带：患者采用仰卧位或健侧卧位，治疗师可以进行肩胛骨被动向下、向上、前方的活动，但注意避免向后方运动。待肩胛周围肌肉放松、缓解之后，再指示患者主动向前方或上方伸展上肢。在侧卧位下，进行在床头上方上肢上举的训练。

在训练中，患者的肩胛带应尽量保持前伸以避免出现肩的后撤现象，然后鼓励患者主动进行上肢的上举动作。当患者能够做到时，再主动缓慢地放下上臂，指示患者在缓慢放下的各个角度练习上臂的控制。训练中治疗师在患者的腋下和肩部后方给予一定的支持，可以防止肩胛带出现后撤和下压等异常动作。在肘关节的外侧轻轻拍打肱三头肌，帮助患者进行肘部伸展。当患者的上肢在伸展的位置下均能主动控制时，再指示患者从起始体位主动上举上臂，并练习上肢的控制能力。

（2）伸展患侧躯干训练：此训练也是一种被动活动肩胛带的方法。患者仰卧位，患侧上肢高举过头，治疗师一只手持其手，另一只手扶其肩，让患者做翻身动作，即从仰卧到侧卧再到俯卧。在整个翻身过程中，治疗师要注意用力牵拉患侧上肢，使患侧躯干处于被动牵拉状态。

（3）伸肘训练：指示患者主动用力伸展上肢，向上方主动推动治疗师的手，促进患者伸肘动作的完成。

6．坐位平衡训练

（1）身体重心左右移动训练：治疗师位于患者患侧，双手控制患侧上肢，使之处于抗痉挛体位并在身体一侧负重，指示患者将身体重心向患侧方向移动，然后回复原位。也可让患者双上肢处于抗痉挛体位支撑于体侧，再进行躯干的左右重心转移。

（2）身体重心前后移动的训练：治疗师应站在患者前方鼓励患者向前弯曲身体，患者把手放在治疗师的肩上，尽量屈曲髋部。

（二）痉挛期的康复训练

痉挛期偏瘫患者的特征是患侧肢体肌张力过高，患者以异常的模式移动身体。当痉挛一旦发生时，自发的恢复过程常常被阻止。痉挛发生的时间不等，有的患者发病后不久便出现严重的痉挛（可能在几天之内或数周之内）。

1．坐位和准备坐起的训练

（1）骨盆控制和躯干旋转训练：指示患者双手交叉，向前下方伸展，患侧下肢充分负重，治疗师帮助患者抬起臀部，旋转躯干，并指示患者缓慢将臀部坐到一侧的椅子上。

（2）患侧髋内收、骨盆旋前训练：患者坐位，治疗师一手控制患侧下肢，使其处于内收、内旋位，另一只手控制踝于屈曲、外翻位，将患肢放于健侧下肢上，同时骨盆前倾，然后控

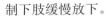

制下肢缓慢放下。

（3）屈膝训练：患者坐位，将膝部被动屈曲大于 90°，指示患者在小范围内做关节伸展、屈曲动作。做此训练时，整个脚掌着地，足跟不离地，尤其是在进行膝关节屈曲动作时。

2．站起和坐下训练

（1）站起训练：端坐位站起的方法是，患者双手交叉向前方伸展，躯干屈曲，当患者的鼻尖超过足尖时，指示患者伸髋、伸膝，在此位置上慢慢站起。

（2）坐下训练：与站起训练动作顺序相反。指示患者慢慢屈髋、屈膝，下降臀部。为防止患者突然跌落到椅子上，治疗师可在患侧臀部施加一些辅助力量，当臀部接近椅子时再指示患者抬起臀部，这样反复数次，再坐到椅子上。

3．站立和行走的训练

患者行走的各个阶段均能在站立位进行准备。由于身体重心转移时，患侧下肢缺乏平衡反应而不能很好地负重，因此，患者在进行行走训练之前，首先要进行患侧下肢的站立负重训练，训练原则应由易到难，负重量由少到多。

（1）患侧下肢负重训练。

①立位患侧重心转移：治疗师一只手放在患者腋部支撑，保持肩胛带上举，另一只手保持上肢肘关节、腕关节处于伸展位，即抗痉挛体位，同时指示并引导患者将身体重心逐渐向患侧移动。

②患腿站立时健腿迈步：当患侧单独负重而患者已无恐惧感之后，可指示患者抬起健腿，在小范内进行前后迈步动作的训练。

（2）患侧下肢的迈步训练。

①髋、膝屈曲动作训练：立位，患者骨盆自然放松，治疗师帮助患侧下肢轻度屈曲膝关节，同时注意观察患者髋部是否放松，防止骨盆上提，然后将患侧下肢向前方迈出。

②迈低步训练：由于患侧下肢抬高会引起伸肌痉挛，导致骨盆上提，躯干代偿，故应让膝关节轻度屈曲，来引导下肢向前方迈低步，落地时缓缓放下。

③足跟着地训练：患足着地时掌握足跟的控制是十分重要的。指示患者屈曲膝关节、背屈踝关节，并向前移动下肢，再缓慢放下足跟。治疗师可通过保持患足足趾伸展、踝关节背屈，帮助患者足跟着地。此方法限制患侧下肢的伸肌痉挛。

4．上肢运动控制训练

（1）上肢的控住训练（滞空）：将患侧上肢被动抬到空间的某一位置，将腕关节背屈，手指伸展，拇指外展，再指示患者将肢体控制在此位置保持不动，并练习上肢在各个方向、各个角度控制住，训练时保持上肢处于外旋及肘关节伸展位。

（2）上肢定位放置训练：当患者上肢具备一定的控住能力时，可指示患者将控住的肢体由此位置向上或向下运动，然后返回原位。

5．肘部控制训练

（1）双上肢上举训练：双上肢屈曲，高过头顶，然后屈曲肘部触摸头顶、对侧肩和耳等部位，再将前臂缓慢伸直。治疗师应随时注意帮助患者将肩胛部位向前伸展，防止肩胛部位出现后撤动作。若在训练中，患者不能充分伸展肘部，治疗师可在肱三头肌部位进行拍打，以促进肌肉的收缩。

（2）肘关节屈伸训练：患侧上肢不仅要练习上举的方法，而且要练习肘部的屈曲动作，即手掌能接触患者自己的前额部位，当患侧上肢能控制在上举位置时，可进行交替的肘部伸展和屈曲训练。

（3）上肢尺侧触头训练：患者上肢前伸，前臂旋后，指示患者将上肢尺侧接触同侧头部，进行肘关节屈伸控制练习。

（三）恢复期的康复训练

进入恢复期，患者痉挛逐渐减轻，偏瘫身体出现部分分离动作。患者表现为行走速度缓慢，协调性差，上肢无法孤立地运动每一个手指，尤其是拇指和示指。此期训练的目标是提高步行质量和手功能，使患者尽快回归家庭和社会。

1．改善步态的初步训练

（1）踝关节控制能力的训练：踝关节的跖屈、背屈控制能力是非常重要的，有利于进一步改善步态。对于正常的步行，脚跟的触地是非常必要的。

（2）准备迈步的训练：患者健足在前，患足在后大跨步训练。指示患者患足离地但足趾着地。再恢复足跟着地，训练时，治疗师一手控制患者骨盆部位使之放松，另一手帮助膝部屈曲，足跟抬起。

（3）滑板训练：为改善患侧下肢站立的平衡能力，可先让健足踏在滑板上进行各方向的滑动，使患足站立；再让健足站立，患足放在滑板上向各个方向滑动。

2．改善步态的进一步训练

（1）交叉步态训练：治疗师立于患侧后方，一手控制患侧骨盆部位，指示患者旋转骨盆将患侧腿从前方向对侧交叉迈出，随着稳定性的加强，再进行向患侧方的交叉迈腿训练。

（2）前后迈步训练：健侧腿站立，患腿向前迈步，然后屈膝向后迈步。患者向后迈步时，治疗师要注意防止患者出现骨盆上提动作。

3．行走训练

（1）侧方引导训练：治疗师位于患者患侧，把持患侧上肢并使之处于抗痉挛体位进行控制，帮助患者移动重心，向前迈步。健肢迈出前，让患者将患侧骨盆及身体重心充分移到患肢的上方，让患肢充分负重；在患肢迈出之前，稍作停顿，让患肢有足够的时间去放松关节和下降骨盆。

（2）后方引导训练：患者双上肢尽量后伸，治疗师将其双手控制在抗痉挛体位。此训练优点是可使骨盆向前，髋部伸展，防止膝关节过伸展。

（3）肩胛带旋转训练：患者立位，双手分别做触碰对侧大腿的摆动。治疗师位于患者身后，双手控制患者双肩，迈右腿时，左手触右腿，迈左腿时，右手触左腿。

（4）骨盆旋转训练：治疗师位于患者身后，双手置于骨盆处，用拇指与掌根处抵住臀部，使髋关节伸展。指示患者步行时，使骨盆旋转。

（5）前方引导步行训练：治疗师立于患者前方，将患者手臂搭在自己肩上，治疗师一只手放在患侧肩胛骨部位使之充分前伸，另一只手放在骨盆处辅助患者行走时重心转移动作的完成。

4．上下楼梯的训练　加强上下楼梯的能力也是患者全面康复的重要部分之一。偏瘫患上下楼梯的训练应遵循"健肢先上，患肢先下"的原则。

（1）上楼梯的训练：治疗师位于患者身后，一只手控制患侧膝关节，另一只手扶持腰部，将重心转移到患侧，指示健肢上台阶，然后重心前移，治疗师辅助患侧下肢屈髋、屈膝，抬起患足，迈上台阶。

（2）下楼梯的训练：治疗师位于患者后方，一只手置于患侧膝部上方，辅助膝关节屈曲向下迈步；另一只手置于健侧腰部帮助患者向前移动重心，然后保持膝关节伸展以支撑体重，指示健侧下肢向下迈步。

（四）上肢及手运动控制训练

在训练中，要进行多种选择性运动的不同组合的训练，手的运动应相对独立于上肢运动，即无论上肢处于什么位置，手都应该有抓握功能动作。上肢、肩关节和肩胛骨的位置和姿势是手的功能性运动的前提和基础。

1. 联合反应的抑制

患者患侧上肢放置在桌面保持不动，指示患者用健侧手擦患侧上肢皮肤或健侧手臂上抬高举过头，然后屈肘触摸头顶、枕部等，再返回前方；或用工具夹食物、写字和绘画等。

2. 患侧上肢负重及躯干旋转训练

患者坐位，患侧上肢在身体侧方保持抗痉挛负重位，指示患者旋转躯干，健手越过中线将患侧的物体拿起，放到身体健侧。

（何艳宇）

第七章 Brunnstrom 疗法

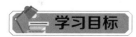 学习目标

1．掌握：Brunnstrom 疗法的基本治疗技术及治疗原则。

2．熟悉：联合反应、共同运动的概念，共同运动的模式；联合反应、原始反射的类型；Brunnstrom 偏瘫运动功能恢复的阶段特点。

3．了解：Brunnstrom 的发展历史及理论基础。

第一节 概　　述

【情境模拟】

患者，男，43 岁，于 2016 年 5 月 22 日无明显诱因突发右侧肢体活动不利，并逐渐出现意识不清，患者发病后无抽搐、无恶心及呕吐、无发热，急诊行头颅 CT 检查见左侧脑出血，门诊以"脑出血"收入院，自发病以来，患者精神、饮食、睡眠欠佳，二便正常，体重无明显变化。

康复诊断：

1．脑出血（左侧基底节区 27 mL）；右侧肢体功能障碍；右肩关节半脱位；日常生活活动能力障碍；

2．高血压 3 级，高危。

整体运动功能评定结果：

1．患者右侧肢体功能障碍，Brunnstrom 分期Ⅱ期，手Ⅰ期，下肢Ⅲ期；

2．Barthel 指数评价 50 分；

3．Berg 平衡量表评价 24 分；

4．Hoffer 步行能力分级Ⅱ级，Holden 步行功能Ⅲ级；

5．深浅感觉正常；

6．感知、认知、言语、吞咽、心理筛查未发现异常。

Brunnstrom 方法是美籍瑞典治疗师 Signe Brunnstrom 于 20 世纪 50 年代提出的，1961 年开始应用并推广。Signe Brunnstrom 通过对偏瘫患者运动功能恢复的详细观察，提出了著名的偏瘫恢复六阶段理论（图 7-1-1），并根据这个理论创立了这套治疗脑损伤运动功能障碍的方法。

偏瘫患者的恢复过程不是直线进行的，而是经历了运动模式质变的过程，即从没有任何

运动→联合反应、共同运动、原始反射→分离运动→随意运动。

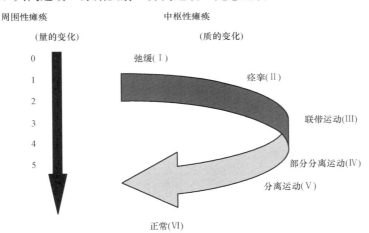

图 7-1-1　Brunnstrom 卒中偏瘫恢复六阶段理论

一、联合反应

联合反应是指当身体某一部位进行抗阻力运动或主动用力时，没有主动运动的患侧肌群所产生的反应，也属于中枢神经系统损伤后被重新释放的原始反射。联合反应的诱发方法及患侧肢体反应见表 7-1-1。

表 7-1-1　联合反应的诱发方法及患侧肢体反应

类型	部位	诱发方法	患侧肢体反应
对称性联合反应	上肢	健侧抗阻或用力屈曲	患侧屈曲
		健侧抗阻或用力伸展	患侧伸展
		健侧抗阻或用力内收	患侧内收
		健侧紧握拳	患侧抓握反应
	下肢	健侧抗阻或用力内收、外展	患侧内收或外展
非对称性联合反应	下肢	健侧抗阻或用力屈曲	患侧伸展
		健侧抗阻或用力伸展	患侧屈曲
同侧性联合反应		患侧抗阻或用力屈曲	患侧上肢屈曲

二、共同运动

共同运动是指偏瘫患者期望完成某项活动时引发的随意运动。共同运动模式（表 7-1-2）是脊髓水平的原始粗大运动，是脊髓中支配屈肌的神经元和支配伸肌的神经元间的交互抑制关系失衡的表现。患侧的上下肢都可以表现为屈曲共同运动模式和伸展共同运动模式。上肢共同运动在举起手臂时最常见到，下肢共同运动在站立和行走时最易见到。

表 7-1-2 共同运动模式

部位		屈曲模式	伸展模式
上肢	肩胛骨	回缩、上提	伸展、前伸
	肩关节	后伸、外展、外旋	前屈、内收、内旋
	肘关节	屈曲	伸展
	前臂	旋后（有时旋前）	旋前
	腕关节	屈曲	伸展
	手指	屈曲	屈曲
下肢	骨盆	上提、后缩	
	髋关节	屈曲、外展、外旋	伸展、内收、内旋
	膝关节	屈曲	伸展
	踝关节	背屈、外翻	跖屈、内翻
	足趾	背屈	跖屈

三、原始反射

新生儿出生后具备很多运动反射，随着婴儿神经的发育，大部分原始发射在一岁以后消失，当脑部受到损伤后，这些反射会再次出现，称为病理反射。

（一）同侧屈伸反射

同侧屈伸反射是同侧肢体的单侧性反应。例如，刺激上肢近端伸肌产生的冲动能引起同侧下肢伸肌收缩。

（二）交互性伸肌反射

交互性伸肌反射是刺激足底时，对侧下肢先屈曲后伸展的一种反射。

（三）紧张性颈反射（TNR）

紧张性颈反射是由于颈关节和肌肉受到牵拉所引起的一种本体反射，其发生取决于颈的运动和颈的位置，包括对称性和非对称性两种。

1. 对称性紧张性颈反射（STNR）

（1）颈前屈：呈上肢屈肌和下肢伸肌优势。

（2）颈后伸：呈上肢伸肌和下肢屈肌优势。

2. 非对称性紧张性颈反射（ANTR）

非对称性紧张性颈反射主要是颈部扭转：面朝向侧的上、下肢呈伸肌优势，对侧呈屈肌优势。

（四）紧张性迷路反射

迷路反射又称前庭反射，是由于头部在空间位置的不同，致使内耳的传入冲动变化，而调整躯体肌紧张性的反射，该反射也称为紧张性迷路反射。其表现为仰卧位时伸肌张力高，四肢容易伸展，俯卧位时屈肌张力高，四肢容易屈曲。

（五）紧张性腰反射

紧张性腰反射是随着骨盆的变化、躯干位置的改变发生的，躯干的旋转、侧屈、前屈、后伸对四肢肌肉的紧张性有相应的影响。

（六）阳性支持反射

延髓动物的一只足底及跖趾关节接触地面时，通过刺激本体感受器，而立即引起整个下肢呈强直状态称为阳性支持反射。

第二节　Brunnstrom 评定和感觉检查

一、偏瘫恢复的六个阶段（表 7-2-1）

表 7-2-1　中枢神经系统损伤后运动功能恢复阶段

阶　段	特　点
I	急性发作后，患者肢体失去控制，运动功能完全丧失，称为弛缓阶段
II	随着病情的控制，患者开始出现运动，而这种运动伴随着痉挛、联合反应和联带运动的特点，称为痉挛阶段
III	痉挛进一步加重，患肢可以完成随意运动，但始至终贯穿着联带运动的特点，因联带运动达到高峰，故此阶段称为联带运动阶段
IV	痉挛程度开始减轻，运动模式开始脱离联带运动的控制，出现了部分分离运动的组合，称为部分分离运动阶段
V	运动逐渐失去联带运动的控制，出现了难度较大的分离运动的组合，称为分离运动阶段
VI	由于痉挛的消失，各关节均可完成随意的运动，协调性与速度均接近正常，称为正常阶段

二、Brunnstrom 偏瘫运动功能评定（表 7-2-2）

表 7-2-2 Brunnstrom 偏瘫运动功能评定

分期	上肢	手	下肢
I	无任何运动	无任何运动	无任何运动
II	仅出现协同运动模式	仅有极细微的屈曲	仅有极少的随意运动
III	可随意发起协同运动	可有钩状抓握，但不能伸指	在坐和站立位上，有髋、膝、踝的协同性屈曲
IV	出现脱离协同动作活动： 1. 肩 0°，肘屈 90° 的条件下，前臂可旋前、旋后； 2. 肘伸直的情况下，肩可前屈 90°； 3. 手臂可触及腰骶部	能侧捏及松开拇指，手指有半随意的小范围伸展活动	1. 坐位屈膝 90° 以上，可使足向后滑动； 2. 在足跟不离地的情况下能使踝背屈
V	出现相对独立于协同运动的活动： 1. 肘伸直时肩可外展 90°； 2. 肘伸直，肩前屈 30°～90° 时，前臂可旋前和旋后； 3. 肘伸直，前臂中立位，上肢可举过头	可作球状和圆柱状抓握，手指同时伸展，但不能单独伸展	1. 健腿站，病腿可先屈膝后伸髋； 2. 在伸膝下可作踝背屈
VI	运动协调接近于正常，手指指鼻无明显辨距不良，但速度比健侧慢（≤5 s）	所有抓握均能完成，但速度和准确性比健侧差	1. 在站立位可使髋外展到抬起该侧骨盆所能达到的范围； 2. 坐位下伸直膝可内外旋下肢，合并足内外翻

三、感觉障碍的粗略检查

（一）浅感觉

浅感觉包括皮肤及黏膜的痛觉、触觉及温度觉（表 7-2-3）。

表 7-2-3 浅感觉及检查方法

感 觉	检查方法
痛觉	用大头针的针尖轻刺被检查者的皮肤，询问患者有无疼痛感觉，两侧对比并记录感觉障碍类型（过敏、减退或消失）与范围
触觉	用棉签或软毛刷轻触被检者皮肤或黏膜，询问有无感觉，避免暗示
温度觉	用两支玻璃试管或金属管分别装有冷水（5 ℃～10 ℃）和热水（40 ℃～50 ℃），交替接触被检查者的皮肤，让其分辨冷、热

（二）深感觉

深感觉是肌肉、肌腱和关节等深部组织的感觉，包括运动觉、位置觉（关节觉）和震动觉（表 7-2-4）。

表 7-2-4 深感觉及检查方法

感 觉	检查方法
运动觉	被检查者闭目，检查者轻轻夹住被检查者的手指或足趾两侧，上下移动 5° 左右，令被检查者说出"向上"或"向下"
位置觉	被检查者闭目，检查者将其肢体摆成某一姿势，请被检查者描述该姿势或用对侧肢体模仿
震动觉	用 C128Hz 或 C256Hz 振动声叉柄端，放置于被检者肢体的骨隆起处（如内、外踝，手指，桡骨茎突，胫骨等），注意两侧对比，同时询问被检者有无振动感及持续时间，判断两侧有无差别

（三）复合感觉

复合感觉又称皮层感觉，经过大脑皮层的分析和综合来完成，在深、浅部觉正常情况下，了解大脑皮层病变时才做此检查（表 7-2-5）。

表 7-2-5 复合感觉及检查方法

感觉	检查方法
皮肤定位觉	被检查者闭目，检查者以手指或棉签轻触被检查者皮肤某处，让被检查者用手指指出被触及部位。正常误差手部 < 3.5 mm，躯干部 < 1 cm
两点辨别觉	1. 以钝角分规刺激皮肤上的两点，检测被检查者有无辨别能力，再逐渐缩小双脚间距离，直到被检查者感觉到一点为止，测其实际间距，与健侧对比。正常时指尖掌侧为 2 ~ 8 mm，手背 2 ~ 3 cm，躯干为 6 ~ 7 cm 2. 用 Moberg 提出的方法，将回形针掰开，两端形成一定距离，然后放在患者皮肤上让其分辨
实体觉	1. 被检查者闭目，令其用单手触及熟悉的物体，如钢笔、钥匙、硬币等，嘱其说出物体的大小、形状、硬度、轻重及名称。先测功能差的一侧，再测另一只手。 2. 被检查者睁眼，用 1 小布袋装入上述熟悉的物体，令其用单手伸入袋中触摸，然后说出 1 或 2 样物体的属性和名称

（四）注意事项

1. 让被检查者了解检查的目的与方法，以取得充分合作。
2. 检查时采取左右、近远端对比的原则，从感觉缺失区向正常部位逐步移行检查。
3. 检查时被检查者一般宜闭目，以避免主观或暗示作用。
4. 检查者需耐心细致，必要时可多次重复检查。

第三节　治疗技术及临床应用

一、床上姿势与卧位训练

（一）床上姿势

1. 上肢　患者处于弛缓阶段时要注意避免上肢过度外展，防止肩关节半脱位，可在肩关节下方垫一枕头。

2. 下肢　膝关节下方垫一小枕，以维持膝关节轻度屈曲；为防止髋关节的外展、外旋，可在下肢外侧放置毛巾卷、沙袋等支撑物，脚的上方避免放置重物，以免踝关节出现跖屈、内翻。

（二）床上被动、辅助主动运动训练

患者处于弛缓阶段时随意运动丧失，治疗者可根据医生的指导及患者的实际情况，进行头颈、躯干、四肢的被动运动。

（三）从仰卧位向侧卧位的翻身训练

从仰卧位向患侧翻身时，因利用健侧上、下肢的运动，故很容易完成。训练时，首先用健手握住患侧腕关节，保持肩关节屈曲90°。患侧下肢膝关节屈曲90°呈膝立位。必要时，治疗者可予以辅助。翻身时，利用健侧上肢带动患肢左右摆动的惯性作用，顺势完成躯干上部、骨盆及下肢的旋转，完成向健侧翻身的动作（图7-3-1）。

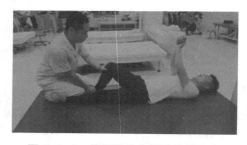

图7-3-1　从仰卧位向侧卧位的翻身

（四）缓解屈肌痉挛的体位训练

将上肢屈肌痉挛的患者呈俯卧位置于治疗台边处，患侧上肢悬空于治疗台外。令患者头转向患侧，患侧肘关节屈曲和肩关节外展，完成上肢水平上举；随后，肩关节内旋，腕关节放松，手向后做滑水运动至臀部上方。此时，屈肌紧张会明显缓解。其后上肢外旋，向前方运动，完成上肢伸展动作。整套动作类似自由泳的划水动作。

二、坐位的躯干、颈、四肢训练

（一）坐位平衡反应诱发训练

患者取坐位，为了保护患侧肩关节和防止健侧手抓握椅子，让患者用健手托握患

侧肘关节。治疗师向前、后、左、右等各方向轻推患者肩部，破坏患者的平衡（图7-3-2）。

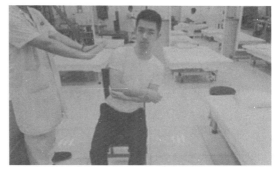

图7-3-2 坐位平衡反应诱发训练

（二）躯干屈曲训练

患者垂直坐在椅子上，双侧上肢保持抱肘姿势，治疗师坐在患者对面，扶持患者的双肘，诱导躯干及上肢的运动。

（三）躯干的旋转训练

患者取坐位，健手托扶患侧肘关节，治疗师站在患者身后协助躯干的旋转并逐步加大躯干旋转的角度。

（四）肩胛带运动诱发训练

患侧前臂和手掌放置于治疗台上，呈肩外展、肘屈曲位。治疗师一手扶持肩锁关节处，另一手抵于患者的头部侧面，令患者头向患肩方向侧屈，同时治疗师用手固定患者头部，诱发出颈部肌肉等长性收缩。

（五）髋关节屈肌群对称性收缩训练

患者取坐位，躯干后倾，双足离地，双侧髋关节屈曲。当躯干向后方倾斜时会有效地刺激髋关节屈肌和腹肌的收缩，提高躯干的平衡能力。

三、上肢训练（Ⅰ～Ⅲ阶段）

（一）上肢屈曲运动训练

1. 伴有肩关节疼痛的训练　通过辅助主动运动的方式，完成肩胛带的上举、下撤、内收和外展的运动。

2. 不伴有肩关节疼痛的训练　当患者不能完成肩胛带上举的随意运动时，治疗师用前臂支持患者的肘关节，手控制患手腕关节呈背伸位，使肘关节在屈曲状态下完成肩关节的外展运动。同时治疗师另一手叩击患者斜方肌，诱发其离心性收缩。

（二）上肢伸展运动训练

1. 双侧胸大肌随意性收缩训练　患者取坐位（卧位也可），双侧肩关节屈曲并水平外展约45°。双侧上肢克服治疗师双手的阻力，向中线做内收运动，诱发双侧胸大肌收缩。

2. 肘伸展强化训练　患者取坐位，治疗师坐在患者对面，控制患侧腕关节呈背伸位，同时对患侧手掌近端施加抵抗，患者对抗外力完成肘伸展的动作。

四、上肢训练（Ⅳ～Ⅴ阶段）

（一）上肢屈曲运动训练

患侧肘关节与躯干紧紧靠拢以抑制肩关节外展，进行肘关节屈曲，患手触摸嘴的动作和患手摸健侧肩关节动作等，可以由被动运动到辅助主动运动再到主动运动分别使患手完成。这些动作包括：①摸嘴；②摸耳朵，先患侧后健侧；③摸健侧肘关节；④摸健侧肩关节；⑤摸前额；⑥摸头顶；⑦摸后头部等。

（二）上肢伸展运动训练

①患者取坐位，患侧手后伸摸脊柱；②肘关节伸展，肩关节屈曲，向前方上举；③肘关节屈曲，前臂旋前、旋后；④肘关节伸展，肩关节外展；⑤肘关节伸展，上肢向头上方上举；⑥肘关节伸展，肩关节屈曲，手掌向上、向下旋转。

五、下肢运动模式矫正训练

下肢运动模式矫正训练项目均为步态矫正训练的基本功，与步行能力有着密切关系，是偏瘫患者运动疗法中的重要内容。

（一）踝背屈诱发训练

1. Bechterev 反射法　患者仰卧位，治疗师手握患足的足趾被动屈曲的同时令患者踝关节背屈。

2. 仰卧位和坐位的踝背屈训练（图 7-3-3）患者取仰卧位或坐位，治疗师在患侧膝关节上方施加压力，使髋关节屈肌与胫前肌收缩，随着肌力的增大，治疗师也增加阻力，使其进行等长性收缩，目的是诱发踝关节背屈的运动。

3. 立位的踝背屈训练　当患者可以完成坐位背屈的随意运动时，可以用逐渐提高椅子的高度逐渐达到背靠墙壁呈立位姿势下完成规

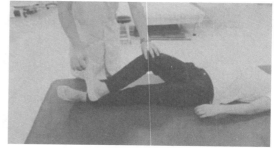

图 7-3-3　踝背屈训练

定动作。如立位完成有困难时，治疗师可以施加局部刺激，达到没有任何辅助的立位踝背屈运动。

4. 踝外翻、背屈运动训练　诱发踝背屈与外翻运动可以使用毛刷、冰块、震动器或治疗师手指的叩击等方法来刺激足背外侧（趾跖关节至足跟连线的外侧区）诱发踝关节的外翻。

（二）髋关节外展的诱发训练

1. 用 Raimiste 现象诱发髋外展肌的反射性收缩　患者仰卧位，髋、膝关节伸展，治疗师对健侧下肢施加阻力，令其进行外展运动，当患者用力完成健侧下肢外展的等长性收缩的同

时，患侧下肢出现反射性外展。

2. 侧卧位髋外展训练　患者取健侧在下方，髋、膝关节稍屈曲的侧卧位。治疗师一手持患肢呈轻度外展位，另一手握拳利用腕关节的运动叩击臀中肌，叩击后治疗师保持患肢外展位置的手迅速向下移动，令患者维持原位置不动，如果患者不能保持原姿势可以反复训练，直至提高外展肌反射性肌紧张，达到患侧下肢可以维持在外展位为止。

3. 立位双侧髋外展肌运动训练　患者取立位，令患者首先做患侧下肢向外展位摆动，健侧下肢支撑体重；其次，做健侧下肢向外展位摆动，患侧下肢负重。训练中可以利用平衡杠，如患者为左侧偏瘫，先用右侧下肢支撑体重，左侧下肢向外展侧摆动，然后在治疗师的协助下，体重转移到左侧下肢，治疗师一手向下方按压左侧髂嵴，使骨盆向右上方用力，同时令患者右侧下肢向外展位摆动。重心移动之前或移动中在不破坏患者平衡的基础上可以对外展肌进行叩击刺激。

4. 立位一侧髋外展肌运动训练　患者取立位，健侧下肢抬起，同时指示患者骨盆健侧上抬。治疗师可以协助患者保持身体的稳定，强调骨盆运动，两侧交替进行骨盆上抬训练。然后将这种运动转向步行训练。注意按治疗师指示的节奏进行。

（三）膝关节屈肌与伸肌的交互反应训练

1. 仰卧位　患者取仰卧位时因受到紧张性迷路反射的影响，难以完成膝关节的屈曲运动。刺激股二头肌肌腱或对大腿后部软组织作用等手法，可以使股四头肌痉挛缓解。当痉挛出现缓解时，治疗师令患者做下肢屈曲运动，同时控制足部不离开地面地进行滑动。

2. 坐位　患者取坐位，用健手托住患侧肘关节，足跟着地，患足前伸，膝关节稍呈伸展位，全脚掌着地做向椅子下方后撤的动作，直至膝关节屈曲呈锐角。训练前，先让患者健侧下肢进行，使其理解正确的动作要领，在患侧训练开始时治疗师应予以辅助，为了减少足底与地面的阻力，治疗师可以用双手握膝关节下方，同时对膝屈肌肌腱给予刺激。如患者仍不能完成膝关节90°以上的屈曲，则应当令患者躯干前倾，同时患足用力向后方滑动。最后，让患者靠在椅子的靠背上，将膝关节伸展到开始的位置上练习屈膝的控制，再练习去除躯干前倾的动作而使膝关节独立完成屈伸动作。

3. 半俯卧位　患者呈立位，上半身趴在桌子上，治疗师对其患侧大腿后侧肌群的肌腹给予叩击刺激，同时令患侧膝关节进行屈曲运动，对膝关节屈曲与伸展均应施与抵抗。

4. 立位　从桌面高度的半俯卧位逐渐提高到窗台、扶手等不同高度，直至呈直立位，在髋关节充分伸展的状态下做膝关节屈曲运动。

六、手的功能训练

手的康复目标首先应该是获得全手指的同时抓握（联合屈曲）和同时伸展（联合伸展），如果能够达到这个目标，患者就可以掌握一般抓握动作。

（一）通过近端牵引反应诱发抓握动作

训练时治疗师一手抵抗上肢近端肌收缩，另一手固定患侧腕关节于伸展位。在以上手法的同时嘱患者用力做握拳动作，在反射和随意运动刺激的相互作用下，部分患者可以完成手指的屈曲动作。

（二）诱发手指联合伸展的手法

上肢屈肌痉挛的典型模式为肩关节内收、内旋，肘关节屈曲，前臂旋前，腕关节掌屈，拇指内收，四指屈曲。缓解痉挛时，治疗师首先要用四指紧握（加压）患手的大鱼际肌，将其拇指外展。治疗师用另一手固定患侧肘关节，再将其前臂旋后，停留数秒钟，痉挛的手指即可自动伸展。

（三）利用紧张性拇指反射诱发拇指伸展

治疗师站在患侧身后，固定患者前臂近端，使上肢上举超过头部，再将前臂旋后，拇指即出现伸展，这种反射经过数秒钟可达到最大限度，示指也往往随拇指出现伸展。但是，如将手指被动屈曲，放手后手指会再次伸展，而且有增强的倾向。

（四）拇指分离运动的诱发手法

在对手进行缓解痉挛的手法之后，将患手放在膝关节上，尺侧在下方。练习拇指与示指分离。拇指的分离运动是手功能的基础，当不能独立完成时，治疗师对腕关节的拇长展肌和拇短伸肌肌腱做轻叩和刷擦手法。然后患者双手拇指相对，用健侧拇指辅助患手拇指旋转。通过运动感觉刺激和视觉反馈共同易化拇指的分离运动。

七、手的能力训练

（一）钩形抓握

钩形抓握不需要掌握伸开手指的动作，只要患侧手能握拳即可实现。偏瘫患者如果不努力地去注意纠正，抓握动作就难以维持。所以，走路时用钩形手拿东西是不现实的。

（二）侧捏

侧捏动作只要拇指能按压和离开示指桡侧，就可以实现。一般练习的方法是从比较小的物品开始，用拇指指间关节与示指桡侧面对合。其中重点是练习拇指的分离运动，如抓木钉板中大小不等的木钉，使拇指从半随意运动过渡到随意运动。如能熟练地使用拇指的侧捏，就可以完成日常生活中大部分动作。当需要双手配合时，可以用健手做复杂动作，用患手辅助。

（三）理想模式

一般理想模式的抓握必须具备三个条件：
（1）握拳的手指可随意伸展；
（2）具有拇指与其他各指的对掌功能；
（3）即使被拿物品与手掌接触，手指也能自如分开。

（王永夫）

第八章　本体感觉神经肌肉促进技术

1．掌握：本体感觉神经肌肉促进技术的基本概念、治疗原理、基本手法、操作程序、特殊手法与适用范围。

2．熟悉：上下肢基本运动模式；运动模式中主要参与肌群。

3．了解：本体感觉神经肌肉促进技术的神经生理学原理。

本体感觉神经肌肉促进技术（PNF）是由美国神经生理学家和内科医师 Herman Kabat 博士于 20 世纪 40 年代创立，并首先在脊髓灰质炎患者的康复治疗中使用。半个多世纪以来，PNF 得到不断发展和完善，已经成为多种神经肌肉系统疾病的有效康复治疗手段，目前广泛应用于欧美、日本等康复医学发达的国家，成为康复治疗师的基本治疗手段之一。

第一节　概　　述

【情境模拟】

患者，男，于 2017 年 2 月 21 日无明显诱因突发左侧肢体活动不利及言语不清，患者发病后无明显意识不清，急入我院，行头颅 CT，门诊以脑出血收入科。

康复诊断：

脑出血；左侧肢体活动障碍；肩关节半脱位、疼痛；高血压 3 级，很高危。

患者入科情况：

患者左侧肢体功能障碍，Brunnstrom 上肢Ⅱ期，手Ⅰ期，下肢Ⅱ期。

肩关节被动活动前屈约 90° 出现疼痛，外展约 85° 出现疼痛。

肩关节半脱位 2 横指，主诉夜间肩关节疼痛加剧，难以入睡。

精神较差且不愿配合康复训练。

一、基本概念

（一）PNF 技术的定义

本体感觉神经肌肉促进技术是指通过对本体感受器的刺激，达到促使相关神经肌肉反应，增强相应肌肉的收缩能力的目的，同时通过调整感觉神经的异常兴奋性，来改变肌肉的张力，使之以正常的运动方式进行活动的一种神经生理治疗技术和训练体系，又称 PNF 技术。其中 P 代表"本体感觉"，是指提供身体运动和体位信息的感觉；N 代表"神经肌肉"，是指涉及的神经和肌肉；F 代表"促进 / 诱发"，是指使之变得更容易发挥功能。PNF 技术实质是利用牵张、关节压缩和牵引及施加阻力等本体刺激，应用螺旋形和对角线运动模式，来激活和募集最大数量的运动肌纤维参与活动，促进运动功能恢复的一种治疗方法。

（二）PNF 技术的基本特征

PNF 技术以躯干和肢体的螺旋和对角线助动、主动和抗阻运动为基本特征。

1．螺旋对角线交叉式的运动模式

（1）定义：对角线模式同正常功能运动的螺旋、对角线特征相一致，是屈曲或伸展、内收或外展、内旋或外旋三对相反运动的组合，并且在运动过程中都出现中线交叉，这种形式可促进身体两侧之间的相互影响。这种模式是日常生活活动中最主要的运动形式，在大脑皮质中最为熟悉和最易巩固，因此，用对角线模式训练对患者的康复最为有效。

（2）基本原理：①符合正常的生理上的运动形式，大多数肌肉的附着点和纤维的排列支持这种运动；②脑整合功能的研究结果表明，随意运动不是单块肌肉收缩的结果，而是由各种运动模式构成的；③对角线运动是屈和伸、内旋和外旋、内收和外展三对拮抗肌相结合的运动，在正常的运动方向的发育过程中最后出现，因此，是运动发育的最高级形式；④一切对角线运动模式均跨越中线，因此，可以促进身体两侧的协调运动。这种运动对知觉—运动—感觉整合功能的实现是十分重要的；⑤对角线模式始终包含着旋转的运动成分。由于旋转是人体最后发育的运动之一，故随着年龄老化或损伤，它也首先遭到破坏。

2．借助于视觉、听觉、前庭觉、本体感觉、平衡反应。

3．屈伸肌相互交替收缩，以维持动作或姿势的稳定。

4．反复刺激、反复自我学习的过程。

5．极具开发潜能，较难掌握的一种技术。

（三）PNF 的理论基础

1．每个人都有发育和再发育的潜力。

2．正常的运动是由头向足或由近端向远端发展的。

3．早期的运动由反射活动所控制，成熟的运动可由姿势反射增强或维持。

4．运动功能的发育具有周期性倾向，屈肌优势和伸肌优势可以变换，并且两者可以相互影响。

5．功能活动由一些方向相反的运动组成。

6．运动取决于主动肌和拮抗肌之间的协同作用。

7．正常运动功能的发育有一定的顺序。

8．在整体运动模式发育过程中，四肢同头、颈、躯干相互影响，并且还包含肢体的"联合运动"。

9．运动功能的改善取决于运动的学习。

10．像发展肌力和耐力一样，不断的刺激和重复的活动可促进运动的学习和巩固所学的技能。

11．通过有目的的活动促进自理活动和行走功能的学习。

二、PNF 的治疗原理

PNF 技术以脊髓反射的研究中所得出的神经生理学为理论基础。其神经生理学原理如下：

1. 后效应　一个刺激的作用持续到该刺激停止之后。如果刺激的强度和时间增加，后效应也增加。比如在维持一段时间的静止收缩后，会感到力量增加，这就是后效应的结果。

2. 时间总和　一定时间内连续的弱刺激（阈下）的发生（总和）引起兴奋。

3. 空间总和　同时应用于身体不同区域的弱刺激互相加强（总和）引起兴奋。时间和空间总和可以结合起来以获得更大的活动。

4. 扩散　这是一种机体反应的传播速度和强度的增加，产生于刺激的数量或强度增加时。该反应既可以是兴奋的，也可以是抑制的。

5. 后继诱导　主动肌兴奋性的增加发生于拮抗肌的刺激（收缩）之后。涉及拮抗肌反转的技术会利用这种特性。

6. 相反支配（或相反抑制）　肌肉收缩的同时伴随着对拮抗肌的抑制。相反支配是协调运动的必要部分。放松技术会利用这种特性。

三、PNF 的治疗原则

PNF 技术的活动模式为组合运动模式，并且以螺旋对角线为特征，因此也称为螺旋对角线模式。在临床具体运用时，应遵循以下原则：

1. 人体发育按从头到脚、由近及远的顺序发展　即从头颈部开始，继而是躯干，最后才是四肢；从四肢来说是从近端至远端。因此，强调头颈、躯干及髋部的运动，带动四肢的运动。控制了肩胛带的稳定性之后，才有可能发展上肢的精细运动技巧，下肢也是如此。

2. 正常运动的发育具有一定的规律　遵循总体动作模式和姿势顺序。总体运动模式的发展顺序为对称—不对称—反转—单侧—对侧—斜线反转，但并非每个过程都必须经历，可以相互交叉重叠，也可以有跳跃。

3. 早期运动由反射活动所控制，成熟的运动通过姿势反射维持和增强　在婴儿期存在的反射活动，发展到成人期并不完全消失，而是整合在各种神经系统的功能中，例如，当患者从侧卧位坐起时，可以借助身体的翻正反应来完成。

4. 运动功能的发育具有周期性倾向　表现为先屈肌后伸肌占优势的相互转换，并相互影响。治疗师可以利用该原理，在屈肌张力过高时，选择刺激伸肌的方法；在伸肌张力过高时，选择刺激屈肌的方法。

5. 运动取决于屈肌和伸肌的交互收缩　维持姿势需要不断调整平衡，而相互拮抗的运动、反射、肌肉和关节运动则影响动作和姿势。例如，存在痉挛时，先抑制痉挛，后促进拮抗肌收缩，最后促进反射和姿势。

6. 功能性活动由一些方向相反的运动组成　由大脑中枢发出指令，有若干组肌群以总体模式出现，并附加相反的运动来完成，且动作具有节律性特征。治疗中要完成方向的节律性逆转，在强化主动肌与拮抗肌重新建立起平衡收缩能力的同时，也要注意提高患者独立生活的能力与质量，结合日常动作进行训练，如，训练患者从椅子上站起的同时，也要训练由站立到坐下；同时练习穿衣和脱衣两方面的更衣动作等。

7. 充分利用各种刺激来实现运动的再学习　在治疗中应充分利用肌、腱、关节、迷路等本体感觉和视、听感觉的反馈以及环境影响等因素的刺激来实现运动的再学习，这是 PNF 的特征之一。随着训练的不断重复，逐渐减少感觉提示，最终发展到患者能独立自如地完成各种功能性运动。

第二节　PNF 的治疗技术

一、基本操作

（一）概述

PNF 的基本操作是易化技术的基本方法之一，它能使治疗师帮助患者获得有效的运动功能，其治疗效果并不依赖于患者自觉的合作。这些操作常被用于：①增加移动或维持稳定的能力；②通过对患者适当接触和应用恰如其分的阻力引导患者的运动；③通过节律帮助患者获得协调能力；④增加耐力和在治疗过程中避免出现疲劳。

（二）具体方法

1. 阻力　大多数 PNF 技术都是从阻力作用的知识发展而来的，阻力的施加要与患者的状况、动作的目标相吻合。阻力应是患者能接受的、可平稳移动或维持等长收缩的最大阻力，而不是治疗师的最大力量，对某些患者来说，可能仅仅是轻微的接触。

2. 扩散和强化　扩散是指四肢反应的传播，这种反应可以从协同肌和运动模式中的肌肉收缩或放松效应得到进一步增强的现象中观察到。当刺激的强度或时间增加时，反应也相应地增加。强化的意思是指"通过添加力量，使之变得更强"。治疗师通过对较强肌肉增加阻力，把强化效应传送到较弱肌肉。扩散和强化效应均由适宜的阻力而产生，增加阻力可以增加肌肉反应的数量和程度，改变阻力的方向或患者的位置，效应也将发生改变。所以，在治疗过程中，治疗师需要根据患者的情况和治疗的目标及时地调整阻力的大小和肌肉收缩的类型。

3. 手法接触　可刺激协同肌收缩，增强运动的效果。手在躯干上的接触，可以间接地通过改善躯干的稳定性来帮助肢体运动。为控制运动和对抗旋转，通常要求治疗师接触患者的手呈掌指关节屈曲、指间关节伸展的形状，简称"夹状手"（图 8-2-1）或"蚓状肌抓握"。在这一姿势中，压力来自掌指关节的屈曲，手指伸展的程度要与接触的身体部位相一致。"夹状手"为治疗师控制运动提供了良好的作用，并且不会因挤压而造成患者的疼痛。

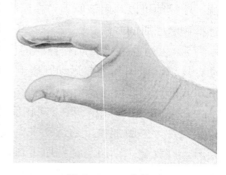

图 8-2-1　夹状手

4．体位　当治疗师体位与运动方向一致时，可以获得对运动的有效控制；当治疗师改变位置时，阻力的方向和患者的运动也随之改变。

5．言语（指令）　治疗师通过言语告诉患者做什么、怎样做以及何时开始做。口令的节律对于牵张手法的使用相当重要。启动口令在牵张反射出现前的一瞬间发出，这样就可以将患者的意识与反射反应协调起来。重复活动口令可以激发更大的力量或再一次引导运动。口令的音量可以影响肌肉的收缩力量，例如，在希望获得较强的肌肉收缩时应给予音量较大的口令，在放松肌肉或减轻疼痛时口令常使用较柔软和平静的语调。

6．视觉　眼的转动既可以影响头又可以影响身体其他部位的运动，因此治疗时应利用视觉刺激来帮助患者控制、校正体位和运动。

7．牵引和挤压　牵引是使躯干或四肢拉长。牵引的治疗效果是对关节部位的感受器刺激的结果；牵引也可以通过拉长肌肉作为牵张刺激而起作用。牵引常被用于：①促进运动，尤其是对主动运动和抗重力运动；②需使用牵张手法时，有助于肌肉组织的拉长；③对抗某些运动的成分。此外，治疗关节疼痛时，患部的牵拉有时有助于缓解疼痛。牵引的力量应当逐渐增加，直到获得满意的结果，在整个运动过程中应予以维持，并要与适当的阻力相结合。

挤压是通过对躯干或四肢关节的推、挤，使得关节面接近，关节间隙变窄。挤压引起的肌肉收缩是关节部位感受器受到刺激的结果，也可能由于挤压导致了患者位置姿势的紊乱，引起肌肉收缩。

挤压常被用于：①改善稳定性；②促进负重和在抗重力情况下肌肉收缩；③对抗运动的某些成分。逐渐而缓慢的挤压，有利于治疗疼痛和关节的不稳定。

挤压有两种方式：①快速挤压：快速加力以诱发反射反应；②慢速挤压：逐渐加力直到患者不能忍受。无论是快速挤压还是慢速挤压，治疗师都必须维持力量和给予一定的阻力，直到产生肌肉的反应，使用过程中若能与恰当的口令结合起来，则效果会更佳。

8．牵张　当肌肉被拉长时会自动产生牵张刺激，该刺激又反过来促进被拉长的肌肉、同一关节的协同肌和其他有关的肌肉收缩。

9．节律　节律是运动的顺序。正常的动作需要一个平衡的顺序，协调的动作需要该顺序具有精确的节律，功能性活动在任务完成之前需要持续、协调的运动，即具有正常节律的运动。

10．运动模式　运动模式也可以被视为 PNF 的基本操作之一。具体内容详见本章第三节。

二、特殊技术

PNF 除了基本操作之外，还有一系列特殊技术，常用的有节律性起始、等张组合、拮抗肌反转、反复牵拉、收缩—放松、保持—放松、复制等，其作用是通过对肌群的促进、抑制、增强或放松效应改善功能性活动。

（一）节律性起始

1．特点　在期望的活动范围内做肢体的节律性运动，以被动运动开始，逐步转向主动抗阻运动。

2. 目标　①帮助运动的起始；②改善协调和运动感觉；③使运动速度正常化，或增加或降低；④训练动作；⑤使肌张力正常化以便帮助患者放松。

3. 适应证　①起始运动困难；②运动过慢或过快；③不协调或运动缺乏节律性，即共济失调或动作僵硬；④调节肌张力或使肌张力正常化；⑤全身紧张。

4. 描述　①治疗师开始在关节活动范围内做被动运动，通过下达语言指令的速度来确定节律，运动的预定目标可以通过患者的听觉、视觉和触觉信息输入传递给患者，这样患者就可以在被动运动中有意识地担当主动角色；②让患者向期望的方向开始主动的帮助运动。返回动作由治疗师做；③治疗师对主动运动施加阻力，用口头指令保持节律；④结束时患者应该能独立做该运动。

坐位躯干伸：

①被动运动患者，躯干从屈到伸，然后回到屈位。"我来运动你的躯干使它伸直，好！现在让我再来使你往回屈，然后坐直。"②当患者能放松和容易活动以后，让患者做主动帮助运动，躯干直立地伸。"向上直立时自己用些力。现在放松，随着我的手向前屈。"③开始进行抗阻活动。"用力挺直。随着我的手向前屈。现在再来一次，用力挺直。"④独立。"现在你自己伸直。"

（二）等张组合

1. 特点　一个肌群（主动肌）的向心性、离心性及稳定性收缩组合而无放松。治疗时，从患者肌力或协调能力最好的地方开始。

2. 目标　①运动的主动控制；②协调；③增加主动关节活动范围；④增强肌力；⑤离心运动控制的功能性训练。

3. 适应证　①离心运动的控制降低；②协调或向期望方向运动的能力不足；③主动关节活动范围降低；④在可用的关节活动范围中缺乏主动运动。

4. 描述　①治疗师在期望的关节活动范围内抗阻患者主动运动（向心性收缩）；②在关节活动范围末端，治疗师让患者保持在这一位置（稳定性收缩）；③当达到稳定后，告诉患者允许治疗师部分地将其向起始位缓慢运动（离心性收缩）；④在不同的肌肉活动类型之间没有放松，并且治疗师的手保持在相同的位置。

坐位躯干伸（图8-2-2）：

①抗阻患者躯干伸的向心性收缩。"向后用力。"②在患者主动运动至活动范围的末端时，让患者保持在这一位置上。"停，保持在这里，别让我把你拉向前。"

③患者稳定后，运动患者到起始位，患者同时保持控制躯干伸肌离心性收缩。"现在

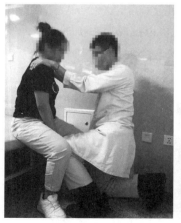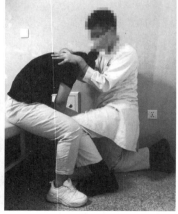

图 8-2-2　等张组合的坐位躯干伸

让我拉你向前，但要慢。"

（三）拮抗肌反转

1. 动态反转

（1）特点：主动抗阻和向心性运动从一个方向（主动肌）转换到其相反的方向（拮抗肌），中间无停顿或放松。在正常生活中我们经常见到这种类型的肌肉活动：扔一个球、骑自行车、步行等。

（2）目标：①增加主动的关节活动范围；②增强肌力；③发展协调能力；④预防或减轻疲劳；⑤增加耐力；⑥降低肌张力。

（3）适应证：①主动关节活动范围下降；②主动肌无力；③改变运动方向的能力降低；④被训练肌肉出现疲劳；⑤高张力肌群的放松。

（4）描述：①治疗师在患者活动的一个方向上施加阻力，通常是更强的或更好的方向［图 8-2-3（a）］；②接近期望的活动范围末端时，治疗师反转在运动节段上手的抓握，并发出一个准备改变方向的指令；③在期望的活动末端，治疗师给患者一个动作指令，以反转运动方向，不要放松，并在远端给予新开始的运动施加阻力［图 8-2-3（b）］；④当患者开始向相反方向运动时，治疗师反转另一只手的抓握，使所有阻力均加在新的方向上；⑤反转运动的次数可按需要进行。

正常情况下我们以更强的模式开始收缩，以更弱的模式结束收缩，然而，不要把患者的肢体留在"空中"。

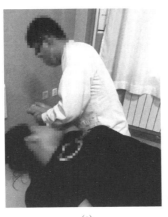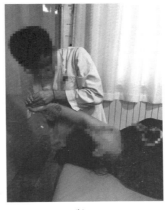

(a)　　　　　　　　　　　　　　　　(b)

图 8-2-3　手臂对角屈—外展到伸—内收的动态反转

下肢由屈向伸的反转运动：

①给下肢期望的（更强的）屈模式施加阻力。"足背向上，提腿向上。"［图 8-2-4（a）］

②当患者的腿达到关节活动范围末端时，给一个语言提示（准备指令）以引起患者注意，同时治疗师的手从抵抗足背屈滑到足跖面（由于从近端抓握而来的扩散，背屈肌仍然活跃），以便在反转运动时给足施加阻力。

③当你已经准备好在新的方向上运动患者时，给予运动指令"现在足向下推，蹬腿向下"。

［图 8-2-4（b）］

④当患者在新的方向上开始运动时，治疗师移动近端的手，放在新运动方向上施加阻力［图 8-2-4（c）］。

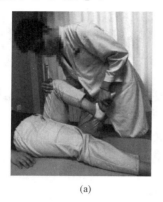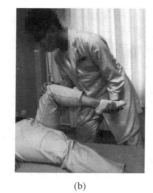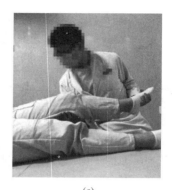

（a）　　　　　　　　　　（b）　　　　　　　　　　（c）

图 8-2-4　腿对角线的动态反转

（a）抗阻屈内收；（b）远端抓握的改变及运动成伸—外展的开始；（c）抗阻伸和外展

2. 稳定性反转

（1）特点：在主动肌和拮抗肌交替地等张收缩时，给予足够的阻力以阻止动作的发生。指令是动态的指令（"推我的手"或"不要让我推动你"），治疗师只允许患者出现很小的运动。

（2）目标：①改善稳定性和平衡；②增强肌力；③改善主动肌和拮抗肌之间的协调。

（3）适应证：①稳定性降低；②肌无力；③患者不能做等长肌肉收缩，并且需要在一个方向上的阻力。

（4）描述：①治疗师给患者施加阻力，从最强的方向上开始，让患者对抗阻力，只允许有很小的动作发生。挤压或牵拉应该用于增强稳定。②当患者充分地抵抗阻力时，治疗师把一只手移到相对方向上施加阻力。③当患者对新方向上的阻力有反应之后，治疗师的另一只手也移到新的方向上施加阻力。

躯干稳定（图 8-2-5）：

①对患者的躯干屈肌施加牵拉结合阻力。"别让我把你推向后。"

②当患者的躯干屈肌收缩时，治疗师用一只手保持牵拉和阻力，而用另一只手挤压并对抗躯干的伸直。"现在别让我把你拉向前。"

③当患者对新的阻力有反应时，治疗师把抵抗躯干屈曲的手放在伸侧以抵抗躯干伸直。

④反转方向的次数视需要

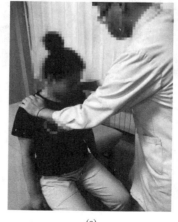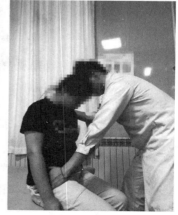

（a）　　　　　　　　　　（b）

图 8-2-5　躯干的稳定性反转

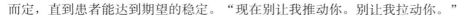

而定，直到患者能达到期望的稳定。"现在别让我推动你。别让我拉动你。"

3．节律性稳定

（1）特点：交替的等长收缩对抗阻力，无意产生动作。

（2）目的：①增加主动的和被动的关节活动范围；②增强肌力；③改善稳定性和平衡；④减轻疼痛。

（3）适应证和禁忌证。

①适应证：a．关节活动范围受限；b．疼痛，尤其是在尝试运动时；c．关节不稳定；d．拮抗肌群无力；e．平衡能力降低。

②禁忌证：a．节律性稳定对于小脑疾病的患者来说可能太困难了；b．患者因年龄、语言困难、脑功能障碍等问题而不能听从指令。

（4）描述：①治疗师对主动肌群的等长收缩施加阻力，患者保持在这一位置，不尝试产生动作。②当患者产生同样大小的抵抗力时，缓慢增加阻力。③当患者充分反应时，治疗师开始改变阻力转而抗阻拮抗肌的运动。当阻力改变时，治疗师和患者都不能放松。④新的阻力慢慢产生。当患者再次有充分反应时，治疗师开始改变阻力以对抗拮抗肌的运动。⑤根据患者的情况，有指征时使用牵引或挤压。⑥反转的重复次数视需要而定。⑦使用静止的指令。"保持在这里。""不要动。"

躯干稳定：

①对患者的躯干屈肌的等长收缩范围加阻力。"静止不动，用与阻力匹配的力向前。"

②一只手在前方施加阻力，另一只手抵抗躯干的伸直。"现在用同样的力向后抵抗我，保持。"

③患者对新的阻力有反应时，治疗师一只手再次改变阻力以对抗躯干屈曲。"静止不动，再次用与阻力匹配的力向前。"

④肌收缩的方向的反转可以根据需要而定，以达到既定的目标。"再次保持向前，静止不动，现在向后匹配我的阻力。"

表 8-2-1 概括了稳定性反转和节律性稳定之间的差别。

表 8-2-1　稳定性反转和节律性稳定之间的差别

稳定性反转	节律性稳定
等张肌肉活动	等长肌肉共同收缩，无运动产生，节律性稳定需要向心性收缩，在闭链肌肉中可能更容易
有意产生运动	无意产生运动
指令："保持在这里，抵抗我"	静态指令："静止不动，不要试图运动"
手的抓握：每次改变都改变方向。允许从身体的一处转到另一处	手的抓握：尽可能抓握双侧并缓慢改变阻力的方向
肌肉活动：从主动肌到拮抗肌，再到主动肌，再到拮抗肌	肌肉活动：主动肌和拮抗肌一起活动（可能共同收缩）
患者要控制一个方向；要一起控制两个方向太困难	患者仍然能控制两个方向

（四）反复牵拉

1. 起始范围的反复牵拉

（1）特点：反复使用牵拉反射，以便在被拉长而增加张力的肌肉上诱导出主动的肌肉募集。

（2）目标：①促进运动的起始；②增加主动的关节活动范围；③增强肌力；④防止或减轻疲劳；⑤在期望的方向上引导运动。

（3）适应证和禁忌证：适应证包括肌无力、由于肌无力或强直而不能起始运动、疲劳、运动知觉降低；禁忌证包括关节不稳定、疼痛、因骨折或骨质疏松致骨骼不稳、肌肉或肌腱损伤。

（4）描述：

①拉长的肌肉张力＝牵拉刺激。

②拉长的肌肉张力＋拍打＝牵拉反射：a. 治疗师给患者一个准备指令，同时在这个模式中充分拉长肌肉，要特别注意旋转；b. 给予快速的"拍打"肌肉，以进一步拉长（牵拉）肌肉并诱导出牵张反射；c. 在牵拉反射的同时，治疗师给患者指令，使患者随着被牵拉肌肉的牵拉反应主动用力收缩；d. 对引起的反射和主动肌肉收缩施加阻力。

屈曲—外展—内旋模式的牵拉：

①足置于跖屈内翻位，然后使患者下肢外旋，髋完全伸、内收及外旋。

②当屈曲—外展—内旋模式的所有肌肉绷紧后，发出准备指令："准备！"同时进一步快速拉长（牵拉）所有的肌肉。

③牵拉后立即给指令："向上，向外。"

④当感觉到患者肌肉收缩时，给予整个模式施加阻力。

2. 全范围的反复牵拉

（1）特点：反复使用牵拉反射，以便从肌肉收缩紧张状态诱导出主动的肌肉募集（图8-2-6）。

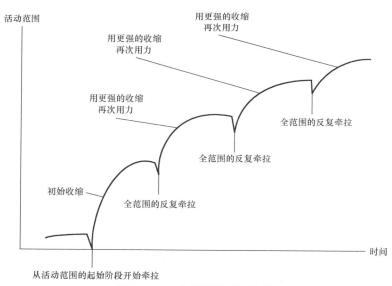

图8-2-6 全范围的反复牵拉

（2）目标：①增加主动关节活动范围；②增强肌力；③防止或减轻疲劳；④在期望的方向上引导运动；⑤肌张力正常化。

（3）适应证和禁忌证：适应证为肌无力、疲劳、运动知觉降低。禁忌证为关节不稳定、疼痛、因骨折或骨质疏松致骨骼不稳、肌肉或肌腱损伤。

（4）描述：①治疗师对一个运动模式施加阻力，使所有的肌肉收缩和紧张，可以从起始牵张反射开始；②治疗师发出预备指令，使牵张反射与患者新的、加大的用力相协调；③治疗师不断增加阻力以轻度拉长（牵拉）肌肉；④抗阻这个新的、更强的肌肉收缩；⑤随着患者通过全关节活动范围的运动，反复牵拉以加强收缩，或重定运动方向；⑥在给予下一个牵拉反射之前，必须允许患者运动；⑦牵拉过程中，患者不能放松或反转运动方向。

下肢屈曲—外展—内旋模式的反复牵拉：

①在患者下肢屈曲—外展—内旋运动中施加阻力。"抬脚，提腿向上，向外。"

②治疗师给患者一个预备指令："开始！"同时在伸—内收—外旋的方向上加大阻力，把患者的腿在伸—内收—外旋的方向上稍稍拉回一定距离。患者必须保持被牵拉肌肉的收缩。

③牵拉后立即给指令。"再提腿，用力。"

④再牵拉肌肉之后要给予适当的阻力，以增强收缩。

⑤如果感觉患者的力量减低，可反复牵拉和施加阻力。

⑥如果感觉患者开始向错误的方向运动，可反复做牵拉反射。

⑦在给予另一个再牵拉之前，始终应该让其肌肉收缩。根据经验，在一个模式中做 3～4 次再牵拉。

（五）收缩—放松

1. 收缩—放松：直接治疗

（1）特点：对挛缩的肌肉（拮抗肌）的等张收缩施加阻力，随后放松并运动到新增加的活动范围。

（2）目标：增加被动关节活动范围。

（3）适应证：被动关节活动范围降低。

（4）描述：①治疗师或患者使关节或身体某部分活动到被动关节活动范围的末端，能进行主动运动或抗少许阻力更好（为了取得相反神经支配正面影响）；②治疗师让患者挛缩的肌肉或在受限的动作模式下（拮抗肌）做最大的肌肉收缩（收缩至少应保持 5～8 s）［图 8-2-7（a）、（b）］；③肌链在最长位置的最大收缩将

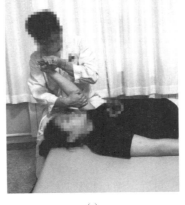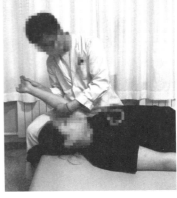

(a)　　　　　　　　　　(b)

图 8-2-7　保持—放松或收缩—放松治疗短缩的肩伸肌和内收肌

（a）直接治疗；（b）间接治疗

引起肌动蛋白－肌球蛋白复合体的结构改变；④允许出现可见的动作（最小的）以便治疗师能够确定所有期望的肌肉都在收缩，特别是旋肌；⑤持续足够长的时间后，治疗师让患者放松；⑥患者和治疗师两者都放松；⑦患者主动或治疗师被动地将患者关节或身体某部分置于新的受限活动范围，最好能进行主动运动，可施加阻力；⑧本技术反复使用直到不能获得更大的活动范围；⑨以主动肌和拮抗肌在新获得的关节活动范围内进行主动抗阻锻炼结束该活动。

增加肩关节屈—外展—外旋活动范围：

①患者运动手臂到屈—外展—外旋活动度的末端。"张开手，使手臂尽可能地向上抬。"

②抗阻伸—内收—内旋模式的等张收缩。"攥紧我的手，臂向下、向对侧拉。保持转手向下。"

③允许可见的运动出现，使治疗师或患者都知道在这一模式中所有肌肉均在收缩，特别是旋肌。"保持臂向下拉。"

④在抗阻力收缩后（经过足够长的时间），治疗师和患者都放松。"放松，全身放松。"

⑤在患者新获得的关节活动范围内施加阻力。"张开手，臂向上抬得再高一些。"

⑥当活动范围不能进一步增加时，在新获得的活动范围或全关节活动范围内锻炼主动肌和拮抗肌。"攥紧我的手，臂向下拉；现在张开手，重新向上抬臂。"

（5）变化：①可以让患者在不放松的情况下立即向期望的关节活动范围运动；②可以做主动肌和拮抗肌的交替收缩（反转）。"保持臂不动，别让我把它拉向上。现在别让我把你的臂推下来。"

2．收缩—放松：间接治疗

（1）描述：该技术用主动肌收缩以取代拮抗肌。"别让我把你的臂推下去，保持向上推。"[图8-3-7（b）]

（2）适应证：当牵制肌收缩时太疼痛或太弱而不能产生有效的收缩时，使用间接方法。

（六）保持—放松

1．保持—放松：直接治疗

（1）特点：抗阻拮抗肌（短缩肌）等长收缩，随后放松［图8-2-7（a）］。

（2）目标：增加被动关节活动范围、减轻疼痛。

（3）适应证和禁忌证：适应证为被动关节活动范围缩小、疼痛、患者等张收缩太强，以致治疗师无法控制。禁忌证为患者不能做等长收缩。

（4）描述：用于增加关节活动范围。①治疗师或患者将关节或身体节段运动至被动关节活动范围末端，或无痛的关节活动范围末端。最好能主动运动到那里。如果这样不能引起疼痛，治疗师可给予阻力。②如果患者的肢体在这个位置很痛，患者应该稍移出疼痛位置，直到不痛为止。③在可能的活动范围末端，治疗师用加强的旋转让患者的牵制肌或模式（拮抗肌）进行等长收缩（收缩应至少保持5～8 s）。④缓慢增加阻力。⑤患者或治疗师都无意让动作出现。⑥保持足够的收缩时间后，治疗师让患者放松。⑦治疗师和患者逐渐放松。⑧把关节或身体某部位主动或被动放置于新的受限范围。如无疼痛主动运动更好。如运动不引起疼痛可施加阻力。⑨在新的活动受限范围，重复上述所有步骤。⑩为了减轻疼痛，患者应处于舒适的体位，治疗师在能引起疼痛的节段，使患者肌肉进行抗阻的等长收缩。

2．保持—放松：间接治疗

在用保持—放松进行间接治疗时，治疗师施加阻力于短缩的或疼痛的肌肉的协同肌，而不是该疼痛肌或疼痛的运动。如果这样仍引起疼痛，就抗阻相反模式的协同肌肉［图 8-3-7（b）］。

（1）适应证：受限的肌肉收缩时非常疼痛。

（2）描述：①患者处于舒适的体位；②治疗师抗阻远离疼痛节段协同肌的等长收缩；③阻力逐步增大并保持在不引起疼痛的水平；④放松中阻力缓慢减小。

减轻右肩疼痛并放松肩内旋肌的间接治疗：

①患者卧位，右臂被支持在一个舒适的位置，右肘屈。

②握住患者右手，让患者尺侧屈腕肌等长收缩。"保持你的手和腕的位置。以相匹配的力对抗我的阻力。"

③抗阻尺侧屈腕肌和前臂旋前肌的等长收缩。增加阻力时要缓慢并保持在无痛水平。"保持住，以相匹配的力对抗我的阻力。"

④在保持阻力的同时，注意患者右肩肌肉的活动，特别是内旋。

⑤治疗师和患者都缓慢而完全地放松。"现在慢慢松，完全放松。"

⑥治疗师和患者都调节呼吸以改善放松。

⑦在同样的位置重复该技术以获得更有效的放松，或者通过运动前臂成旋后或旋前位置，以改变对肩部肌肉的影响。

收缩—放松和保持—放松之间的主要不同见表 8-2-2。

表 8-2-2　收缩—放松和保持—放松之间的不同

收缩—放松	保持—放松
目的在于增加主动／被动关节活动范围，牵拉和放松，预防损伤	目的在于增加被动 ROM，放松，减轻疼痛，降低痉挛
无疼痛情况，物理治疗师（PT）能很好地控制	放松：更慢，PT 与患者逐渐放松
收缩类型：等张，产生动作，快速。直接优于间接	收缩类型：等张，不产生动作，缓慢。直接或间接
指令：强，"推""拉"	指令：柔和，缓慢，"不动或保持在这儿"
快速放松，无疼痛的限制	放松：更慢，PT 与患者都要调节呼吸
主动运动到新的 ROM	主动运动到无痛的活动范围内。如果疼痛，PT 可以帮助达到新的 ROM
加强新的活动范围	如果疼痛可以接受，加强新的活动范围

（七）复制

（1）特点：一种促进功能性活动的运动学习技术。训练患者一个运动或活动的结果能发挥功能性作用。

（2）目标：训练患者运动到末端位置（结果），当患者拮抗肌已经短缩受限时，治疗师必须能够评估患者需要什么技能和能力以维持主动肌的收缩。

（3）描述：①把患者置于目标位置或活动的"末端"位置，在这里所有主动肌都是缩短的。

②患者保持那个位置，同时治疗师抗阻所有的成分。使用所有的基本程序以促进患者的肌肉收缩或放松。③让患者放松，被动地运动。患者短距离回到相反方向，然后让患者返回到"末端"位置。④运动的每一次重复开始于运动的开端，更进一步以增加患者的关节活动范围。⑤在结束时患者应该能单独完成活动或动作，不用治疗师促进和手法接触。

（八）PNF 技术及其目标

PNF 技术可用于达到一特殊目标，概括见表 8-2-3。

表 8-2-3 PNF 技术及其目标

1. 起始运动 ①节律性起始 ②在活动范围的起点反复牵拉	2. 学习一个运动 ①节律性起始 ②等张组合 ③活动范围起点的反复牵拉 ④全范围的反复牵拉 ⑤复制
3. 改变运动速率 ①节律性起始 ②动态反转 ③关节活动范围起点的反复牵拉 ④全范围的反复牵拉	4. 增强肌力 ①等张组合 ②动态反转 ③节律性稳定 ④稳定性反转 ⑤关节活动范围起点的反复牵拉 ⑥全范围的反复牵拉
5. 增加稳定性 ①等张组合 ②稳定性反转 ③节律性稳定	6. 增加协调和控制 ①等张组合 ②节律性起始 ③动态反转 ④稳定性反转 ⑤节律性稳定 ⑥关节活动范围起点的反复牵拉 ⑦复制
7. 增强耐力 ①动态反转 ②稳定性反转 ③节律性稳定 ④关节活动范围起点的反复牵拉 ⑤全范围的反复牵拉	8. 增加关节活动范围 ①动态反转 ②稳定性反转 ③节律性稳定 ④从关节活动范围起点的反复牵拉 ⑤收缩—放松 ⑥保持—放松
9. 放松 ①节律性起始 ②节律性稳定 ③保持—放松	10. 减轻疼痛 ①节律性稳定（或稳定性反转） ②保持—放松

第三节　PNF 的运动模式

PNF 模式是在三个平面上的运动组合：矢状面、冠状面（或额状面）、横断面。因此，我们就有了"螺旋和对角"的运动。牵拉和阻力增强了肌肉的活动，从而加强了模式的作用。增加的肌肉活动可以在一个模式内从远端传播到近端，也可以从一种模式到与运动相关的其他模式之间传播（扩散）。治疗就是利用来自肌肉的那些协同组合（模式）的扩散作用来加强需要的肌群力量或增强需要的功能运动。

PNF 模式是以发生在肢体近端关节的运动来命名的，比如肩关节的屈—内收—外旋模式。两个拮抗模式形成了一个对角线。例如，上肢对角线包括肩关节屈—内收—外旋和拮抗肌模式伸—外展—内旋。肢体的近端关节和远端关节在模式中相关联。中间关节可以随意屈、伸或保持原位。例如，手指屈、腕桡侧屈，及前臂旋后是肩关节屈—内收—外旋模式的组成部分。然而，肘关节可以屈、伸或保持在某一位置。

PNF 模式的轨迹（Groove）是肢体通过其运动范围运动时手或足（远端部分）画出的线。对于头和颈，运动模式的轨迹是通过鼻子、下颏及头顶部画出的线。对于躯干上部是通过肩峰所画出的线，对于躯干下部是通过髋骨画出的线。因为躯干与肢体一起活动，其轨迹是相连的或平行的（图 8-3-1）。如前所述，治疗师的身体应该与轨迹线一致或与之平行。

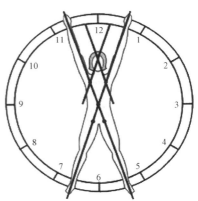

图 8-3-1　螺旋和对角线模式

PNF 运动模式通常分为对角线模式和总体模式两大类。治疗时应紧紧围绕促进总体模式的发展而训练患者。利用对角线模式促进运动功能的发育或恢复，使运动的发育顺序逐步进入更高级的阶段。

一、对角线模式

对角线模式同正常功能运动的螺旋、对角线特征相一致，是屈曲或伸展、内收或外展、内旋或外旋三对相反运动的组合，并且在运动过程中都出现中线交叉，这种形式可促进身体两侧之间的相互影响。这种模式是日常活动中最主要的运动形式，在大脑皮质中最为熟悉和最易巩固，因此，用对角线模式训练对患者的康复最有效。当配对的肢体同时进行相同运动时，就出现了双侧对称模式；当配对的肢体同时向一侧进行运动时，出现的运动为双侧非对称模式；当配对肢体同时在相反的方向上运动时，就会出现双侧交叉模式。对角线运动模式也可以进行关节活动度的训练，并且比在解剖平面内进行传统的关节活动度训练更有效。

对角线模式也可以根据肢体（上肢、下肢或两者组合起来）的运动情况分为单侧模式和双侧模式。单侧模式是指单纯的头颈、躯干、一侧上肢或者下肢的运动。双侧模式是指两侧上肢、两侧下肢或者上、下肢组合的运动。根据组合的情况不同，双侧模式又可以分为对称模式、不对称模式、对称交叉模式和不对称交叉模式四种形式。

（1）对称模式：在同一方向以相同的对角线模式运动，例如，左侧肢体屈曲、外展，右侧肢体也同时屈曲、外展［图 8-3-2（a）］。

（2）不对称模式：在同一方向以相对的对角线模式运动，例如，右侧肢体屈曲、外展，同时左侧肢体屈曲、内收［图 8-3-2（b）］。

（3）对称交叉模式：在相反方向以相同的对角线模式运动，例如，右侧肢体屈曲、外展，同时左侧肢体伸展、内收［图 8-3-2（c）］。

（4）不对称交叉模式：在相反的方向上以相对的对角线模式运动，例如，右侧肢体屈曲、外展，同时左侧肢体伸直、外展［图 8-3-2（d）］。

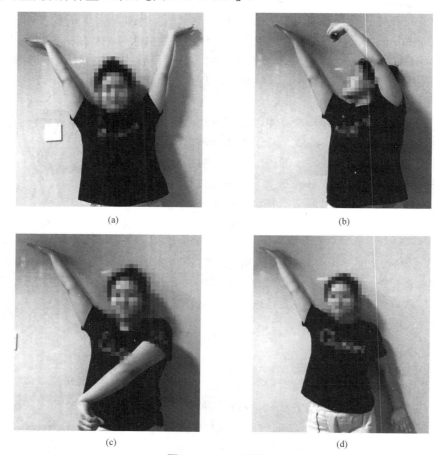

(a)　　　　　　　　　　(b)

(c)　　　　　　　　　　(d)

图 8-3-2　双侧模式

（a）对称：双臂屈—外展；（b）不对称：右臂屈—外展，左臂屈—内收；

（c）对称相反：右臂屈—外展，左臂伸—内收；（d）不对称相反：右臂屈—外展，左臂伸—外展

（一）上肢对角线运动模式

上肢对角线运动模式用于治疗肌无力、协调障碍和关节活动受限而引起的功能障碍，也可以通过抗阻对身体其他部位的肌肉产生扩散效应。

　　1．基本模式　上肢有两个对角线：①屈曲—内收—外旋（D1F）和伸展—外展—内旋（D1E）；②屈曲—外展—外旋（D2F）和伸展—内收—内旋（D2E）。在操作时，要支持患者的头部和颈部于舒适的位置，尽可能地使之接近中立位。在做上肢模式之前，将上肢置于两个对角线交叉的中间位。肩和前臂必须处于旋转的中立位，从腕和手开始，用适当的旋转，活动上肢使之在此模式中增大活动度。需注意的是，任何一个上肢模式的起始位都是形成对角线的另一个模式的最终位，并且中间关节（肘关节）或屈或伸。例如上肢 D1F 运动模式的起始位就是上肢 D1E 模式的最终位。以下均以左上肢为例进行描述（图 8-3-3）。

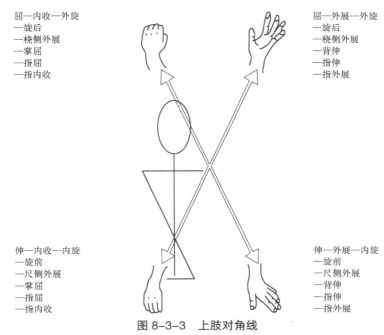

图 8-3-3　上肢对角线

（1）参与上肢 D1F 与 D1E 运动模式的主要肌肉见表 8-3-1、表 8-3-2。

表 8-3-1　参与上肢 D1F 运动模式的主要肌肉

关节	运动	主要参与肌肉
肩胛骨	上提、外展、外旋	斜方肌、前锯肌（上部）
肩	屈曲、内收、外旋	胸大肌（上部）、三角肌（前部）、肱二头肌、喙肱肌
前臂	旋后	肱桡肌、旋后肌
腕	屈曲、桡侧偏	桡侧腕屈肌、掌长肌
手指	屈曲	指屈肌、蚓状肌、骨间肌
拇指	屈曲、内收	拇屈肌（长肌和短肌）、拇内收肌

表 8-3-2　参与上肢 D1E 运动模式的肌肉

关节	运动	主要参与肌肉
肩胛骨	下降、内收、内旋	菱形肌
肩	伸展、外展、内旋	背阔肌、三角肌（中、后部）、肱三头肌、大圆肌、肩胛下肌
前臂	旋前	肱桡肌、旋前肌
腕	伸展、尺侧偏	尺侧腕屈肌
手指	伸展	指长伸肌、蚓状肌、骨间肌
拇指	外展、伸展	拇外伸肌

（2）参与上肢 D2F 与 D2E 运动模式的主要肌肉见表 8-3-3、表 8-3-4。

表 8-3-3　参与上肢 D2F 运动模式的主要肌肉

关节	运动	主要参与肌肉
肩胛骨	上提、内收、外旋	斜方肌、肩胛提肌、前锯肌
肩	屈曲、外展、外旋	三角肌（前部）、肱二头肌（长头）、喙肱肌、冈上肌、冈下肌、小圆肌
前臂	旋后	肱二头肌、肱桡肌、旋后肌
腕	伸展、桡侧偏	桡侧腕伸肌
手指	伸展	指长伸肌、骨间肌
拇指	伸展、外展	拇伸肌（长肌和短肌）、拇长展肌

表 8-3-4　参与上肢 D2E 运动模式的主要肌肉

关节	运动	主要参与肌肉
肩胛骨	下降、外展、内旋	前锯肌（下部）、胸小肌、菱形肌
肩	伸展、内收、内旋	胸大肌、大圆肌、肩胛下肌
前臂	旋前	肱桡肌、旋前肌
腕	屈曲、尺侧屈	尺侧腕屈肌、掌长肌
手指	屈曲	指屈肌、蚓状肌、骨间肌
拇指	屈曲、内收	拇屈肌（长肌和短肌）、拇内收肌、拇对掌肌

2. 具体操作　在进行上肢运动模式的手法操作时，治疗师应面向患者手的方向站立，并随着手的移动而改变站立的方向。

（1）上肢 D1F 运动模式（屈曲—内收—外旋）的手法操作。

①起始位：上肢 D1E 动作模式（伸展—外展—内旋）的最终位［图 8-3-4（a）］。

②治疗师的手法操作［图 8-3-4（b）］：近端手（右手）与患者手掌掌心相对，拇指在

患者手掌桡侧（第二掌骨），四指在尺侧（第五掌骨），给予手指、腕关节屈曲与前臂旋后动作的阻力。注意不要接触患者手的背部。远端手（左手）靠近患者腕关节抓握前臂下面，拇指在尺侧，四指在桡侧，给予近端屈曲、内收、外旋三个方向动作的阻力。

③终止位：上肢 D1F 动作模式（屈曲—内收—外旋）的最终位［图 8-3-4（c）］。

④口令："手抓握，向上、向左拉我的手，用力，拉，转，再用点力，再拉，再转（重复口令）。"

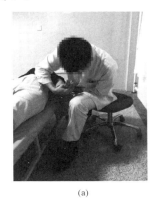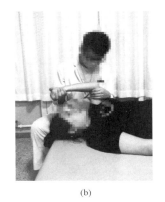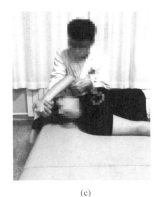

（a）　　　　　　　　　　　（b）　　　　　　　　　　　（c）

图 8-3-4　屈曲—内收—外旋

（a）起始位；（b）手法操作；（c）终止位

（2）上肢 D1E 动作模式（伸展—外展—内旋）的手法操作。

①起始位：上肢 D1F 动作模式（屈曲—内收—外旋）的最终位［图 8-3-5（a）］。

②治疗师的手法操作［图 8-3-5（b）］：近端手（右手）呈"夹状手"，掌心对着患者靠近腕关节的前臂屈侧，拇指在桡侧，四指在尺侧，给予近端伸展、外展、内旋三个方向动作的阻力。远端手（左手）抓握患者手背部，给予手指与腕关节伸展、前臂旋后动作的阻力。注意不要接触患者手掌面，避免诱发手指的屈曲与内收。

③终止位：上肢 D1E 动作模式（伸展—外展—内旋）的最终位［图 8-3-5（c）］。

④口令："手张开，向下、向右推我的手，用力，推，转，再用点力，再推，再转（重复口令）"。

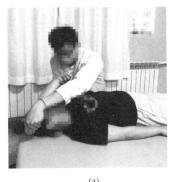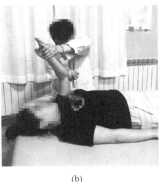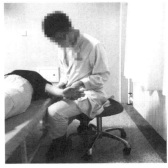

（a）　　　　　　　　　　　（b）　　　　　　　　　　　（c）

图 8-3-5　伸展—外展—内旋

（a）起始位；（b）手法操作；（c）终止位

（3）上肢 D2F 运动模式（屈曲—外展—外旋）的手法操作。

①起始位：上肢 D2E 动作模式（伸展—内收—内旋）的最终位 [图 8-3-6（a）]。

②治疗师的手法操作 [图 8-3-6（b）]：近端手（左手）呈"夹状手"抓握患者靠近腕关节的前臂，拇指在尺侧，四指在桡侧，给予近端屈曲、外展、外旋三个方向动作的阻力。远端手（右手）抓握患者的手背，拇指在尺侧缘（第五掌骨），四指在桡侧（第一和第二掌骨），给予手指、腕关节伸展与前臂旋后动作的阻力。注意，不要接触患者的手掌。

③终止位：上肢 D2F 运动模式（屈曲—外展—外旋）的最终位 [图 8-3-6（c）]。

④口令："手张开，向上、向右推我的手，用力，拉，转，再用点力，再拉，再转（重复口令）"。

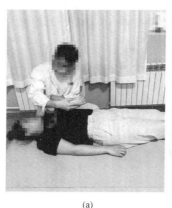 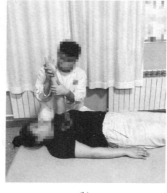 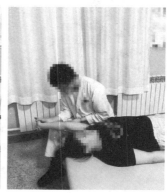

（a）　　　　　　　　　　（b）　　　　　　　　　　（c）

图 8-3-6　屈曲—外展—外旋

（a）起始位；（b）手法操作；（c）终止位

（4）上肢 D2E 运动模式（伸展—内收—内旋）的手法操作。

①起始位：上肢 D2F 运动模式（屈曲—外展—外旋）的最终位 [图 8-3-7（a）]。

②治疗师的手法操作 [图 8-3-7（b）]：近端手（右手）从桡侧处绕过抓握患者靠近腕关节的前臂，掌心与患者前臂屈相对，拇指在桡侧缘，四指在尺侧，给予近端伸展、内收、内旋三个方向动作的阻力。远端手（左手）与患者手掌掌心相对，拇指在尺侧缘（第五掌骨）给予手指、腕关节屈曲与前臂旋前动作的阻力。注意，不要接触患者手背。

③终止位：上肢 D2E 动作模式（伸展—内收—内旋）的最终位 [图 8-3-7（c）]。

④口令："手抓握，向下、向左拉我的手，用力，拉，转，再用点力，再拉，再转（重复口令）"。

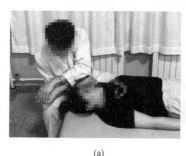 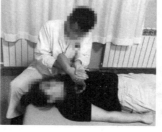 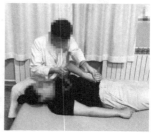

（a）　　　　　　　　　　（b）　　　　　　　　　　（c）

图 8-3-7　伸展—内收—内旋

（a）起始位；（b）手法操作；（c）终止位

（二）下肢对角线运动模式

下肢对角线运动模式用于治疗因肌肉无力、不协调以及关节活动受限引起的骨盆、腿和足的功能障碍。我们可以利用这些模式治疗步行、起立和下楼梯中的功能性问题。

1. 基本模式　和上肢一样，下肢同样有两个对角线：① D1F 和 D1E；② D2F 和 D2E。在操作时，要保持患者的脊柱在中间位，无侧弯或旋转。在做下肢模式之前，将下肢置于两个对角线交叉的中间位。髋关节必须处于旋转的中立位，从踝和足开始，伴适当的旋转，活动下肢到该模式拉长的范围。同样，任何一个下肢模式的起始位都是形成对角线的另一个模式的最终位，并且，中间关节（膝关节）或屈或伸。例如，下肢 D1F 运动模式的起始位就是下肢 D1E 模式的最终位（图 8-3-8）。

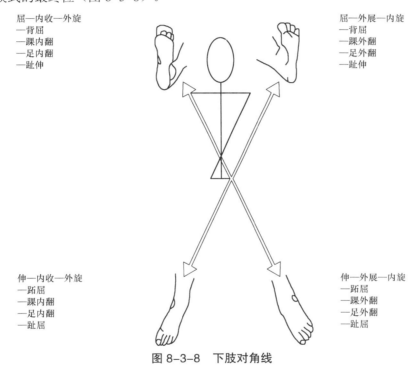

屈—内收—外旋
—背屈
—踝内翻
—足内翻
—趾伸

屈—外展—内旋
—背屈
—踝外翻
—足外翻
—趾伸

伸—内收—外旋
—跖屈
—踝内翻
—足内翻
—趾屈

伸—外展—内旋
—跖屈
—踝外翻
—足外翻
—趾屈

图 8-3-8　下肢对角线

（1）参与下肢 D1F 与 D1E 运动模式的主要肌肉见表 8-3-5、表 8-3-6。

表 8-3-5　参与下肢 D1F 运动模式的主要肌肉

关节	运动	主要参与肌肉
髋关节	屈曲、内收、外旋	腰大肌、髂肌、内收肌、缝匠肌、耻骨肌、股直肌
踝关节	背屈、内翻	胫骨前肌
足趾	伸展	姆伸肌、趾伸肌

表 8-3-6　参与下肢 D1E 运动模式的主要肌肉

关节	运动	主要参与肌肉
髋关节	伸展、外展、内旋	臀中肌、臀大肌（上部）、腘绳肌
踝关节	跖屈、外翻	腓肠肌、比目鱼肌、腓骨肌（长肌和短肌）
足趾	屈曲	踇屈肌、趾屈肌

（2）参与下肢 D2F 与 D2E 运动模式的主要肌群见表 8-3-7、表 8-3-8。

表 8-3-7　参与下肢 D2F 运动模式的主要肌肉

关节	运动	主要参与肌肉
髋关节	屈曲、外展、内旋	阔筋膜张肌、股直肌、臀中肌、臀大肌
踝关节	背屈、外翻	腓骨肌
足趾	伸展	踇伸肌、趾伸肌

表 8-3-8　参与下肢 D2E 运动模式的主要肌肉

关节	运动	主要参与肌肉
髋关节	伸展、内收、外旋	大收肌、臀大肌、腘绳肌、外旋肌
踝关节	跖屈、内翻	腓肠肌、比目鱼肌、胫骨后肌
足趾	屈曲	踇屈肌、趾屈肌

2. 具体操作　下肢 PNF 运动模式的手法操作与上肢的手法操作一样，即操作者也应面向患者站立，把患者的下肢先放于起始位。在运动过程中，操作者一定保持身体重心的稳定，以免影响患者下肢动作的完成。以下均以左下肢为例进行描述。

（1）下肢 D1F 运动模式（屈曲—内收—外旋）的手法操作。

①起始位：下肢 D1E 动作模式（伸展—外展—内旋）的最终位 [图 8-3-9（a）]。

②治疗师的手法操作 [图 8-3-9（b）]： 近端手（右手）呈"夹状手"置于患者靠近膝关节的大腿的前内侧面，虎口朝向膝关节，给予近端屈曲、内收、外旋动作的阻力。远端手（左手）抓握患者足背部，拇指在外侧缘，四指在内侧缘，给予足背屈与内翻动作的阻力。注意，治疗师应在跖趾关节的近端抓握，不要在跖面有任何接触，避免阻碍足趾运动。

③终止位：下肢 D1F 动作模式（屈曲—内收—外旋）的最终位 [图 8-3-9（c）]。

④口令："向上抬脚，向上、向内拉我的手，用力，拉，转，再用点力，再拉，再转（重复口令）"。

（2）下肢 D1E 运动模式（伸展—外展—内旋）的手法操作。

①起始位：下肢 D1F 动作模式（屈曲—内收—外旋）的最终位 [图 8-3-10（a）]。

②治疗师的手法操作 [图 8-3-10（b）]：近端手（右手）抓患者大腿的后外侧，给予近端伸展、外展、内旋动作的阻力。远端手（左手）掌握住患者足底，拇指在足趾底部以促进屈曲，四指在足内侧缘，给予足跖屈与外翻动作的阻力。

③终止位：下肢 D1E 动作模式（伸展—外展—内旋）的最终位［图 8-3-10（c）］。

④口令："足趾用力，足向下推，向下、向外踢我的手，用力，转，再用点力，再踢，再转（重复口令）"。

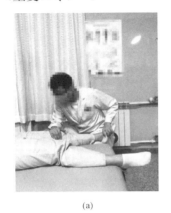 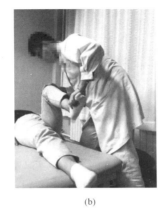 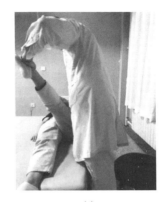

　　　　　（a）　　　　　　　　　　　　　（b）　　　　　　　　　　　　　（c）

图 8-3-9　屈曲—内收—外旋

（a）起始位；（b）手法操作；（c）终止位

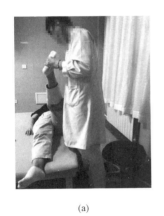 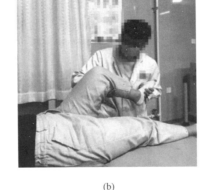 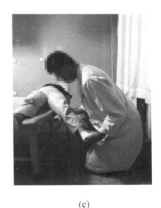

　　　　　（a）　　　　　　　　　　　　　（b）　　　　　　　　　　　　　（c）

图 8-3-10　伸展—外展—内旋

（a）起始位；（b）手法操作；（c）终止位

（3）下肢 D2F 运动模式（屈曲—外展—内旋）的手法操作。

①起始位：下肢 D2E 动作模式（伸展—内收—外旋）的最终位［图 8-3-11（a）］。

②治疗师的手法操作［图 8-3-11（b）］：近端手（右手）置于患者靠近膝关节的大腿前外侧面，拇指在外侧面，四指在上，给予近端屈曲，外展、内旋动作的阻力。远端手（左手）抓捉患者足背，拇指在内侧缘，四指在外侧缘，给予足背屈曲与外翻动作的阻力。注意，治疗师应握住足的侧面，在跖趾关节的近端抓握，不要在跖面有任何接触，避免阻碍足趾运动。

终止位：下肢 D2F 动作模式（屈曲—外展—内旋）的最终位［图 8-3-11（c）］。

口令："向上抬脚，向上、向外拉我的手，用力，拉，转，再用点力，再拉，再转（重复口令）"。

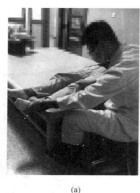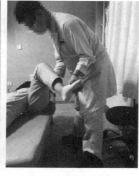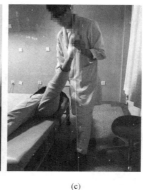

（a）　　　　　　　（b）　　　　　　　（c）

图 8-3-11　屈曲—外展—内旋

（a）起始位；（b）手法操作；（c）终止位

（4）下肢 D2E 运动模式（伸展—内收—外旋）的手法操作。

①起始位：下肢 D2F 动作模式（屈曲—外展—内旋）的最终位［图 8-3-12（a）］。

②治疗师的手法操作［图 8-3-12（b）］：近端手（右手）由患者大腿外侧面伸入握住大腿后方，拇指在外，四指在内，给予近端伸展、内收、外旋动作的阻力。远端手（左手）掌握住患者足底，拇指在足趾底部以促进足屈，四指在足内侧缘，给予足跖屈与内翻动作的阻力。

③终止位：下肢 D2E 动作模式（伸展—内收—外旋）的最终位［图 8-3-12（c）］。

④口令："足趾用力，足向下推，向下、向内踢我的手，用力，踢，转，再用点力，再踢，再转（重复口令）"。

除了上述单侧上、下肢基本运动模式以外，PNF 技术还有一些针对头部、颈部、躯干、单侧肘关节、单侧膝关节屈伸运动模式与双侧对称性、非对称性等不同运动方向的手法操作技术，由于篇幅所限，在此不做详细描述。

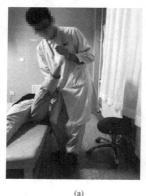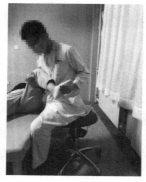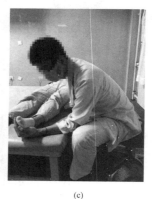

（a）　　　　　　　（b）　　　　　　　（c）

图 8-3-12　伸展—内收—外旋

（a）起始位；（b）手法操作；（c）终止位

二、总体模式

总体模式是指人体在发育过程中的动作和姿势，PNF 借助于这些动作和姿势帮助患者运动功能的发展，促进患者的康复。

1．运动功能的发育规律通常以动作模式来表达，在正常个体的发育过程中表现出一定的动作顺序，具有某种规律。如感觉运动的发育是从头到尾、从近端到远端，而协调运动是从远端到近端，原始的、反射性的动作则随着发育过程而变化，最终成为自动的和有意识的活动。一旦发育成熟，其协调且功能性的活动就具有自动性和有意识性两个方面的特性。动作先于姿势控制，动作是改变位置或者姿势所必需的，而姿势是进行有目的的运动所必需的。在发育过程中，动作和姿势相互作用，互相促进。此外，感觉和运动的发育也是同时进行的，不可分割。

2．总体模式的使用原理和原则与发育顺序中基本的动作是相互联系的，并且具有普遍性。每一个有正常运动和平衡功能的人都能够学习从仰卧位翻到俯卧位、从俯卧位翻到仰卧位、在俯卧位运动或者向前移动，维持坐位、起立、走、跑、跳、跃等功能。当儿童运动功能发育成熟时，就会以协调的形式完成所有的活动，原始的活动则随着发育的进展而改变，继之由具有目的性的成熟活动占优势但是仍然保持自动反射的能力，并且可以在需要的时候起作用。正常成人在紧张的情况下能够恢复原始的反应，人躺在椅子上，当感觉到危险时能够自动地通过翻身避开危险，并且可以根据需要转变成必要的体位，如俯卧位、坐位、爬、走或跑等。发育过程中的所有特征，如形成正常动作的运动成分、分离于总体模式的个别具体的运动模式、隐藏于被控制的运动和姿势下的原始反射性运动从近端到远端的发育顺序、从远端到近端的协调功能顺序、从粗大运动到部分或具体的精细动作，为缺乏运动或姿势维持能力患者的运动功能发育或恢复提供了基础条件。对于这类患者发育顺序的再现将帮助他们重新获得活动能力，从而帮助他们生活自理、获得工作和参与社会活动的能力。

人体发育规律对任何年龄阶段患者的治疗都是有用的，但是必须考虑个人的年龄和发育水平。运动功能的发育或恢复是与运动学习紧密相连的，通过提供适当的"感觉提示"，应用 PNF 模式和技术能够加强运动学习。康复医师和治疗师的任务就是为患者选择适当的"感觉提示"。

（1）反复使用协调的动作增加肌力和耐力，以及调整运动的速度。

（2）在发育过程中，动作的发育是从近端到远端、从总体运动模式到个别的具体运动模式。在使用发育顺序时首先要强调头、颈、躯干模式的训练，同时也应采用从近端到远端、从总体运动到个别具体运动的模式。

（3）从远端到近端方式的协调运动被认为是运动功能发育或改善的关键，因此，在应用 PNF 模式和技术时要使用从远端到近端的有节律的运动顺序。

（4）人体发育规律是动作和姿势的总体模式。PNF 模式和技术实质上就是精确地应用这些总体模式进行治疗，例如，将总体模式中的运动成分转变为螺旋和对角线模式以诱发最大反应，以肌肉的等张收缩为基础的技术刺激运动，以肌肉的等长收缩为基础的技术促进稳定和维持姿势。

（5）为最有效地促进患者运动功能的康复，必须帮助他们尽可能地恢复发育顺序。发育顺序中的每一个阶段都为更高级的活动发育打下基础。如果忽略了某一个阶段，则功能就可能出现不利的变化，甚至会遗留下某些缺陷。

（6）利用总体模式中较强的运动成分来增强较弱的成分。通过利用现有的功能来减轻功能损失，这样，患者就能较容易地学习发育顺序中的运动。

（7）通过适当地完成发育顺序中的活动来促进发育进步，而不是应用不适当的其他活动形式。患者目前根本无法完成的动作不应使用，在试图进行较复杂的动作之前应尽可能指导患者先完成较原始的活动。

（8）物理治疗师是患者整个治疗过程中的一部分，必须以对双方均有利的方式处理患者。当动作模式有对角线时，物理治疗师必须随着运动而以对角线的方式活动，这一原则必须贯彻于治疗的任何地方，如在运动垫、床、治疗台上训练或在治疗室中训练步态时。

（9）选择的活动项目要与患者的需要和潜力相符，治疗要制订长期目标和短期目标，所有的活动都要求是综合性的，且有利于治疗目标的完成。

3. 发育顺序的利用　从人体发育理论可以看出，发育顺序是从原始动作和姿势逐步发展到复杂、高级的动作和姿势。与姿势或者位置有关的总体运动模式顺序可以简单地概括为从仰卧位翻到俯卧位、从俯卧位翻到仰卧位；俯卧位向前移动，如俯卧位旋转、爬行；起坐；起跪；跪行；起立；以双足尖交替行走；上、下楼梯和斜坡；跑；跳跃等。在发育过程中，动作被用来改变体位和姿势，手和视觉的协调配合反过来又可以增强动作，两者紧密联系。当动作因体位而改变时，平衡和姿势功能会得到发展，并且身体可以维持在变化后的位置上。发育顺序提供了总体模式，在总体模式中，头、颈、躯干和四肢以各种方式进行组合，如同侧肢体在相同的方向上运动、双上肢或者双下肢在同一方向上以相同的对角线模式运动、双上肢或者双下肢在同一方向上以相对的对角线模式运动、双上肢或者双下肢在相对的方向上以相同的对角线模式运动、双上肢或者双下肢在相对的方向上以相对的对角线模式运动等。

总之，使用发育顺序训练有利于患者的步态和日常生活活动。例如，翻身动作与床上转体（翻身）、床沿起坐、仰卧位穿衣等活动就紧密相关；当进一步考虑上肢动作时，就与进食和其他有关的功能有联系了；俯卧位的运动和起立为双手和单足着地行走做准备。尽管患者完成动作的潜力受限于疾病的病理改变，但是按照发育顺序即总体运动模式训练可以最大限度地改善功能活动。

（孙　宇）

第九章　Rood 疗法

1．掌握：Rood 疗法的治疗技术及广泛的临床应用。
2．熟悉：Rood 疗法的基本理论。
3．了解：Rood 疗法的基本概念；运动反应。

Rood 疗法由美国集物理治疗师、作业治疗师双重资质于一身的 Margaret Rood 在 20 世纪 50 年代提出，又称多种感觉刺激疗法。其核心思想是通过确切的感觉刺激诱发出特定的运动反应。此法在治疗中有四个内容，即皮肤刺激、负重、运动、按人体发育顺序诱导出运动的控制。此方法多应用于脑瘫、成人偏瘫及其他运动控制障碍的脑损伤患者的康复治疗。在神经生理学疗法的领域中，Rood 疗法具有重要的位置。

第一节　基础理论

【情境模拟】

李某，男性，72 岁，于 2015 年 5 月 22 日突发左侧肢体无力，急来医院就诊，血压 200/120 mmHg，急查 CT 未见异常，次日头颅 MRI 示：右侧基底节区大面积脑梗死。收入神经内科病房，进行救治，神经内科系统治疗 3 天后，病情平稳，要求康复科介入治疗，患者运动功能上下肢 Brunnstrom1 级，深浅感觉障碍，肌张力低下，翻身、坐起需全部借助。

一、利用适当的感觉刺激引起肌张力的正常化产生正常的运动

神经系统发育障碍的患者，肌张力大多具有不同程度的异常。因此调整肌张力是改善运动功能不可缺少的前提。正确的感觉输入是形成正确的运动反应的基础。因此肌张力的正常化和诱发预期的肌肉反应可以通过输入特定、适度的感觉刺激实现。

二、利用运动发育顺序促进运动的控制能力

Rood 认为，按个体发育的规律来说，从整体上考虑是仰卧位屈曲—转体—俯卧位伸展—颈肌协同收缩—俯卧位屈肘—手膝位支撑—站立—行走这样一个顺序；从局部考虑，运动控

制能力的发育一般是先屈曲、后伸展，先内收、后外展，先尺侧偏斜、后桡侧偏斜，最后是旋转。

三、利用运动控制发育的四个阶段

Rood 将运动控制的发育顺序分为活动性控制、稳定性控制、在稳定的基础上活动以及难度较高的技能活动四个水平，也是交互抑制、同时收缩、粗大运动和精细运动发育的过程。

第二节　治疗技术及临床应用

一、治疗技术

（一）治疗原则（通常的顺序）

1．由颈部开始、尾部结束。
2．由近端开始向远端进行。
3．由反射运动开始过渡到随意运动。
4．先利用外感受器，后利用本体感受器。
5．先进行两侧运动，后做一侧运动。
6．颈部和躯干先进行难度较高的运动，后进行难度较低的运动。四肢是先进行难度较低的运动，后做难度较高的运动。
7．两侧运动之后进行旋转运动。

（二）诱发刺激的手段

1．快速刷擦（quick brushing）。
2．刷擦（brush）。
3．振动（vibration）。
4．冰（icing）
5．快速伸张（quick stretch）。
6．轻轻地持续伸张（slow maintained stretch）。
7．嗅。
8．痛。
9．快速摇动（fast rocking）。
10．关节挤压（joint compression）：施加大于体重的压力。

（三）抑制刺激的手段

1．位置（positioning）

（1）中间肢位。

（2）抑制肢位。

（3）诱发拮抗肌抑制主动肌。

2．冰（icing）/ 冰袋（icepack）。

3．温水浴（30 ℃～ 35 ℃）。

4．持续伸张（prolonged stretching），轻轻的伴随改变运动方向的伸张（alternateslow stretching）。

5．挤压（compression）。

6．骨叩击（bone pounding）。

7．压迫（pressure）。

8．轻轻地摇动（slow rocking）。

9．振动（vibration）。

（四）诱发部位

1．身体前面诱发部位（图 9-2-1）

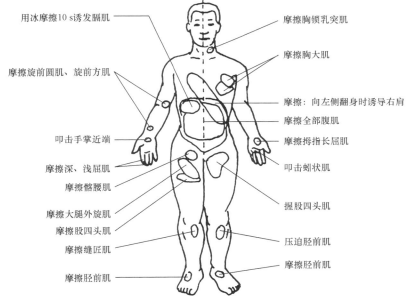

图 9-2-1　身体前面诱发部位

2. 身体背面诱发部位（图 9-2-2）

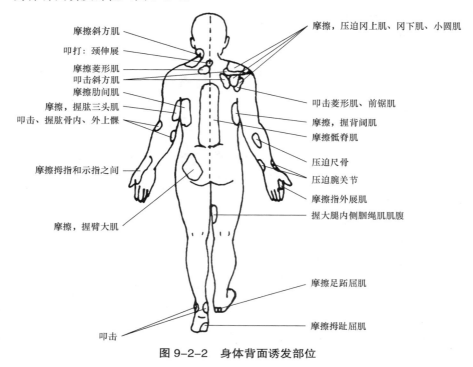

摩擦斜方肌
叩打：颈伸展
摩擦菱形肌
叩击斜方肌
摩擦肋间肌
摩擦、握肱三头肌
叩击、握肱骨内、外上髁
摩擦拇指和示指之间
摩擦、握臂大肌
叩击

摩擦，压迫冈上肌、冈下肌、小圆肌
叩击菱形肌、前锯肌
摩擦、握背阔肌
摩擦骶脊肌
压迫尺骨
压迫腕关节
摩擦指外展肌
握大腿内侧腘绳肌肌腹
摩擦足跖屈肌
摩擦拇趾屈肌

图 9-2-2　身体背面诱发部位

3. 身体侧面诱发部位（图 9-2-3）

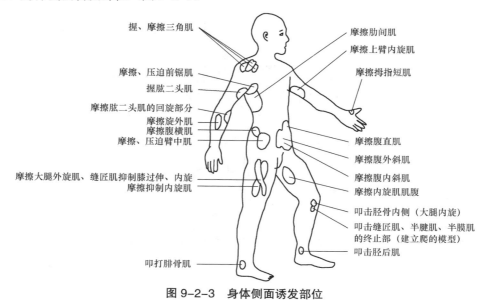

握、摩擦三角肌
摩擦、压迫前锯肌
握肱二头肌
摩擦肱二头肌的回旋部分
摩擦旋外肌
摩擦腹横肌
摩擦、压迫臂中肌
摩擦大腿外旋肌、缝匠肌抑制膝过伸、内旋
摩擦抑制内旋肌
叩打腓骨肌

摩擦肋间肌
摩擦上臂内旋肌
摩擦拇指短肌
摩擦腹直肌
摩擦腹外斜肌
摩擦腹内斜肌
摩擦内旋肌肌腹
叩击胫骨内侧（大腿内旋）
叩击缝匠肌、半腱肌、半膜肌的终止部（建立爬的模型）
叩击胫后肌

图 9-2-3　身体侧面诱发部位

4. 头部诱发部位（图 9-2-4）

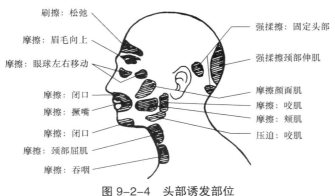

图 9-2-4 头部诱发部位

（五）治疗用具

1. 刷子 各种硬度的刷子。单使用电动刷时要注意转数，转数超过 360 r/min 时对神经系统有抑制作用。

2. 振动器 振动率不要太高，否则神经纤维无反应（Ia 纤维 450 Hz 以下，Ⅱ 纤维 250 Hz 以下才有应答）。

3. 冰 诱发时用 –12 ℃～ –17 ℃刚从冰箱里取出的冰，抑制时无特殊限制。

4. 圆棒 用于抑制手指、脚趾屈肌紧张。

5. 压舌板 抑制舌紧张。

6. 音乐刺激 对音乐的反应各不同。

7. 沙袋 有利于固定体位、诱发动作的引出。

8. 球 各种重量的球。

二、临床应用

（一）应用皮肤、本体感受器刺激来诱发肌肉反应

1. 触觉刺激 包括轻刷和快刷。轻刷手法或称轻抚摸手法，临床中常用驼毛刷子、棉棒或手指进行。刺激的频率为 2 次 /s，每组反复 10 次，每组间隔 30 s。每次治疗 3 ～ 5 组。

快刷是利用电动式刷子，使用这种方法后可以维持 30 min 最强效果，所以在其他刺激手法以前使用。

2. 温度刺激 常用冰来刺激，因冰具有与快刷和触摸相同的作用。所用的冰是刚从冰箱里取出带白雾的（温度 –12 ℃～ –17 ℃），具体方法有两个：①一次刺激法，用冰一次快速地擦过皮肤。②连续刺激法：将冰按 5 次 /（3 ～ 5 s）放在局部，然后用毛巾轻轻蘸干以防冰化成水（不可用毛巾擦皮肤），直到皮肤变红，一般 30 ～ 40 min 疗效达到高峰。

3. 轻叩 轻叩手背指间或是足背趾间皮肤及轻叩掌心、足底均可引起相应肢体的回缩反应。重复刺激此部位还可引起交叉性伸肌反应。轻叩肌腱或肌腹可以产生与快速牵拉相同的效应。

4. 牵拉 快速、轻微地牵拉肌肉，可以立即引起肌肉收缩反应，利用这种反应达到治疗目的。牵拉内收肌群或屈肌群，可以促进该群肌肉且抑制其拮抗肌群。牵拉手或足的内部肌肉可引起邻近固定肌的协同收缩。

5. 挤压 挤压肌腹可引起与牵拉肌梭相同的牵张反应；用力挤压关节可使关节间隙变窄，可刺激高阈值感受器，引起关节周围的肌肉收缩。对骨突处加压具有促进与抑制的双向作用。

6. 特殊感觉刺激 Rood 常选用一些特殊的感觉刺激（视、听觉等）来促进或抑制肌肉，光线明亮、色彩鲜艳的环境可以产生促进效应，而光线暗淡、色彩单调的环境有抑制作用；节奏性强的音乐具有易化作用，轻音乐或催眠曲具有抑制作用。

（二）感觉刺激

利用感觉刺激来抑制肌肉反应，适用于痉挛和其他肌张力增高情况，具体方法如下：

1. 轻轻地压缩关节以缓解痉挛 治疗者可以托起肘部，使上肢外展，然后把上臂向肩胛盂方向轻轻地推，使肱骨头进入关节窝，保持片刻，可以使肌肉放松，缓解疼痛。

2. 在肌肉附着点加压 在痉挛的肌肉、肌腱附着点持续加压可使这些肌肉放松。

3. 用有效的、轻的压力从头部开始沿脊柱直到骶尾部反复对后背脊神经支配区域进行刺激，达到全身放松的目的。

4. 持续地牵张 此法可以是短时间牵拉，也可以将延长的肌肉通过系列夹板或石膏托固定进行持续牵拉，必要时更换新的夹板或石膏托使肌肉保持延长状态。

5. 湿温刺激 通过中温刺激、不感温局部浴、热湿敷等使痉挛肌松弛。患者取舒适的姿势，用棉被包裹，维持 5 ～ 10 min，可获得一种稳定的感觉，使肌肉张力降低。

三、常见问题的处理

Rood 技术作为康复基本技术手段被应用于临床工作实践中，应用该技术时应根据患者运动障碍的性质和程度，以及运动控制能力的不同阶段，由简单到复杂，由低级向高级循序渐进，根据患者的不同情况采取不同的治疗方式、不同的刺激方法，灵活应用。

（一）痉挛性瘫痪

对于痉挛性瘫痪，要根据其特点，以放松的手法为主，故应利用缓慢、较轻的刺激以抑制肌肉的紧张状态，具体的方法如下：

1. 利用缓慢牵拉降低肌张力 此法应用较广，对降低颈部和腰部的伸肌、股四头肌等的张力是较好的方法。

2. 轻刷擦 通过轻刷擦来诱发相关肌肉的反应以抵抗痉挛的状态，轻刷擦的部位一般是痉挛肌群的拮抗肌。

3. 体位作用 一般认为肢体负重位是缓解痉挛的较理想体位。在上肢只有肩胛骨的位置正确，不内收、内旋才能提高前臂和手部的负重能力，达到缓解上肢痉挛的目的。下肢也是如此，关节位置必须正确，没有内收和屈曲，才能达到理想的下肢负重。

（二）弛缓性瘫痪

与痉挛性瘫痪相反，对于弛缓性瘫痪，应采取快速、较强的刺激以诱发肌肉的运动，具体方法一般有以下几种。

1. 整体运动　当某一肌群瘫痪时通过正常肌群带动肢体的整体运动来促进肌肉无力部位的运动。

2. 快速刷擦　刷擦的部位是主动肌群或关键肌肉的皮肤区域。

3. 近端加压　固定肢体远端，对肢体近端施加压力或增加阻力以诱发肌肉收缩，提高肌肉的活动能力。

4. 刺激骨骼　方法有叩击、快速冰刺激和振动刺激。

（三）吞咽和发声障碍

脑血管病患者常常因为延髓性麻痹引起吞咽和发声障碍，局部治疗方法主要是诱发或增强肌肉活动，而增强肌肉活动的方法主要是通过一些刺激。这种刺激强度要适当，具体如下：

1. 刷擦法　可用毛刷轻刷上唇、面部、软腭和咽后壁，避免刺激下颌、口腔下部。

2. 冰刺激　用冰刺激嘴唇、面部、软腭和咽后壁，用冰擦下颌部的前面。

（四）吸气模式的诱发

用于膈肌运动减弱时，通过吸气模式扩张胸廓下部改善呼吸功能。具体诱发方法如下：

1. 刷擦的方法　按图 9-2-5 箭头的方向连续刷擦。连续刷擦脊髓神经后侧第一支支配区域（图 9-2-6 斜线部分）。

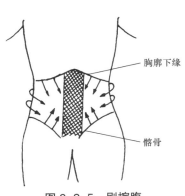

图 9-2-5　刷擦腹

胸廓下缘

髂骨

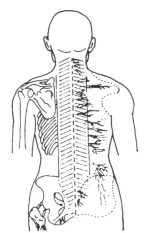

图 9-2-6　刷擦脊神经后侧第一支

2．冰刺激的方法

（1）一次冰刺激疗法：按图 9-2-7 所示进行刺激，诱发膈肌收缩。

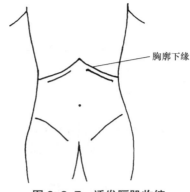

胸廓下缘

图 9-2-7　诱发膈肌收缩

（2）在腹直肌以外的部位连续进行冰刺激。

3．压迫方法

（1）压迫两侧胸锁乳突肌起始部。

（2）把手指放在肋间，在吸气之前压迫肋间肌。俯卧位时手指持续压在背部各肋间，在吸气之前拍起。

（3）沿胸廓下缘伸张压迫诱发腹外斜肌、沿髂骨边缘伸张压迫诱发腹内斜肌收缩，俯卧位手指从第 12 肋缘向下持续压迫，吸气前抬手，诱发腹横肌收缩。

4．叩击法

（1）叩击腰椎 1、2 内缘诱发膈肌收缩。

（2）患者关节伸展，用足跟沿下肢长轴方向叩击。

（五）除肩外旋、肘屈曲以外的全伸展模式的诱发

1．诱发体位：俯卧位。

2．刷擦方法（连续刷擦）和部位　包括：①在示指和拇指之间脱离桡神经的区域；②在手指背侧和掌指部位诱发手指伸展；③在前臂背侧诱发伸肌和拇长伸肌的收缩；④在背阔肌处使其达到扩胸目的；⑤在三角肌后部诱发上肢伸展；⑥在颈背部诱发躯干和颈部的伸展；⑦在臀的基底部诱发臀大肌的收缩；⑧在足底诱发腓肠肌的收缩；⑨伸张压迫胸大肌的锁骨部。

四、注意事项

1．由于刷擦对 C 纤维刺激有蓄积作用，较难柔和进行，有时会产生不良的影响，要合理应用。

2．刷擦有时可引起紧张性肌纤维退化。

3．对有可能因刷擦引起不良反应的儿童应避免使用。

4．有时刷擦可使幼小儿童触觉消失。

5．在耳部皮肤、前额外三分之一刷擦时可引起不良反应发生，对体力明显低下的患者有进一步抑制作用，应禁忌进行。脑外伤，特别是脑干损伤的患者会加重无意识状态。

6．在脊神经后侧第一支支配区域内刷擦可使交感神经作用加强，冰刺激对内脏作用强、恢复慢。

7．耳后部刷擦可使血压急速下降。

8．在左肩部周围冰刺激时，要检查心脏功能。

9．在 C_4 支配区域冰刺激时有可能引起一过性呼吸停止。

10．持续头低位可抑制心呼吸功能。

（何艳宇）

第十章　运动再学习技术

1．掌握：运动再学习技术基本运动功能的正常功能、基本成分及脑卒中常见问题。
2．熟悉：运动再学习技术基本运动功能恢复训练步骤。
3．了解：运动再学习基本概念；上运动神经元损伤的综合征表现。

运动再学习技术是 20 世纪 80 年代初由澳大利亚人 Janet H. Carr 和 Roberta B. Shepherd 提出的一种运动疗法，它把中枢神经系统损伤后运动功能的恢复视为一种再学习（对患者而言）或再训练（对治疗人员而言）的过程。它是主要以神经生理学、运动科学、生物力学、行为科学等为理论基础，以作业或功能为导向，在强调患者主观参与和认知重要性的前提下，按照科学的运动学习方法对患者进行再教育，以恢复其运动功能的一套方法。此法主要用于脑卒中患者，也可用于其他运动障碍的患者。

第一节　运动再学习概述

【情境模拟】

患者，男性，56 岁，干部，高血压病 10 年、糖尿病 4 年。主因：左侧肢体活动受限 6 h 入院治疗，经神经内科治疗 1 周，患者病情稳定，到康复科进行康复治疗。入科评定如下：

1．运动功能：Brunnstrom 偏瘫运动功能左侧评定：手指一级，迟缓、无随意运动；上肢二级，开始出现痉挛、联合运动及轻微的屈曲共同运动；下肢三级，屈肌协同运动、伸肌协同运动。

2．感觉评定：患者左侧浅感觉较健侧减退，需较强刺激才能感到。

3．关键肌肌力评定：肩关节：前屈肌群肌力 2 级，后伸肌群肌力 1 级，外展肌群肌力 1 级，内收肌群肌力 2 级；肘关节：屈曲肌群肌力 2 级，伸展肌群肌力 0 级；髋关节：屈曲肌群肌力 2 级，外展肌群肌力 2 级，内收肌群肌力 1 级。

4．肌张力评定：改良 Ashworth 分级 2 级，上肢以屈肌痉挛为主，下肢以伸肌痉挛为主。

5．协调与平衡功能评定：坐位平衡 I 级，在静态下不借助外力可以保持平衡，不能独立站立；上下肢协调功能差。

6．病理反射：左侧巴宾斯基征阳性。

一、运动再学习的基本原理

（一）运动控制机制

神经网络理论认为大量的神经元之间交互连接组成复杂的网络体系，这种连接的牢固性因反复使用而增强，因失用而减弱。人类习惯性的运动就是在发育的过程中，反复实践，通过成功与失败的经验，在中枢神经系统逐渐形成优化的神经网络，对运动进行程序化控制。这种程序化控制包括在某项运动中对参加运动的肌肉进行选择和分工，并设定肌肉收缩的顺序、速度和力量等。程序化使得复杂的运动控制变得简单和具有自发性，反复的实践，促使神经网络或运动控制程序不断优化，形成节能而高效的运动模式。

（二）功能重建机制

脑损伤后功能的恢复主要依靠脑的可塑性和脑的功能重建。病损前大脑的质量和脑卒中后患者所处环境的质量也对恢复产生深远的影响。但重组的主要条件是需要练习特定的活动，练习得越多，重组就越自动和容易。早期练习有关的运动对大脑的可塑性有好处，如缺少相关的练习，可能发生继发性的神经萎缩或形成异常的神经突触。

二、上运动神经元损伤综合征

Janet H. Carr 和 Roberta B. Shepherd 根据临床研究上运动神经元损害后出现阳性体征、阴性体征和适应性体征，认为神经系统、肌肉和其他软组织的适应性改变和适应性运动行为很可能是构成一些临床体征的基础。

（一）阳性体征

阳性体征指中枢神经系统损伤后所有夸大的正常现象或释放现象及增强的本体感觉和皮肤的反射（痉挛状态），如过高的腱反射和阵挛及阳性病理征等。痉挛是指肌张力过高或反射亢进，它不仅与神经机制有关，也与肌肉和其他软组织的物理特性改变有关，即可由非中枢神经系统的因素（如制动和失用）引起。

（二）阴性体征

阴性体征指急性期的"休克"，肌肉无力、缺乏运动控制、肌肉激活缓慢和丧失灵巧性等。它主要是由于对脊髓运动神经元的下行传导减少、运动单元募集数量减少、激活速度减慢及同步性减弱，加上制动和失用，导致肌肉对运动的控制不能。它们是运动功能障碍的主要原因。

（三）适应性体征

适应性体征指上运动神经元损伤后肌肉和其他软组织的生理学、力学和功能的改变及适应性行为。适应性行为是指病损后患者没有能力完成某种功能而尝试使用不同于正常运动模式或方法。另外，软组织的挛缩也限制了关节活动所需的某一特定范围，从而限制了正常运动模式的使用。

三、运动再学习的基本原则

（一）早期开展及时有效的康复训练

偏瘫患者功能恢复主要依靠脑的可塑性，即大脑的功能重组，实现重组的主要条件是练习特殊的活动，活动越多重组就更自动，更容易。早期练习有关的运动动作对促进大脑的可塑性有好处，而缺少有关的练习可能产生继发性神经萎缩或形成不正常的神经突触。

（二）重获运动作业能力（如起立、行走等）是一个学习过程

具体的运动作业能力最好通过练习该作业来获得，并能适应各种环境进行操作。

（三）限制不必要的肌肉活动

脑卒中后肌肉活动恢复时，又发生几种错误类型的倾向，并通过用力而加重：即可能活动了不应该活动的肌肉；可能过强收缩肌肉以代偿控制不良；可能运动健侧而非受累侧；虽活动了应活动的肌肉，但肌肉间的动力学关系紊乱。因此，运动学习是由激活较多的运动单位及抑制不必要的肌肉活动两方面组成，既要训练又要抑制。运动学习过程中用力要保持低水平，以免兴奋在中枢神经系统中扩散。

（四）反馈对运动控制极为重要

除了外部反馈（眼、耳、皮肤等）、内部反馈（本体感受器和迷路等）外，反馈还包括脑本身信息的发生。动机、意志等在动作技巧的形成和改善中起主导作用；并通过意向性运动输出和所制订的运动方案的比较，对运动进行监测。此法还强调在运动学习中利用视觉和语言反馈的重要性。

（五）调整重心训练

身体各部分处在正确对应关系时，仅需要极少肌肉能量就能维持站立姿势的稳定。运动时人体姿势不断变化，重心也不断改变，这就需要体位调整才能维持身体平衡。体位调整既有预备性，又有进行性，并与作业和作业的环境有密切的关系。平衡不仅仅是一种对刺激的反应，更是一种环境间的相互作用，人们为了完成任务，需要去选择自己所需要的信息。视觉对平衡很重要，它给我们提供了与周围环境的相对应位置的信息，要在完成作业中动态地去掌握平衡。训练中要注意纠正身体各部分的对线关系以及平衡，只有通过某种体位的训练才能恢复该种体位的平衡控制。

（六）康复训练要点

目标明确、难度合理、逐步增加复杂性；要练习与日常生活功能相联系的特殊作业；开

放性技术和闭合性技术相结合；指令要明确、简练；避免错误训练和不用患侧；患者要参与，注意力要集中；训练安排应是持续性的，要制订治疗时间以外的训练计划；出现疲劳时要考虑可能的病因，正常范围的疲劳可适当休息。

（七）创造学习和恢复的环境

学习和恢复环境的要求：患者得到有效的治疗并受到鼓励，预防合并症；根据病情尽早开始康复，防止患者养成不用患肢的习惯及失用性影响；有针对性地制订全面康复计划，确保训练从康复室到日常生活的转移，以重获运动控制和社会性技能；康复人员和其他人员施行的作业训练要保持一致性。

四、运动再学习的训练步骤

Janet H.Carr 和 Roberta B.Shepherd 认为脑卒中患者大多存在运动问题，需要基本的运动。故围绕这些基本的运动设计一个训练计划，对患者有益，并可做疗效分析。运动再学习方法由 7 部分组成，包括日常生活中的基本运动功能：即上肢功能、口面部功能、从卧位到床边坐起、坐位平衡、站起与坐下、站立平衡、步行等。治疗人员根据患者具体情况，选择最适合患者的任何一部分开始治疗。每一部分一般分 4 个步骤进行（表 10-1-1）。

表 10-1-1　运动再学习的训练步骤

训练步骤	具体内容	
步骤 1	分析运动的组成	观察 比较 分析
步骤 2	练习丧失的成分	解释—认清目的 指示 练习 + 语言和视觉反馈 + 手法指导
步骤 3	练习	解释—认清目的 指示 练习 + 语言和视觉反馈 + 手法指导 再评定 鼓励灵活性
步骤 4	训练的转移	衔接性练习的机会 坚持练习 安排自我监测的练习 创造学习的环境 亲属和工作人员的参与

第二节　治疗技术及临床应用

一、上肢功能训练

（一）上肢正常功能

大多数的日常活动都包含复杂的上肢活动。正常人的上肢需要能做到：①抓住和放开不同形状、大小、重量和质地的各种物体；②手臂在身体不同位置上抓住和放开不同的物体（靠近身体、离开身体）；③将物体从一处移到他处；④在手内转动东西；⑤为特定目的使用工具；⑥伸到各个不同方向（前、后、头上方等）；⑦双手同时操作。

（二）步骤 1——分析上肢功能

脑卒中后不久，许多患者的上肢的运动与活动不容易被观察到，所以需要治疗师熟悉肌肉功能，主动寻找和观察其肌肉活动。

脑卒中后常见的上肢问题和代偿方式：

1. 臂　肩胛运动差（特别是外旋和前伸）及持续的肩带压低；盂肱关节肌肉控制差，即肩关节外展和前屈差或不能维持这些动作。患者可能用过度提高肩带及躯干侧屈来代偿；过度地和不需要地使肘关节屈曲、肩关节内旋及前臂旋前。

2. 手　伸腕抓握困难。由于屈腕肌活动差，指长屈肌群收缩时，除屈指外也起屈腕作用；在指间关节微屈下屈伸掌指关节，使手指适于抓住和放开物体困难；外展和旋转拇指以抓握和放开物体困难；不屈腕不能放开物体；放开物体时过度伸展拇指及其他手指；当抓住或拾起一个物体时，前臂有过度旋前的倾向；移动手臂时不能抓握不同的物体；对指困难。

3. 肩　肩痛。脑卒中后肩关节软组织损伤伴发的疼痛、僵硬和半脱位通常多因为紧靠肩峰的软组织受挤压或软组织受牵拉造成。原因：①被动活动关节范围过大；②用力外展肩关节而无外旋的锻炼；③软瘫期上臂的重力作用；④直接牵拉患侧上肢去改变姿势；⑤患侧卧位时肩关节受压。

（三）步骤 2 及 3——功能训练

1. 诱发肌肉活动及训练伸向物体的控制能力

（1）患者仰卧位，治疗师支持患者上肢前屈 90°，让其上抬肩带使手伸向顶棚或让患者的手随治疗师的手在一定范围内活动，让患者用手触摸自己的前额、枕头、耳朵等。

（2）患者坐位，练习用手向前、向上指向物体并逐渐增大范围。注意训练中不允许前臂旋前或盂肱关节内旋，返回运动时应利用离心的肌肉活动。

2. 维持肌肉长度，防止挛缩

（1）坐位，治疗师帮助患者将臂后伸，肘伸直，肩外旋，手平放在训练床上承受上部身

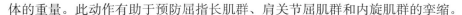

体的重量。此动作有助于预防屈指长肌群、肩关节屈肌群和内旋肌群的挛缩。

（2）坐位或站位，帮助患者上肢外展 / 前屈90°，肘伸直，将手平置于墙上，并承受身体的压力。开始时，治疗师需要让其肘关节伸展。在这个姿势下，患者练习屈曲和伸直肘关节以改善对肘伸肌群的控制。当重新获得对肩关节和肘关节的一些控制后，让其练习转动躯干和头。

注意：预防腕、指屈肌群挛缩和相关长度改变很重要，因为它会引起疼痛及干扰手功能的训练。以上动作也可用于训练肩和肘关节周围的肌肉控制。

3．诱发手操作的肌肉活动和训练运动控制

（1）训练伸腕。

方法1：坐位，手臂放桌上，前臂处于中位，手握一杯子或物体，然后试着将杯子或物体抬起、放下、伸腕、屈腕。训练中要桡侧偏移，不是屈肘，同时要在不同的屈曲和伸展的范围内练习。

方法2：姿势同上，练习用手背向后移动来触碰物体（背伸腕部）。可沿桌面背伸腕部以推动物体，移动的距离可逐渐增加。

（2）训练旋后。

方法1：坐位，手臂放桌上，手指环握圆柱形物体，让前臂旋后以使该物体上端接触桌面。

方法2：姿势同上，让前臂旋后，用第三掌骨压橡皮泥以留下压痕。

方法3：姿势同上，让前臂旋后，手掌向上接住掉下来的小物体。

注意：除非作业需要，否则不允许前臂抬起离开桌面。

（3）训练拇外展和旋转。

方法：坐位，手臂放桌上，前臂在中位及伸腕，让患者抓住和放开杯子。操作时确保拇指外展而不是由伸展腕掌关节使拇指在物体上方滑动。要用拇指腹去抓握物体而不是用内侧指边去抓物体。

（4）训练对指。

方法：前臂旋后，练习拇指和其他四指的对指活动，要确保两者腕掌关节在活动，指尖和拇指尖要碰上，特别是小指和拇指。

（5）训练操作物体。

方法：①练习用拇指分别和其他手指捡起各种小物体。如从一个碗里将小物体捡起放到另一个碗里。训练时确保用拇指指腹而不是用拇指内侧去抓东西；②练习从杯口上方向下抓住塑料杯的周边而不使其变形；将一个杯子里的水倒入另一个杯子里；③练习从对侧肩部捡起小纸片；④向前伸去捡起或触碰一个物体；⑤伸向侧方从桌子上拾起一个物体并将其转移到前方的桌子上；⑥向后伸展上肢抓、放物体；⑦使用双手完成不同的活动。

注意：训练时要纠正任何不正确的使用肌肉组织的倾向或不适当的活动。患者不应总是练习他已经能做的作业，而应不断地向更困难的作业进展。如发现他完成一个特定的运动有困难或者治疗师看见他控制或完成一个特定的运动有困难时，他应尽可能地用许多方法和许多不同的作业来进行练习。

（四）步骤4——将训练转移到日常生活

为使上肢功能恢复，要避免继发性软组织损伤（尤其是肩部）。要鼓励患者使用患肢，限制不必要的代偿活动。在康复室治疗以外的时间，患者要集中练习治疗师留下的作业。要正确摆放肢体的位置，特别要防止上肢固定于内旋屈曲位。

二、口面部功能训练

（一）口面部功能的基本成分

口面部主要功能是吞咽、面部表情、通气和构成言语。其基本成分为闭颌，闭唇，舌后1/3 抬高及关闭口腔后部，舌侧缘抬高。有效吞咽的前提包括坐位控制与吞咽有关的呼吸，正常的反射活动。

（二）步骤 1——口面部功能分析

分析口面部功能要观察唇、颌和舌的运动与运动一致性，检查舌和颊部力量，观察吃和喝。脑卒中后常见的面部问题如下：

1．吞咽困难 主要因为缺乏控制口面部肌肉的能力，特别是张颌、闭唇差，舌不能运动。

2．面部运动和表情不平衡 因为患侧脸部松弛下垂和缺乏运动控制以及健侧脸部过度活动所致。

3．呼吸控制差 深呼吸、屏气及延长呼气困难，由于软腭控制差或运动不持续等多种因素所致。

（三）步骤 2 和 3——练习口面部功能

1．练习吞咽 因坐位是吞咽和进食的最有效姿势，应在此姿势下训练闭颌、闭唇、舌部运动。也可用冰棒刺激口唇、舌，促进运动。

2．训练面部运动 如让患者张口，放松健侧脸部，再闭口。

3．改善呼吸控制 如让患者深吸气后立即呼出，同时加压和震颤其下 1/3 胸廓，呼气尽量长些，并与发声相结合。还可以让患者训练吹气球、吹蜡烛等。

（四）步骤 4——将训练转移到日常生活

如必要时，在患者进餐前先训练其吞咽功能；在患者进行肢体训练或其他活动时要监督其面部表情，保持闭嘴，改善其口部的控制和外形等。

上述口面部功能问题如能早期处理，一般会很快恢复。

三、从仰卧到床边坐起训练

（一）从仰卧到床边坐起的基本成分

从仰卧到床边坐起，一般先转向健侧，再从侧卧位坐到床边。以向右侧翻身坐起为例，在转向一侧时，头应屈曲及转向右侧，左臂前屈、肩带前伸，屈左髋及膝，利用左腿蹬床的杠杆作用使身体侧转过去。在下面的髋和膝通常取屈曲位，同时双髋后移使身体更稳定。

从侧卧位坐到床边时，颈和躯干要侧屈，在下面的手臂撑床做杠杆，同时举双腿摆向床边坐起。因此，从仰卧到床边坐起的基本成分如下：

1. 转向侧位

①颈的旋转和屈曲；②髋和膝的屈曲；③肩关节屈曲和肩带前伸；④躯干旋转。

2. 从侧卧位坐起

①颈和躯干侧屈；②外展下面的臂；③提起双腿向床边放下。

（二）步骤1——坐起的分析

脑卒中后常见的坐起问题如下：

1. 转向健侧困难

①患侧屈髋屈膝，肩屈曲，肩带前伸困难；②不适当的代偿活动为用健手拉自己起来或帮助移动，如患者不能尝试用健手拉患手，提示可能存在患侧忽略。

2. 从侧卧位坐起可能发生的代偿

①旋转及前屈颈部或用健手拉自己（拉床单或床边）起来，通常这是由于躯干侧屈运动差所致；②用健腿勾拉患腿将双腿移至床边。

（三）步骤2——训练丧失的成分

1. 帮助患者转向健侧时鼓励其转头，并帮其将肩和臂向前及屈髋、屈膝。

2. 练习颈侧屈。

（四）步骤3——练习从侧卧坐起

1. 让患者侧屈头，同时治疗师一手放其肩下，另一手推其骨盆，患者用健臂做杠杆。

2. 帮患者躺下时，让其将体重侧移至健侧前臂上；提双腿放在床上时，让其向相反方向侧移头，然后侧卧下。

（五）步骤4——将训练转移到日常生活中去

只要病情允许，患者除了医疗、睡眠或治疗时训练上肢功能的需要外，不要过多卧床，卧位会强化瞌睡、混乱和孤独感以及引发的废用症状。所以尽快帮助患者坐起很重要，它对中枢神经系统是良好的刺激，可预防抑郁症；有助于控制膀胱和口的功能；增加视觉输入及便于交流。

注意：①患者每次坐起时都要坚持正确的方法，防止代偿；②患者患侧上肢处于软瘫期时，坐起时需要用健手将患肢放于胸前，再按正确方法坐起；③患者仰卧位时，家属要帮助患者做桥式运动，以提高对髋部的控制。

四、坐位平衡训练

（一）坐位平衡的基本成分

坐位平衡指人体于坐位时，向坐位周围所完成的多方向、多角度活动并能保持平衡的能力。直立坐位平衡的基本成分为：足膝并拢；体重平均分配；屈髋而躯干伸展；头在双肩水平上平衡。

（二）步骤1——坐位平衡分析及脑卒中后常见的坐位平稳问题

分析坐位平衡要进行静态和动态的观察。要注意其对线、活动时肢体、躯干、头的协调能力，以及有无附加运动和代偿行为。患者坐起平衡差时常见的表现及代偿方法为：扩大支撑面，双腿分开或用手支持；随意运动受限，患者显得僵硬，常常屏息；患者移动脚以代替对身体的调整；用手或上肢进行保护性支持以维持最小范围的运动。

（三）步骤2和3——练习坐位平衡

1. 训练移动重心时调整姿势

（1）坐位，双手放大腿上，患者转头和躯干从肩上方看，然后回到中位，再向另一侧重复此动作。此方法适用于早期害怕移动的患者。注意转头时不要让患者不必要地向一侧移动双腿，确保双手放在大腿上，健侧肩放松。

（2）坐位，治疗师从患侧辅助患者用患侧前臂支撑在1～2个枕头上，练习从这个位置坐直。注意侧屈时不要让患者向后靠，确保肩在肘的正上方，并且头侧屈。

（3）坐位，让患者伸手向前方触摸一件物体，然后练习伸向前下方地面及向两侧伸。每次动作后都回到直立坐位。治疗师在必要时支持其患臂。

2. 增加练习的复杂性　患者取坐位，让患者从侧下方地面拾起一件物品，或者让患者用双手拾起地面上的一个小盒；双手向前伸，拿起桌上一件物品，再向后伸取一件物品。

（四）步骤4——将训练转移到日常生活中去

按照上述方法进行练习，大多数患者通常几天内便可达到坐位平衡。患者要坐在舒适和易于站立的椅子上。经常练习将体重在两侧臀部交替转移；要有练习站立的机会；如果患病松弛无力，应用桌子支持患臂，这样，患者能够做其他活动，患者可以按照日程安排表来进行练习。

五、站起与坐下训练

（一）站起与坐下的基本成分

站起与坐下，要求用最小的能量使身体重心从一个支撑面移到另一个支撑面。站起时，首先要求双足后移，给前移的重心提供支撑面，足放置过前或过后均不利于站起。同时屈髋，躯干伸直前倾，然后双肩前移越过脚尖及双膝前移，使重力线达足上，身体便可向前向上站起。坐下时，髋和膝前屈，躯干前倾使重心后移，并通过大腿伸肌群的离心收缩使身体降低而坐下。

站起的基本成分是：足的放置；屈髋、伸展颈部和脊柱使躯干前倾；双膝前移；伸展髋和膝完成站立。

坐下的基本成分是：屈膝和伸展颈部和脊柱使躯干前倾；双膝前移；屈膝。

（二）步骤 1——站起与坐下分析

脑卒中患者常见的问题是站起时主要由健腿负重；重心不能充分前移，如肩不能前移过足、膝不能前移、过早伸髋伸膝等；用躯干和头的屈曲代替屈髋、躯干前倾及膝前移，并用上肢平衡代偿向后倾倒的倾向。

（三）步骤 2——练习缺失的成分

练习躯干在髋部前倾伴膝前移。患者取坐位，患者双足平踩地面，足距不能过大，通过屈髋伴伸展颈部和躯干来练习躯干前倾，同时膝部前移，向下向后推其双足，使其充分着地。

（四）步骤 3——练习站起与坐下

1．练习站起　让患者肩和膝前移，练习站立。治疗师可一手放在其患侧肩胛骨处，引导肩尽量前移，另一手放在其患膝上，当膝前移时，沿着胫骨下压膝部，使足充分着地。如果患者很弱、过重，需要两个人帮其站立，分别扶肩和扶膝，方法同上；此外，坐较高的椅子练习站起比较容易些。

2．练习坐下　治疗师帮助患者前移肩和膝，让患者向下向后移动臀部并坐下。练习坐下时，更容易获得一些肌肉控制，可改善对站立的控制。

3．增加难度　如从不同的表面（椅子、床等）站起，从一侧站起，握物站起，交谈中站起，以适应日常生活的需要。

（五）步骤 4——将训练转移到日常生活

1．注意练习的连续性，即在其他时间里也要按治疗中的要点去做。要为患者安排平时训练计划，包括目的、要求、内容、次数等。

2．开始时可让患者双上肢向前放在桌面上来练习抬高臀部和前移肩部；可用较高的椅子来练习。后阶段应用接近日常生活环境来训练患者。

六、站立平衡训练

（一）站立平衡的基本成分

平衡的站立包括维持相对静止站立而无须过度的肌肉活动，能在站立位来回移动以进行多种活动，有移出、移入及跨步等能力。站立平衡的基本成分是：①双足分开 5 ～ 10 cm 以使双腿垂直，这是最好的支撑面；②双肩垂直于双髋上，双髋在双踝之前，此对线使人能来回移动和有效工作；③髋膝伸展，躯干直立；④双肩水平位，头中立位。

（二）步骤 1——站立平衡的分析

要观察患者静态站立时的身体对线，分析患者在站立位向上、侧、前、后观看或触摸物体时的表现。脑卒中患者常见的站立平衡问题：①支撑面增宽，如双足间距太大或一侧或两侧髋关节外旋；②随意运动受限；③患者用移动脚代替姿势调整，当重心转移，患者便跨步；④向前伸时，患者用屈髋代替踝背屈；侧伸时，用躯干移动代替髋和足的活动；⑤重心稍前移，患者即向前或侧方伸手抓支持物。

（三）步骤 2 和 3——练习站立平衡

1. 训练髋关节对线：①仰卧位，患侧下肢置于床边，患足踩地，患者练习小范围的髋伸展。②站立位，双足负重，髋前伸。早期患者因膝关节屈曲而不能站立，可使用膝部矫形器，防止膝关节屈曲，并使患者获得一些伸膝的肌肉控制。

2. 引发股四头肌收缩：①坐位，支持和伸展膝关节，练习收缩股四头肌，并尽可能坚持长的时间，然后放松；②坐位，治疗师用手托住患者患膝呈伸展位，然后将手移开，嘱患者不要让患腿落到地面上或让其慢慢下落。

3. 训练重心转移时调整姿势：①取站立位，双足分开 10 cm 左右，嘱患者看顶棚或让患者转头和躯干向后看，然后回到中立位，再从另一侧向后看。注意要髋、踝前移。②站立位，分别伸向前方、侧方及后方从桌子上取东西。③站立位，患侧下肢负重，嘱患者用健腿向前迈一步，然后回到中立位，再向后退一步。④患者背靠墙站，足跟距墙 10 cm 左右，健手握住患手向前伸，嘱患者做重心前后转移的动作。重心后移时，令其双踝背屈。治疗师在患者前方予以一定的帮助。

4. 增加难度：①患者取站立位，分别向前、向侧、向下伸手去抓抛来的球及向前迈一步去抓球；②患者站立位，然后弯腰用一手或双手从地上拾起大小不同的物体；③站立位，用健腿或患腿向不同方向迈步（前、后、左、右），以及练习跨过物体等。

（四）步骤 4——将训练转移到日常生活

如果患者身体情况允许，第一次治疗便应帮其站起并进行站位训练。为有好的效果，应该在其他时间练习，治疗师可以给患者列一清单说明他该练习什么和达到什么具体目标，包括：一天完成多少次，每次重复的次数或集中练习某个特殊成分，以便他能监测自己的练习。特别要患者注意站姿及用患腿负重，可以练习靠桌子站，可用肢体负重监测器以确保患腿负重。另外，练习站立要与站起和坐下结合起来。

七、行走训练

（一）行走的基本成分

1. 行走站立相的基本成分：①髋关节伸展；②躯干和骨盆水平侧移（正常为 4～5 cm）；③膝关节在足跟开始着地时屈曲（大约 15°），随之伸直，然后在趾离地前屈曲。

2. 行走迈步相的基本成分：①膝关节屈曲伴髋关节伸展；②在趾离地前时骨盆在水平位向下侧移（大约 5°）；③髋关节屈曲；④迈步腿侧骨盆旋前（3°～4°）；④在足跟着地前伸膝及踝背屈。

（二）步骤 1——行走分析

脑卒中患者常见的行走问题：

1．患腿站立相

①伸髋和踝背屈不足；②膝关节为 0°～15° 的屈曲缺乏控制；③骨盆过度水平向病侧移；④骨盆过度向健侧下移和向患侧过度侧偏。

2．患腿迈步相

①脚趾离地时膝屈曲不足；②屈髋不足；③足跟着地时膝关节伸展及踝背屈不足。此外，行走时患者缺乏各成分的顺序概念及行走的节律和时间关系不协调。

3．对存在问题的分析

（1）站立相。

①患腿要用正确对线负重：要伸髋、控制伸膝、重心向患侧偏移 2.5 cm。这样患者才能用健腿向前迈步，并为患腿的迈步期做好准备。如果患腿能够负重，就比较容易训练站立相的基本成分。因为骨盆是站立腿和身体其他部分的连接，控制骨盆对维持好的对线姿势很重要；站立相获得一些运动控制后，有利于迈步相的肌肉活动。

②重心侧移困难：为使健腿迈步，大多数患者骨盆过分向患侧移动，引起骨盆代偿性向健侧下移。这可能由以下几个因素所致：同侧髋外展肌群和对侧躯干屈肌收缩困难；缺乏 0°～15° 伸膝的控制，因膝"后锁位"会影响胫股角，从而影响骨盆侧移角度；伸髋不足，影响站立相正常身体对线，从而破坏了正常控制侧移的机制。

③患侧不能伸髋使重心前移：如果不训练伸髋，当健腿向前迈步时，重心便不能正常地前移，因而会发生两个错误代偿活动；健侧腿着地后身体才向前移动；不是靠伸患髋而是伸健髋、屈患髋向前移动。当患腿迈步时，患者前屈其躯干于患髋上，同时用健腿迈一小步，以代替伸患髋使体重前移到患腿。小腿三头肌挛缩，可以造成伸髋不良，从而影响身体前移。

④整个站立相膝控制不良：当患者开始用患腿负重时，常因为膝的伸肌对膝关节控制差而使膝屈曲瘫倒，因而患者很快学会整个站立相都用膝过伸来代偿，以致破坏了正常行走时屈膝，并且不能在迈步相前先屈膝。这是由于股四头肌收缩无力及膝在 0°～15° 屈伸控制不好所致，也与伸髋不能有关。有些患者在站立相用膝微屈来行走，这表明患者有肌肉活动，但控制不好。站立相控制非常复杂，要做特殊训练。

（2）迈步相。

①足趾离地时屈膝不够：这是主要问题，它会产生患腿异常向前摆动以代偿，引起上提骨盆、髋外展及骨盆向后倾斜。此时屈髋不够非主要问题，但为了跨过物体及上楼梯，在适当阶段仍需训练屈髋。迈步期患足拖地，屈膝是主要训练的成分。

②迈步时步宽较大：主要是由于平衡差和害怕摔倒，所以训练时双足分开距离不能过大；但早期可能是由于患者在迈步相对患腿控制不好所致，如足趾离地时屈膝差，可能发生将患足放在相对外展位来代偿；另外，在站立相由于伸髋不够和过分向患侧水平移位，造成对线不良而使健腿迈步时向外偏。

（三）步骤 2——练习丧失的成分

1. 站立相

（1）训练在整个站立相伸髋：取仰卧位，患腿放在床边，让患者抬高患侧臀部可以引出髋关节的伸肌活动；站位，髋正确对线，患者练习用健腿向前及向后迈步，并保证伸髋。

（2）训练站立相膝控制。

①取坐位，伸膝，治疗师从跟部向膝部加压，通过 0°～15° 屈膝和伸膝练习股四头肌离心和向心收缩及保持膝关节伸展练习等长收缩，以改善股四头肌对膝部的控制。

②患肢负重，健腿向前、向后迈步及将重心移至健腿，伸患膝。然后在负重不多的情况下练习小范围的膝屈伸控制。

③用健腿在 7～15 cm 高的台阶或木箱迈上、迈下。保证迈健腿时患髋始终伸展。

④患腿踏台阶上，用健腿前移重心并迈上台阶，再迈回，然后过渡到迈过台阶。

（3）训练骨盆水平侧移。

①取站立位，髋在踝前，练习将重心从一脚移至另一脚，治疗师用手控制其移动范围为 2.5 cm。

②练习侧行，将重心移至健腿，再迈患腿，然后健腿合拢，再迈下一步。

2. 迈步相

（1）练习迈步初期屈膝。

①取俯卧位，治疗师屈其膝＜ 90°，通过小范围屈伸活动来练习屈肌群的离心、向心收缩；维持膝关节在不同的活动范围并计算时间，使在各个角度都得到良好的控制。治疗师注意做时要求患者不能屈髋。

②取站立位，治疗师帮患者微屈膝，让其练习离心和向心收缩控制，不要屈膝太多，以免缩紧股直肌而引起屈髋。

③用患腿向前迈步，治疗师帮助控制最初的屈膝，向前迈时确保伸髋。

④向后退时，治疗师指导屈膝及足背屈。

（2）训练足跟着地时伸膝和足背屈。患者用健腿站立，患侧腿向前迈一小步，治疗师将足背屈位。患者缓慢前移躯干使重心移至患侧足跟部，直到整个脚掌完全落地后，健侧足部离开地面。然后治疗师指导患者重心移回健腿，患足呈足背屈位。如此反复练习。

（四）步骤 3——练习行走

练习行走的个别成分后接着练习整体行走，将这些成分按顺序组合起来。

1. 行走练习　先用健腿迈步，治疗师站在患者身后稳定其双上臂。开始用患腿迈步可能有困难，治疗师可用自己的腿来指导患者的腿前移。可给予一定的口令，让患者有节奏地行走。同时要观察分析患者的对线，找出问题，改善其行走的姿势。

2. 增加难度　要到有人群和物体的公共环境进行练习。如跨过不同高度的物体；行走的同时做其他活动，如和别人说话、拿东西走等；改变行走的速度；在人多的地方行走等。

（五）步骤 4——将训练转移到日常生活

为患者制订家庭训练计划、目标，逐渐延长行走的距离和运动时间，并提出练习中的注意点。使用平衡杠、四角拐等要适当，它们只能暂时解决患者的平衡问题，但破坏了平衡控制机能的正确反馈；只能用它们来稳定患者，但不能依靠它们。使用夹板或矫形器也会妨碍足的背屈到跖屈，患者将因为这种踝关节角度移动的受限而用髋和膝关节的角度移动来代偿。

（李冬伟）

第十一章 心肺功能评定

1．掌握：心功能评定的方法；心电运动试验的适应证及禁忌证；呼吸困难分级标准。
2．熟悉：心电运动试验及临床意义、Borg 指数；肺功能测定；呼吸肌功能评定。
3．了解：6 min 步行试验方法；气体代谢测定。

心肺功能是人体新陈代谢的基础，是维持人体生命不可缺少的重要功能。心血管系统和呼吸系统虽然分属于两个不同的生理系统，但它们的功能联系非常紧密，它们的康复治疗互相关联，因此我们需系统介绍心肺功能的评定。

第一节 心功能评定

【情境模拟】

患者王先生，是一名民营企业家，平常工作非常繁忙，应酬多，熬夜也多，工作压力很大。2015 年春节前几天，患者在一次喝酒之后，出现胸闷、气短、出不来气的症状，就诊后检查结果显示患者左回旋支狭窄 95%。并行支架植入术，术后恢复尚可，劳累后仍有胸闷、气短。

根据患者病情，需要进行以下心功能评定：

1．患者仍有临床胸闷、气短症状，需进行心电运动试验评估心功能。
2．可以行 6 min 步行试验评估心脏功能。

心脏是人体的重要器官，心功能评定对心脏疾病的诊断、了解心脏功能储备和适应能力、制订康复处方及判断预后具有重要的价值。常用的心功能评定方法包括对体力活动的主观感觉分级（如心脏功能分级、自觉用力程度分级）、超声心动图、心脏负荷试验（如心电运动试验、超声心动图运动试验、核素运动试验、6 min 步行试验）等。心脏负荷试验中最常用的是心电运动试验。

一、心电运动试验

（一）心电运动试验的目的

心电运动试验可以为疾病诊断、指导治疗和日常生活活动、判定预后及疗效提供客观依据。

1．为制订运动处方提供依据　心功能和体力活动能力与运动试验时的可耐受的运动负荷呈正相关，故通过了解受试者可耐受的运动负荷，可判断其心功能，指导日常生活活动和工作强度，并制订运动处方，以确保康复训练的有效性和安全性。

2．冠心病的早期诊断。

3．判定冠状动脉病变的严重程度及预后。

4．发现潜在的心律失常和鉴别良性及器质性心律失常。

5．确定患者进行运动的危险性　低水平运动试验中诱发心肌缺血、心绞痛、严重心律失常、心力衰竭等症状，均提示患者进行运动的危险性大。

6．评定运动锻炼和康复治疗的效果　重复进行运动试验，可根据其对运动耐受程度的变化，评定运动锻炼和康复治疗的效果。

7．其他　根据运动试验的反应，选择手术适应证，判断窦房结功能等。

（二）心电运动试验的种类

心电运动试验所需设备包括心电图机、血液监测设备，通气量、呼出气中氧气和二氧化碳浓度的测量分析装置及运动计量设备。

1．按所需设备分类

（1）活动平板试验：又称跑台试验，让受检者按预先设计的运动方案，在能自动调节坡度和速度的活动平板上，随着活动平板坡度和速度（运动强度）的提高进行走—跑的运动，以逐渐增加心率和心脏负荷，最后达到预期运动目标。

（2）坐位和卧位踏车试验等为下肢用力的试验；用于下肢运动障碍患者的手摇功率计（臂功率计）试验为上肢试验。

（3）台阶试验：如 Master 二阶梯试验是根据受试者的性别、年龄、体重计算出 90 s 内登台阶的次数，让其按节拍反复上下每阶梯高 23 cm 的二阶梯，最后根据运动前后的心电图判断结果，目前已很少应用。

2．按试验方案分类

（1）单级运动试验：指运动试验过程中运动强度始终保持不变的运动试验，如台阶试验。

（2）多级运动试验：指运动试验过程中运动强度逐渐增加的运动试验，如活动平板试验、踏车试验（又称分级运动试验）、递增负荷运动试验。

（三）运动试验的禁忌证

1．绝对禁忌证

包括：①急性心肌梗死（2 d 内）；②高危的不稳定型心绞痛；③未控制的伴有临床症状或血流动力学障碍的心律失常；④有症状的严重主动脉狭窄；⑤临床未控制的心力衰竭；⑥急性心肌炎或心包炎；⑦急性主动脉夹层分离；⑧急性肺栓塞或肺梗死；⑨急性非心脏性功能失调影响运动试验或被运动试验加剧；⑩躯体障碍影响安全性或运动量。

2．相对禁忌证

包括：①冠状动脉左主干狭窄；②中度狭窄的瓣膜性心脏病；③血清电解质紊乱；

④严重高血压（收缩压＞ 200 mmHg 和 / 或舒张压＞ 110 mmHg）；⑤快速性心律失常或缓慢性心律失常；⑥肥厚型心肌病或其他流出道梗阻性心脏病；⑦高度房室传导阻滞；⑧精神或体力障碍而不能进行运动试验。

（四）运动试验方案

运动试验有多种方案，不同方案的区别在于做功量递增方式、递增量、每一级做功量的持续时间和做功总量等方面。目前应用最广泛的平板运动试验方案是 Bruce、Naughton 和 ACIP 方案。

（五）运动试验操作的要求

1. 试验前准备　试验前应禁食、禁吸烟 3 h，不要饮用含咖啡因的饮料；穿着舒适的鞋子和宽松的衣服；尽可能在试验前停用可能影响试验结果的药物，如洋地黄类药物；12 h 内须避免剧烈体力运动；运动试验前应描记受检者卧位和立位 12 导联心电图并测量血压作为对照。

2. 运动试验时的监测

（1）导联的选择：推荐应用 12 导联的运动心电监测分析系统。此外，还发展了 CM5 双极导联，以增强检测的敏感性及稳定性，尤其对某些参数如 QTc、ST/HR 斜率等。

（2）心电血压监测：运动中应通过监视器对心率、心律及 ST － T 改变进行监测，并按预定的方案每 3 min 记录心电图和测量血压一次。在达到预期亚极量负荷后，使预期最大心率保持 1 ～ 2 min 再终止运动。运动终止后，每 2 min 记录 1 次心电图，一般至少观察 6 min。如果 6 min 后 ST 段缺血性改变仍未恢复到运动前图形，应继续观察至恢复。

（3）临床情况的监测：试验过程中应注意观察受试者有无心绞痛、呼吸困难、疲劳、苍白、皮肤湿冷、跛行及下肢关节疼痛。必要时应及时终止试验。

3. 终止运动试验指征　运动试验常常在患者达到最大预测心率时终止。此外，在运动试验过程中，有可能发生不良反应，应考虑及时终止试验。

（1）终止试验的绝对指征：① ST 段抬高≥ 1.0 mm；②收缩压下降＞ 10 mmHg，并伴有其他心肌缺血征象；③中重度心绞痛；④逐渐加重的神经系统症状（如共济失调、眩晕或晕厥前期）；⑤低灌注体征（发绀或苍白）；⑥持续性室性心动过速；⑦因操作障碍而难以监测心电图或血压；⑧受试者要求终止运动。

（2）终止试验的相对指征：① ST 段或 QRS 波群改变，如 ST 段水平型或下垂型压低＞ 2 mm 或明显的电轴偏移；②收缩压下降＞ 10 mmHg，但不伴有其他心肌缺血征象；③胸痛加重；④乏力、呼吸困难、下肢痉挛或跛行；⑤除持续性室性心动过速以外的心律失常，包括多源性室性期前收缩、短阵室性心动过速、室上性心动过速、传导阻滞等缓慢性心律失常；⑥反应性高血压（无明显症状，但收缩压＞ 250 mmHg 和 / 或舒张压＞ 115 mmHg）；⑦面容的变化：湿冷或发绀。

4. 试验结果分析

（1）分析的内容：包括运动能力、临床症状、血流动力学和心电图改变的分析。

（2）运动试验的阳性标准：最重要的阳性心电图表现是 ST 段压低和抬高，即 J 点后

$60 \sim 80$ m 的 ST 段水平型下垂型压低或抬高是否 ≥ 1 mm，并持续 2 min 以上；上斜型 ST 段压低应考虑为临界状态或阴性结果。运动试验时出现的缺血性胸痛，特别是导致运动试验终止的心绞痛具有重要的临床意义。运动能力异常、运动时收缩压反应和心率反应也是重要的阳性表现。

5．影响结果分析的因素

（1）洋地黄类药物：运动试验时可引起 ST 段异常改变。试验前至少应停药 $3 \sim 4$ 个半衰期，以避免其对心脏复极的作用。

（2）静息时已有 ST 段压低：无论是否是冠状动脉缺血性心脏病患者，静息时 ST 段压低都是预测心脏事件的重要指标。对于这些患者，运动诱发的 ST 段压低 2 mm 或恢复阶段下斜型压低 ≥ 1 mm 是诊断冠状动脉缺血性心脏病非常特异的指标。

（3）左心室肥大伴复极异常：使运动试验特异性降低，但不影响敏感性。

（4）左束支阻滞：运动试验诱发的伴有左束支传导阻滞的 ST 段压低，不提示心肌缺血。

（5）右束支阻滞：运动试验诱发的伴有右束支传导阻滞（$V_1 \sim V_3$ 导联 ST 段压低），与心肌缺血无关。

（6）β 受体阻滞剂：尽管 β 受体阻滞剂对运动最大心率有明显的作用，但对可能的冠状动脉缺血性心脏病并无显著影响。

（六）运动试验的临床意义

1．对冠心病的诊断价值　运动试验中 ST 段水平型或下垂型压低 1 mm 的敏感性和特异性分别是 50% 和 90%。

2．对确定冠状动脉病变部位的意义

3．对冠心病预后的判断　现有研究提示，运动试验的结果对于冠心病患者的心绞痛、心肌梗死或心脏死亡的发生率和 5 年生存率有良好的判断价值。

二、简单运动试验

（一）试验效果

治疗干预对患者的疗效，测量患者的功能状态，可作为临床试验的终点观察指标之一，也是患者生存率的预测指标之一。

（二）禁忌证

1．绝对禁忌证：近 1 个月内出现的不稳定性心绞痛或心肌梗死。

2．相对禁忌证：静息心率 > 120 次 /min，收缩压 > 180 mmHg 和舒张压 > 100 mmHg。

（三）实验准备

1．试验条件　应该在室内，沿着一条封闭的、长而直的平坦走廊进行，需要硬质地面。步行路线长 30 m，每 3 m 处要有标记。折返处应有锥形标志（如同橙色交通锥标）。出发线为出发点和每个 60 m 的终点，应该用明亮的颜色条带标于地面上。

2. 所需设备　计时器（或秒表）、圈数计数器、两个小锥体（用以标志转身返回点）、可以灵活移动的椅子、放在夹板上的工作表（表 11-1-1）、血压计、脉氧仪、氧气、含服用硝酸甘油、阿司匹林和沙丁胺醇（定量吸入器或雾化器）、简易呼吸器、除颤器。

表 11-1-1　6 min 步行试验登记表

姓名		性别		年龄		病案号	
入院日期				记录日期			
试验前	心率（次/分）		血压（mmHg）		呼吸频率（次/分）		
试验后	心率（次/分）		血压（mmHg）		呼吸频率（次/分）		
试验前	血氧饱和度（%）			试验后	血氧饱和度（%）		
6 min 步行距离（米）				是否完成试验　　是□　　否□			
试验后 Borg 呼吸困难评分							
试验后症状							
Borg 呼吸困难评分标准：							
0 分：完全没有（"没事"代表没有感觉到任何费力，没有肌肉劳累，没有气喘吁吁或呼吸困难）							
0.5 分：刚刚感觉到（非常微弱，刚刚有感觉）							
1 分：非常轻微（"很微弱"代表很轻微的费力。按照您自己的步伐，你愿意走更近的路程）							
2 分：轻微（"微弱"）							
3 分：中等（代表有些但不是非常的困难。感觉继续进行是尚可的、不困难的）							
4 分：稍微严重							
5 分：严重（"强烈—严重"，非常困难、劳累，但是继续进行不是非常困难。该程度大约是"最大值"的一半）							
6 分：5~7 之间							
7 分：非常严重（"非常强烈"，您能够继续进行，但是患者不得不强迫自己而且你非常的劳累）							
8 分：7~9 之间							
9 分：非常非常严重（几乎达到最大值）							
10 分：最大值（"极其强烈—最大值"是极其强烈的水平，对大多数人来讲这是他们以前生活中所经历的最强烈的程度）							

3. 患者的准备　穿着舒适、穿适于步行的鞋子、携带平时步行时使用的辅助物（拐杖、助步器等）、患者平时的治疗方案要继续、试验前饮食应清淡、试验前 2 h 内患者应避免过度运动。

4. 测试过程

（1）患者应在试验开始位置附近坐在椅子上休息至少 10 min。检查是否存在禁忌证，测量脉搏、血压，确认衣服和鞋子适于试验。根据患者情况选择是否需要脉氧计。如果使用脉氧计，测量并记录基线心率和氧饱和度。填写工作表第一部分。

（2）准备好所有必需的设备，并做好开始前的调试准备。

（3）按如下所示指导患者：①"这个试验的目标是在 6 min 之内步行尽可能远的距离。您将在这个走廊上来回步行。6 min 的时间比较长，所以您在步行时要尽力去做。您可能会感到气喘吁吁或筋疲力尽，必要时可以放慢速度、停下来和休息。您可以靠着墙休息，但应争取尽快继续试验。"②"您要围绕锥体来回步行，在绕过锥体时不要犹豫停留。"③"您自己要一圈一圈地走，步行时和绕过锥体时要轻快。"④"您准备好了吗？ 我将用计数器来记录您走完的圈数，每次您绕过出发线时都可以听到我按动它发出的嘀嗒声。记住目的是在 6 min 内步行尽量远的距离，但不许跑或跳。"⑤"现在开始，或您准备完毕后开始？"

（4）患者站立并用 Borg 量表（表 11-1-2）评价患者基线呼吸困难和疲劳情况。

表 11-1-2　Borg 指数

评分（分）	呼吸困难和疲劳情况
0	一点也不觉得呼吸困难或疲劳
0.5	非常非常轻微的呼吸困难或疲劳，几乎难以察觉
1	非常轻微的呼吸困难或疲劳
2	轻度的呼吸困难或疲劳
3	中度的呼吸困难或疲劳
4	略严重的呼吸困难或疲劳
5	严重的呼吸困难或疲劳
6～8	非常严重的呼吸困难或疲劳
9	非常非常严重的呼吸困难或疲劳
10	极度的呼吸困难或疲劳，达到极限

（5）让患者站在出发线上。试验过程中治疗师也应该站在出发线附近，不要跟着患者步行。患者一开始走就开始计时。

步行过程中不要跟任何人交谈，用平缓的语调和声音以及标准用语鼓励患者。每次患者回到出发线就要按动圈数计数器一次（或在工作表上标记圈数），并让患者看到它。计数时身体动作要夸张一点，如同比赛时使用秒表一样。①1 min 过后，用平缓的语调告诉患者："您做得很好，还有 5 min。"。②当剩余 4 min 时，告诉患者："再接再厉，您还有 4 min。"。③当剩余 3 min 时，告诉患者："很好，已经一半了。"。④当剩余 2 min 时，告诉患者："加油，您只剩 2 min 了。"。⑤当只剩余 1 min 时，告诉患者："您做得很好，再走 1 min 就结束了。"不要使用其他鼓励性的语言（或肢体语言）。⑥如果患者试验过程中停住需要休息，告诉他："您可以靠在墙上，觉得可以了就继续走。"不要停止计时器。如果患者在 6 min 之前停下并拒绝再继续（或判断他们不应该再继续）时，在工作表上记下步行距离、停止时间和过早停止的原因。⑦当还剩 15 s 时要对患者说："过一会儿我说停下时您要立刻停在原地，我会过来。"⑧时间到了要说："停！"然后走到患者身边。如果患者看上去很累，要考虑给他们拿椅子。在他们停止的地方做一标识。

（6）试验后，记录 Borg 呼吸困难和疲劳水平，并问："怎么样？怎么不能走得更远一点呢？"如果使用了脉氧计，要测量血氧饱和度和脉率然后将其移开。记录步行的圈数，记录最后未完成的一圈距离，然后计算步行的总距离，记录在工作表上。对患者进行鼓励并提供饮用水。

（7）注意事项：医生要具备心肺复苏术的能力，需要时应保证相关的抢救人员到场；长期吸氧者应按照原先速率吸氧，或按照医嘱、试验方案给氧。

第二节　呼吸功能评定

【情境模拟】

患者李某，58 岁，诊断为慢性阻塞性肺疾病。患者稍微活动即出现喘憋、呼吸困难，平素咳嗽、咳痰无力，日常活动量小，影响日常生活。呼吸科就诊给予药物治疗，治疗效果不明显，故为行肺康复治疗来康复医学科就诊。根据患者病情，需进行以下肺功能康复评定：

1. 呼吸困难分级：患者稍微活动即出现喘憋、呼吸困难，据分级标准应为 4 级。

2. 肺功能测定：患者诊断为慢性阻塞性肺疾病，完善肺功能测定，评估肺总量容积及肺通气功能。

一、概述

呼吸的生理功能是进行气体交换，从外界环境中摄取氧气，并排出二氧化碳气体。肺循环和肺泡之间的气体交换称为外呼吸，其包括肺与外环境之间进行的气体交换的通气功能和肺泡内的气体与肺毛细血管之间进行气体交换的换气功能。体循环和组织细胞之间的气体交换称为内呼吸。肺功能检查对临床康复具有重要的价值。在此，仅就康复医学常用的评定项目进行简单介绍。

二、呼吸困难分级

呼吸困难分级（表 11-2-1）可用于评价呼吸系统相关疾病患者的肺功能，从而为患者的日常生活活动和康复治疗提供可靠依据。此种分级方法已经应用数十年，目前仍有其应用价值。

表 11-2-1　呼吸困难分级

分级	标准描述
1	与同龄健康者在平地上同步行无气短，但登山或上楼时呈现气短
2	平路步行 1 km 无气短，但不能与同龄健康者保持同样速度，平路快步行走呈气短，登山或上楼时气短明显
3	平路步行 100 m 即有气短
4	稍活动，如穿衣、谈话即气短

三、肺功能测定

（一）肺总量容积

肺总量容积指安静状态下，一次呼、吸所出现的呼吸气量变化。其组成包括八项，其中潮气量、补吸气量、补呼气量和残气量称为基础肺容积；深吸气量、功能残气量、肺活量和肺总量称为基础肺活量。除残气量和肺总量需先测定功能残气量后求得外，其余指标可用肺量计直接测定。

基础肺活量由两个或两个以上的基础肺容积所组成。

（二）通气功能

肺通气功能是测定单位时间内肺脏吸入或呼出的气量和流速，又称动态肺容积。凡是能影响呼吸频率和呼吸幅度的生理、病理因素，均可影响通气量。进入肺的气量，部分存留在气道内不参与气体交换，称无效腔气即死腔气；部分进入肺泡参与气体交换，称为肺泡通气量。

四、呼吸肌功能评定

呼吸肌是呼吸运动的动力（呼吸泵），其衰竭可导致通气功能障碍。

（一）测定方法及其应用

呼吸肌功能测定大致可分为力量测定、耐力测定、疲劳测定，实际上三个方面是相互联系和重复的。

1. 呼吸肌力量测定　除颈部肌肉外，其余呼吸肌的力量不能直接测定。呼吸肌的收缩表现为胸膜腔压力的变化，导致肺容积改变。可通过测定呼吸系统的压力变化来间接反映呼吸肌的力量。常用的测定包括：①最大吸气压和呼气压；②跨膈肌压与最大跨膈肌压。

（1）最大吸气压和呼气压：最大吸气压（maximal inspiratory pressure，MIP）和最大呼气压（maximal expiratory pressure，MEP）是指在功能残气位（FRC）或残气位（RV），气道阻断时，用最大努力吸气和呼气能产生的最大吸气和呼气的口腔压。

①测定方法。

a. 鼻夹及橡皮咬口：咬口常用管状和翼状，不同咬口对 MIP 和 MEP 的结果略有影响。三通阀（Y 形或 T 形）：开口直径宜 > 20 mm，一端通空气，另一端连接单向呼气活瓣。管壁上有一个直径 0.6 ～ 1.5 mm 的小孔与大气相通，保证呼吸时声门开放和避免颊面肌肉对 MIP 或 MEP 测定的影响。例如，做 MIP 测定时，若使用颊面肌肉进行吸吮动作，空气可通过小孔进入口腔，抵消了颊面肌肉的作用，但又不致影响肺容积而降低 MIP。压力计或电子压力传感器的量程应为 0±25 kPa，误差宜 < ±2%。

b. MIP 测定的操作：向受试者解释操作过程，特别强调需做最大努力吸气。受试者可站立位、坐位或半坐卧位，口含连通于三通阀的咬口，三通阀先通空气。夹上鼻夹，注意口角勿漏气。受试者先做几次自然呼吸，在平静呼气过程中旋转三通阀，通向单向呼气活瓣（只允许呼气，吸气时则阻断气道），在呼气末嘱受试者做最大努力吸气，持续 3 s 左右。记录最大的吸气负压。如使用压力表，要注意排除指针摆动的惯性影响。所以，要记录吸气开始 1 s 后短暂恒定（持续 1 s 左右）的压力读数。重复操作 3 次以上，每次休息 1 min（取最大值）。

c．MEP 测定的操作：向受试者解释操作过程，特别强调需做最大努力吸气。受试者可站立位、坐位或半坐卧位，口含连通于三通阀的咬口，三通阀先通空气。单向活瓣为吸气性单向活瓣（只允许吸气，呼气则阻断气道）。要求受试者吸气至肺总量位，在吸气过程中，旋转三通阀连通单向活瓣和压力计（或传感器），嘱受试者做最大努力呼气，持续 1～2 s。记录最大的呼气正压，如使用压力表，要注意排除指针摆动的惯性影响。所以，要记录呼气开始 1 s 后短暂恒定的压力读数。MEP 测定中，因口腔压及胸膜腔内压明显增大而使受试者感到不适，检查时应注意，持续时间宜＜ 2 s。因此，也可测定咳嗽时食道压来反映 MEP。

②正常值：MIP 和 MEP 的正常值尚无统一的标准。Brushic 等报道 624 例（男：266 例，女：358 例；18～70 岁）正常成人测定的正常预计值公式如下：

$$lnMIP=3.89-0.22 \times 性别 -0.004 \times 年龄（岁）+0.52 体表面积（m^2）$$
$$（SE =0.337\ R^2=25\%）$$

$$lnMEP=4.48-0.18 \times 性别 -0.000\ 4 \times 年龄（岁）-0.003 \times 性别 \times 年龄 +0.25 体表面积（m^2）$$
$$（SE =0.213\ R^2=46\%）$$

注：ln：对数转换，MIP 在 FRC 位测定（取绝对值），MEP 在 TLC 位测定，单位 cmH_2O；性别：男 =0，女 =1。

成人的 MIP 和 MEP 平均值见表 11-2-2。然而，也有不少的文献报道 MEP 值＞ 200 cmH_2O。可见，MIP 和 MEP 的变异较大，临床上做粗略估计时，可以设立最低标准值，大于最低标准值则可以认为在正常范围。

表 11-2-2　成人的 MIP 和 MEP 正常值

性别	MIP 平均值（SD）	MIP 正常下限	MEP 平均值（SD）	MEP 正常下限
男	118.41±37.19	≥ 75	139.83±30.16	≥ 100
女	84.45±30.31	≥ 50	95.26±20.08	≥ 80

注：MIP 在 FRC 位测定，MEP 在 TLC 位测定，单位：cmH_2O，MIP 为负压，表中取绝对值。

③ MIP 测定的临床意义：在神经肌肉疾病或外伤中，对吸气肌肉功能做出评价，并可作为疾病诊断的参考。当 MIP ＜正常预计值的 30% 时，易出现呼吸衰竭。对肺容量增加（如肺气肿）、胸廓畸形或药物中毒等引起继发性的呼吸困难，MIP 的测定可判断呼吸困难与呼吸肌肉无力的关系。如果 MIP ＜ -60 cmH_2O（绝对值＞ 60 cmH_2O）者，可认为呼吸困难与呼吸肌无力无关。

作为判断能否脱离人工通气的参考指标。MIP ＜ -30 cmH_2O（绝对值 30 cmH_2O），有利于脱机的成功；MIP ＞ -20 cmH_2O（绝对值＜ 20 cmH_2O），脱机失败的可能性大。然而，临床上由于受患者努力程度、检查时间和操作人员的影响，有时实测的 MIP 低于实际的 MIP，误把可脱机的患者判断为不能脱机的患者。所以，在临床工作中应该注意重复检查来鉴别。

④ MEP 测定的临床意义：可用于评价患有神经肌肉疾患的呼气肌功能。因 MEP 是有效咳嗽的重要因素，所以也用于评价患者的咳嗽及排痰能力。通常 MEP 超过 100 cmH$_2$O 即表示有效，再高也无更多的临床意义。

（2）跨膈肌压与最大跨膈肌压。

跨膈肌压（Transdiaphragmatic pressure， Pdi）为腹内压（Abdominal pressure， Pab）与胸膜腔内压（Pleural pressure，Ppl）的差值（Pdi=Pab−Ppl），常用胃内压（Gastric pressure，Pga）来代表 Pab，用食道压（Esophageal pressure，Peso）来代表 Ppl，所以 Pdi=Pga−Peso 也代表膈肌收缩时产生的压力变化。通常取其吸气末的最大值。在正常情况下，吸气时食道内压力为负值，而胃内压力为正值，Pdi 实际是 Pga 和 Peso 两个绝对值之和。最大跨膈肌压（Pdi$_{max}$）是指在功能残气位、气道阻断状态下，以最大努力吸气时产生的 Pdi 最大值。在临床上 Pdi$_{max}$ 是反映膈肌力量的常用指标。用气道阻断法测定 Pdi$_{max}$ 时，有受试者无法配合操作，可应用最大吸鼻法，即在 FRC 位测定做努力吸鼻时产生的 Pdi，尽管此法测得的 Pdi 稍小，但重复性好、易于掌握。自然吸气至肺总量位时测得的 Pdi 称为肺总量位 Pdi （Pdi−TLC），它反映克服最大的肺弹性回缩力所需的 Pdi。

2. 呼吸肌耐力测定　呼吸肌耐力是指呼吸肌在一定的力量或做功的负荷下维持收缩而不出现疲劳的时间，即反映肌肉的耐力。根据负荷的大小及膈肌耐受该负荷而不出现收缩力下降的时间，可以对膈肌的耐力做出判断。

3. 呼吸肌疲劳测定　疲劳是一个动态的过程。当肌肉负荷过重时，随着时间延长，肌肉及整个神经－肌肉－呼吸链发生多种变化。呼吸肌疲劳的测定方法与耐力或力量的测定方法相同。

五、气体代谢测定

气体代谢测定是通过呼、吸气分析，推算体内气体代谢情况的一种检测方法，因为无创、可反复、可动态观察，在康复医学功能评定中应用价值较大。

（一）摄氧量（V_{O_2}）

摄氧量又称耗氧量、吸氧量，是指机体所摄取或消耗的氧量，是反映机体能量消耗和运动强度的指标，也反映机体摄取、利用氧的能力。

（二）最大摄氧量（V_{O_2max}）

最大摄氧量又称最大耗氧量、最大吸氧量或最大有氧量，是指运动强度达到最大时机体所摄取并供组织细胞消耗的最大氧量，是综合反映心肺功能状况和最大有氧运动能力的最好生理指标。正常人最大摄氧量取决于心输出量和动静脉氧分压差，即 V_{O_2max}= 心排血量 ×（动脉氧分压 − 静脉氧分压）。受心肺功能、血管功能、血液携氧能力和肌肉细胞有氧代谢能力的影响，如果氧的摄入、弥散、运输和利用能力下降，则最大摄氧量降低；反之，提高。

最大摄氧量可通过极量运动试验（以平板运动试验最为准确）直接测定，运动达到极量时呼吸气分析仪所测定的摄氧量即最大摄氧量。判定达到最大摄氧量的标准：

1. 分级运动中两级负荷的摄氧量差值小于 5% 或小于每分钟每千克体重 2 mL。

2. 呼吸商大于 1.1（成人）或 1.0（儿童）。

3. 继续运动时摄氧量开始降低。

4. 受试者筋疲力尽或者出现其他停止运动试验的指征。

由于极量运动试验有一定的危险性，不易为一般受试者所接受，有些学者试图通过亚极量运动试验下的生理指标来推测最大摄氧量。

（三）代谢当量（MET）

代谢当量是一种表示相对能量代谢水平和运动强度的重要指标。健康成年人坐位安静状态下耗氧量为 3.5 mL/（kg•min），将此定为 1MET，根据其他活动时的耗氧量可推算出相应的 METs。

（四）无氧阈（AT）

无氧阈是指人体在逐级递增负荷运动中，有氧代谢已不能满足运动肌肉的能量需求，开始大量动用无氧代谢供能的临界点。此时，血乳酸含量、肺通气量、二氧化碳排出量急剧增加。无氧阈是测定有氧代谢能力的重要指标，无氧阈值越高，机体的有氧供能能力越强。无氧阈相当于一般人心率在 140 ~ 150 次 /min 或最大摄氧量的 50% ~ 60% 时的运动强度。

1. 乳酸无氧阈（LAT）的测定　通过测定递增负荷运动中血乳酸的变化，即在运动中每间隔一定时间取一次受试者的静脉血，将血乳酸浓度变化与运动强度或做功能力变化的关系绘制成乳酸动力学曲线。血乳酸值从平稳值转为明显增加值的拐点，即机体供能方式由有氧供能为主转为无氧供能为主的临界点，即乳酸无氧阈。

2. 通气无氧阈（VAT）的测定　通过测试气体代谢指标的变化来反映供能代谢的变化。通气无氧阈的测定需要使用气体分析仪，通常测定的气体代谢指标有：肺通气量（V_E）、摄氧量（V_{O_2}）、二氧化碳的排出量（V_{CO_2}）、呼吸（R）等。通气无氧阈测试的判定标准：逐级递增负荷运动时，V_E/V_{CO_2} 未见降低。一般人通气阈平均值约为 40 L/min。

（五）氧脉搏

氧摄入量与心率的比值称为氧脉搏，其代表体内氧运输效率，即每次心搏所能输送的氧量，在一定意义上反映了每搏心输出量的大小。氧脉搏减小表明心脏储备功能下降，心排血量增加主要靠心率代偿。

（六）氧通气当量

氧通气当量又称氧通气比量，是指消耗 1 L 摄氧量所需要的通气量，是确定无氧阈的最敏感指标。

（七）呼吸储备

呼吸储备为最大通气量与最大运动通气量差的绝对值或以最大运动通气量占最大通气量的百分比表示。正常的呼吸储备功能值大于 15 L/min。

（八）呼吸商

呼吸商为每分钟二氧化碳排出量与每分钟耗氧量之比，其反映体内能量产生的来源和酸碱平衡状况。有氧供能为主转为无氧供能为主及代谢性酸中毒时呼吸商明显增高。

（许丙海）

第十二章 心脏功能康复训练

学习目标

1．掌握：心脏康复的目标和适应证；有氧运动训练，力量、抗阻和等长运动训练。

2．熟悉：心脏康复的入院评估及康复对象；娱乐运动训练、作业运动训练、临床各期冠心病患者的运动处方。

3．了解：心脏康复的发展；心脏康复运动的具体操作。

第一节 概 述

【情境模拟】

患者王某，60岁，诊断为陈旧性心肌梗死。患者稍微活动即发作心前区闷痛，伴有气短，劳累后症状加重，严重影响日常生活。曾当地医院查冠脉 CTA，前降支闭塞及回旋支严重狭窄。经皮冠脉介入治疗（PCI）及冠脉搭桥手术治疗，仍有劳累后胸闷、气短。目前患者为求心脏康复治疗来康复医学科。

1．患者康复治疗前先完善入院评估，评估心脏功能。

2．完善心脏评估，评价是否为心脏康复的适应证。

一、目标和适应证

（一）心脏康复的目标

1．患者心脏功能显著改善。

2．对慢性疾病过程的心理适应。

3．建立可以改变远期预后的长期行为与生活方式的基础。

4．尽可能延长患者独立生活时间。

（二）心脏康复的适应证

心脏康复 / 二级预防对无并发症的心肌梗死患者很有价值，除此以外，它们对所有的心脏康复患者也被视为必不可少。心脏康复给心脏病患者提供适当的康复锻炼计划、教育和咨询服务，可提高患者的生活质量和独立性，并促进他们早日融入社会。

1．入院康复评估

评估患者是否可进入心脏康复计划，需要以下三步骤：

（1）诊断心脏状况，了解其医疗或手术治疗措施，判断进一步的预后和风险。

（2）确定适当类型的心脏康复。

（3）评估患者的状况，为今后的监测和进一步评估做基础。

2．确定康复对象

（1）冠心病。需要康复服务的冠心病及其并发症患者包括已被送往医院的急性冠脉综合征患者，急性心肌梗死后的患者，慢性缺血性心脏病、曾接受冠脉搭桥术和经皮腔内冠脉成形术的患者。

（2）风湿性心脏病。需要康复的患者一般属于下列类别之一：不能手术或病变太过复杂；术后患者，结果和预后是良好的；患者术后具有明显的后遗症，需要慢性抗凝治疗和预防风湿热。

（3）心脏壁缺损。

①房间隔缺损：运动锻炼前的评估应包括动态心电图和运动试验，后者可诱发心律失常及记录运动时的血流动力学改变。

②室间隔缺损：患者应该和房间隔缺损患者一样进行运动评估，才能参加运动。

（4）心肌病。细心制订的运动训练计划可能会引起足够周围性心血管和骨骼肌肉适应性变化，使得体能增加，从而使得患者从一个完全依赖的人变成一个有自我照顾能力的人，甚至可通过训练使得患者能应付坐位的工作。

（5）植入起搏器。在装有房室同步和/或按机体需要改变频率的心脏起搏器的患者，进行运动试验有助于设置运动时心脏起搏器的起搏频率以及设定运动训练基础心率。

（6）严重心律失常。患者进入康复训练前需要动态心电图或运动试验来评估抗心律失常药物的作用。心房颤动是最常见的室上性心律失常，它使得心率参数在运动中变得不可靠。在房颤患者中可采取主观疲劳程度评分（Borg 表）来指导运动训练。

（7）老年患者、严重心衰患者、心脏移植患者均需要系统心脏康复。

第二节　心脏康复的运动方案

【情境模拟】

患者女性，52 岁，诊断为冠心病。患者轻微活动即发作心绞痛，走平路困难，严重影响日常生活。当地医院检查为冠脉三支病变，冠脉多处严重狭窄。经皮冠脉介入治疗（PCI）或冠脉搭桥手术均难以进行。药物治疗合理，患者静息心率控制为 55 ～ 60 次 /min。

对患者进行评估，制订运动处方如下：

1．通过合适的运动治疗建立侧支循环，需要通过心肺运动功能测试找到引起心肌缺血的运动强度，达到这种运动治疗效果的主要运动形式是有氧运动（例如步行、踏车等，每次 30 min 左右，每周 3 ～ 5 次，建议每天做）。

2．增加冠脉的血液灌注单纯依赖有氧运动是不够的，结合阻抗运动才能达到效果，常见的阻抗运动形式有全俯卧撑、半俯卧撑、哑铃、阻抗器械、弹力带、弹力管等。每次训练

4～8组肌群，隔天1次，切记用力时憋气。

3. 经过2周治疗，患者走平路一般无心绞痛发作，2个月后患者一般体力活动不受限，仅在较强、较快或持续用力时发生心绞痛。运动能力由治疗前的3.2 METs（代谢当量）提高至6.8 METs，指导其回家继续自行运动治疗并定期复诊。

一、心功能运动的基本方法

（一）有氧耐力训练

1. 定义　为提高长时间进行有氧供能的工作能力所进行的训练。

2. 目的　提高机体心肺功能，调节代谢，改善运动时有氧供能能力。

3. 特点　身体大肌群参与、强度较低、持续时间较长、规律的运动。

4. 适应证　不同程度的心肺疾患；各种代谢性疾病；其他影响心肺功能的情况（如手术或重病后恢复期）；维持健康，增强体能，延缓衰老等。

5. 运动处方

（1）运动形式：大肌群参与的活动，如步行、慢跑、游泳、骑自行车、越野、滑雪、滑冰、园艺、家务劳动等活动都是可选择的有氧耐力训练的运动形式。

（2）运动持续时间：美国疾病控制和预防中心以及美国运动医学院向每个美国成年人推荐中等运动强度的运动，少量、多次、每天累计30 min。基本训练的安排可分为间断性和连续性两种。训练强度与时间呈反比关系，在额定运动量的前提下，训练强度越高，所需时间越少，训练强度越低，所需时间越长。5～15 min的准备及整理活动4～8周运动持续时间可适当短些，之后，逐渐增量至目标时间。

（3）运动频率：目前一般推荐运动频度为每周3～7次。

（4）运动量的调整：训练后患者无持续的疲劳感和其他不适，不加重原有疾病的症状，是运动量合适的指标。

（5）训练的实施：准备活动、训练活动和结束活动。

①准备活动：目的是热身，运动强度较小，运动方式包括等张运动和大肌群活动，如医疗体操、太极拳等；也可小强度耐力训练，如步行等，时间为10～15 min。

②训练活动：目的是产生最佳心肺和肌肉训练效应。时间为30～60 min；达到靶强度的时间不宜小于10～15 min。

③结束活动：目的是冷却。方式可以与训练活动相同，或放松体操、自身按摩等，时间5～10 min。

（6）注意事项：①用规范的方法确定运动强度；②有氧耐力训练前应进行身体检查；③注意循序渐进；④持之以恒；⑤根据季节变换和环境不同调整运动；⑥注意防止发生运动损伤；⑦针对不同疾病、不同人群、不同训练目的制订相应的运动处方；⑧表现为过度训练时应调整运动量或暂时中止训练：不能完成运动；活动时不能交谈；运动后无力或恶心；慢性疲劳；失眠；关节疼痛；清晨安静时突然出现明显的心率变快或变慢；⑨有关运动训练的具体要求：穿戴宽松、舒适、透气的衣服，最好穿运动鞋。

6．适应证　心肌梗死康复训练的后期、高血压病、慢性肺气肿等。

7．禁忌证　各种临床情况不稳定的心肺疾病、传染性疾病以及重症关节病变等。

8．作用　包括：①增加机体功能性做功能力；②增进人们对生活的良好感觉，减少心脏病、糖尿病、肥胖和癌症的发生，提高人们的生活质量；③延缓衰老，增加寿命；④有益调节代谢，防止某些代谢疾病的发生；⑤提高纤维蛋白的溶解活性；⑥提高机体免疫功能；⑦调节血压。

9．常用方法　步行和慢跑、骑自行车、跳绳、游泳。

（二）力量、抗阻和等长运动训练

1．训练原则

（1）低水平，急性发作至少 7 周后才能进行，通过症状限制性运动试验排除禁忌证；

（2）处方包括 3 组运动，每组重复 12 ～ 15 次，每组形式间以 30 s 运动和 30 s 休息；

（3）冠心病患者应保持正确呼吸节奏，应避免用力屏气。

2．训练方法

（1）运动方式：握拳、上举、屈肘、伸肘、侧举、提举、下按等，抗重负荷常采用 AE 铃、沙袋、实心球、弹簧、橡皮条、多功能肌力训练器等。

（2）运动量：强度为一次最大抗阻重量的 40% ～ 50%；10 s 内重复收缩 8 ～ 10 次 / 组，5 组 / 循环，间休 30 s，重复 2 循环，3 次 / 周。

3．进度　开始时强度偏低，适应后，重量每次可增加 5%。

4．注意事项　强调缓慢的全 ROM 抗阻运动；大肌群为主；正确姿势和呼吸；避免双侧肢体同时运动，握拳不可太紧。

（三）作业运动或作业治疗

以各种模拟性作业运动以及家务活动来达到训练目的，根据心肺功能评定情况，选择恰当的活动方式。

（四）娱乐活动

娱乐活动包括各种棋牌类活动和球类活动，可提高患者参加活动的积极性，尽量避免竞技性活动。

（五）心脏康复运动方案

1．住院患者运动方案（Ⅰ期）

（1）适用：心肌梗死后、心血管手术后、肺部疾病、周围血管疾病和其他心血管疾病的住院患者。

（2）条件：在监测条件下进行，工作人员与患者的比例为 1 ∶ 1，并应具备心电监测和抢救的条件。

（3）目的：消除生理和心理不良反应，恢复日常生活活动能力，改善心肺功能，增加关节灵活性、肌力和耐力，提高体能。

2. 门诊患者运动方案（Ⅱ期）

（1）条件：出院后 1 周开始，持续 8 ～ 12 周。具有心电监测和抢救的条件，工作人员与患者的比例为 1 ： 1 ～ 1 ： 5，取决于患者的心脏功能、症状和心电图变化。

（2）目的：恢复体力、指导作业活动和正确的生活方式。

3. 社区运动方案（Ⅲ期）

（1）时机：出院后 6 ～ 12 周进行。

（2）条件：提供急救措施、设备和招之即来的急救队伍，工作人员和患者的比例为 1 ： 10，逐渐减少监测。运动试验和医学评定应持续 3 ～ 6 个月，以后每年一次或根据需要进行。

（3）目的：终身坚持运动。

二、临床各期冠心病患者的运动处方

冠心病是由于血脂增高致使冠状动脉壁脂肪沉积形成粥样硬化斑块，逐步发展为血管狭窄乃至闭塞。

（一）临床分期

Ⅰ期：指急性心肌梗死或急性冠脉综合征住院期康复。

Ⅱ期：指患者出院开始，至病情稳定性完全建立为止，时间 5 ～ 6 周。

Ⅲ期：指病情处于较长期稳定状态，包括陈旧性心肌梗死、稳定性心绞痛及隐性冠心病。康复程序一般为 2 ～ 3 个月，自我锻炼应该持续终生。有人也将终生维持的锻炼列为Ⅳ期。

（二）适应证

Ⅰ期：患者生命体征稳定，无明显心绞痛，安静心率 < 110 次 / min，无心力衰竭、严重心律失常和心源性休克，血压基本正常，体温正常。

Ⅱ期：与Ⅰ期相似，患者病情稳定，运动能力达到 3 代谢当量（METs）以上，家庭活动时无显著症状和体征。

Ⅲ期：临床病情稳定者。

（三）禁忌证

凡是康复训练过程中可诱发临床病情恶化的情况列为禁忌证，包括原发病临床病情不稳定或合并新临床病症。

（四）康复护理措施

1. Ⅰ、Ⅱ期康复护理　主要通过适当活动，减少或消除绝对卧床休息所带来的不利影响，逐步恢复一般日常生活活动能力，包括上、下肢被动、主动运动，坐椅子，床边、室内步行，床上或床边个人卫生活动，轻度家务劳动、娱乐活动等。运动能力达到Ⅰ期康复为 2 ～ 3 METs、Ⅱ期康复为 4 ～ 6 METs。

（1）活动：活动一般从床上的肢体活动开始，先活动远端肢体的小关节，避免举重、攀高、挖掘等剧烈活动；避免各种比赛以及竞技性活动；避免长时间活动。

（2）呼吸训练：腹式呼吸的要点是在吸气时腹部隆起，让膈肌尽量下降；呼气时腹部收缩，把肺内的气体尽量排出。

（3）坐位训练：开始时可将床头抬高，把枕头或被子放在背后，让患者逐步过渡到无依托独立坐位。

（4）步行训练：从床边站立开始，先克服直立性低血压。在站立无问题之后，开始床边步行（1.5～2.0 METs）。避免高强度运动，例如，患者自己手举输液瓶上厕所。此类活动的心脏负荷增加很大，常是诱发意外的原因。

（5）大便：患者大便务必保持通畅。在床边放置简易的坐便器，让患者坐位大便，其心脏负荷和能量消耗均小于卧床大便（3.6 METs），也比较容易排便。禁忌蹲位大便或在大便时过分用力。如果出现便秘，应该使用通便剂。

（6）上下楼：可以缓慢上下楼，自己洗澡，但要避免过热、过冷的环境和洗澡水；可以做一些家务劳动及外出购物，但要循序渐进，逐步提高。活动强度为40%～50% HR_{max}。

（7）娱乐：可以进行有轻微体力活动的娱乐，如医疗体操（如降压舒心操、太极拳等）、气功（以静功为主）、园艺活动。

（8）康复方案调整与监护：如果患者在训练过程中没有不良反应，运动或活动时心率增加＜10次/min，次日训练可以进入下一阶段。运动中心率增加在20次/min左右，则需要继续同一级别的运动。心率增加超过20次/min，或出现任何不良反应，则应该退回到前一阶段运动，甚至暂时停止运动训练。

（9）一般患者主张3～5天出院，但要确保患者可连续步行200 m无症状和无心电图异常。出院后每周需要门诊随访一次。

2. Ⅲ期康复护理　巩固Ⅰ、Ⅱ期康复成果，控制危险因素，改善或提高体力活动能力和心血管功能，恢复发病前的生活和工作。

1. 基本原则

（1）个体化：因人而异地制订康复方案。

（2）循序渐进：遵循学习适应和训练适应机制。

（3）持之以恒：训练效应是量变到质变的过程，训练效果的维持同样需要长期锻炼。

（4）兴趣性：兴趣可以提高患者参与并坚持康复治疗的主动性和顺应性。

（5）全面性：冠心病患者往往合并有其他脏器疾病和功能障碍，同时患者也常有心理障碍和工作/娱乐、家庭/社会等诸方面的问题，因此冠心病的康复绝不仅仅是心血管系统的问题。对患者要从整体看待，进行全面康复。

2. 康复

（1）有氧运动：通常为低、中等强度且持续较长的耐力运动，运动形式常为肢体大肌群参与且具有节律性、反复重复性质的运动，如步行、登山、游泳、骑车、中国传统形式的拳操等。

（2）运动方式：分为间断性和连续性运动。间断性运动优点是可以获得较强的运动刺激，同时时间较短，不至于引起不可逆的病理性改变；主要缺点是需要不断调节运动强度，操作比较麻烦。连续性运动主要优点是简便，患者相对比较容易适应。

（3）运动量：合理的每周总运动量为 700 ～ 2 000 cal（相当于步行 10 ～ 32 km）。运动量＜ 700 cal/ 周只能维持身体活动水平，而不能提高运动能力。运动量＞ 2 000 cal/ 周则不增加训练效应。运动总量无明显性别差异。运动量的基本要素为强度、时间和频率。

（4）训练实施：每次训练都必须包括准备活动、训练活动和结束活动。

（5）性功能障碍及康复：Ⅲ期康复应该将恢复性生活作为目标。

（五）康复教育

1. 向患者及家属介绍心脏结构、功能，冠状动脉病变，药物治疗的作用及运动的重要性；避免竞技性运动。运动中如发现心绞痛或其他症状，应停止运动及时就医。

2. 向患者及家属介绍冠心病的危险因素，生活行为与冠心病的影响关系。

3. 估测每天热量摄入，给予低脂、易消化饮食，合理安排营养，避免摄入酸、辣、刺激性食物；勿食或少食脂肪、胆固醇含量高的食物；戒烟酒，多吃水果蔬菜，避免饱餐，防止短时间心脏负荷过重。定时监测空腹血脂水平如胆固醇、三酰甘油、低密度和高密度脂蛋白，以及近期降脂药物治疗情况。测定体重指数，防治高血压、糖尿病、高脂血症和肥胖。

4. 了解心理障碍程度。

5. 注意周围环境因素对运动反应的影响。

6. 识别心绞痛、心肌梗死临床表现。

7. 提供给冠心病患者有关性生活方面的指导。

（许丙海）

第十三章 呼吸功能康复训练

　学习目标

1．掌握：三种呼吸训练的方法；胸腔放松训练的方法；不同肺段引流的体位。
2．熟悉：呼吸功能康复训练的适应证；呼吸功能康复训练的目标；咳嗽训练。
3．了解：呼吸功能康复训练的定义；呼吸训练的目标；体位引流的适应证、禁忌证。

第一节 概　　述

【情境模拟】

患者，男，70岁，抽烟史45年，诊断为慢性支气管炎合并阻塞性肺气肿，讲话或穿衣等轻微动作时即发生气短，为保证该患者日常生活不受影响，在住院临床治疗期间，康复治疗师需介入，对该患者行增强肺功能的相关康复治疗措施，缓解患者的胸闷气短的症状。

一、定义

呼吸功能康复是运动疗法（PT）治疗过程中，针对急性期的患者，在与其他科室合作下以呼吸系统为主的治疗活动。通过使用针对呼吸系统疾患的治疗手法，患者的残存功能得到最大限度的发挥，为日常生活活动提供帮助。

二、目标和适应证

（一）目标

通过运动疗法和物理因子疗法改善肺部的通气功能，提高呼吸的效率，达到维持和改善患者的体力。

（二）适应证

1．限制性障碍：胸膜粘连、肺结核、肺纤维症、肺结核后遗症、肺癌术后肺切除所造成的肺泡障碍。
2．阻塞性障碍：慢性支气管炎、慢性肺气肿等引起的气道障碍。
3．混合型障碍：支气管哮喘、支气管扩张症。

4．呼吸不全：ICU、CCU、未成熟儿、新生儿肺不张。

5．呼吸肌障碍：颈髓与上段胸髓损伤、进行性肌萎缩症、吉兰巴雷综合征引起的呼吸肌无力。

第二节　呼吸功能康复训练方法

一、呼吸训练

慢性呼吸障碍的患者，活动时易出现呼吸困难的症状，长此以往，患者渐渐习惯于胸式呼吸。但是作为基本呼吸类型的胸式呼吸可造成呼吸效率低下，增加呼吸困难，引发恶性循环。呼吸训练的目的是预防恶性循环发生，指导患者进行高效率的呼吸法。呼吸训练分为缩唇呼吸训练、腹式呼吸训练、部分呼吸法训练及强化呼吸肌的训练。

（一）注意事项

1．对有呼吸困难的患者，考虑辅助呼吸法和给予氧气吸入，维持呼吸的通畅。

2．不要让患者努力地呼吸，呼气时必须有意识地放松，若努力呼气，易引起气管内的气流紊乱，增加气道阻塞，易诱发支气管痉挛。

3．训练患者时，不要让患者长呼气，这是导致呼吸急促的原因。

4．吸气初期不要让呼吸辅助肌收缩。

5．为了避免过度换气，做 3 ～ 4 次深呼吸练习即可。

（二）训练法

1．缩唇呼吸（push lip breathing）　指的是吸气时用鼻子，呼气时嘴呈缩唇状施加一些抵抗，慢慢呼气的方法。此方法气道的内压高，能防止气道的陷闭，使每次通气量上升，呼吸频率、每分通气量降低，可调解呼吸频率（图 13-2-1）。

方法：吸气时用鼻子。呼气时缩唇轻闭，让气体均匀地自双唇之间暖慢吹出。吸气和呼气的时间比例为 1：2，慢慢地吸呼时间比达到 1：4 作为目标。

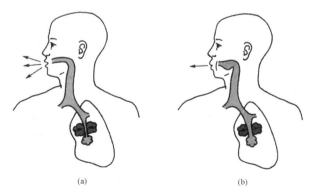

(a)　　　　(b)

图 13-2-1　普通呼吸与缩唇呼吸的比较

2．腹式呼吸（abdominal breathing）　此呼吸法的目的是使横膈的活动变大，胸锁乳突肌、斜角肌等呼吸辅助肌的活动变少，从而使每次通气量、呼吸效率、动脉氧分压上升，使呼吸频率、每分通气量减少。横膈在进行深呼吸时可有上下 7 ～ 13 cm 的移动，也就是横膈有 1 750 ～ 3 250 mL 的通气能力。横膈呼吸可在仰卧位、坐位、立位、步行、上下楼梯、上下坡道等日常生活动作中使用。

（1）仰卧位的腹式呼吸。

①操作：让患者髋关节、膝关节轻度屈曲，全身处于舒适的肢位（图 13-2-2）。

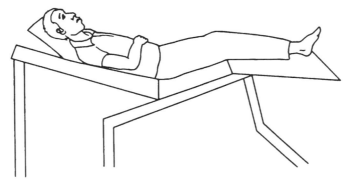

图 13-2-2　仰卧位的腹式呼吸法体位

患者把利手放在腹部上，另一只手放在上胸部，此时，治疗师的手与患者的手重叠放置，进行缩唇呼吸。精神集中，让患者在吸气和呼气时感觉手的变化，吸气时，治疗师发出指令让患者放置于腹部的手轻轻上抬，治疗师在呼气结束时，快速地徒手震动并对横膈膜进行伸张以促进呼吸肌的收缩，此训练是呼吸系统物理治疗的基础，要对患者进行充分的指导，训练时间为每次 5 ～ 10 min，训练的效果随次数增加显现。

②指导的要点。

a. 把握患者的呼吸节律：呼吸训练失败的主要原因是患者的呼吸节律被打乱，特别是治疗师对呼吸训练掌握不熟练时，不注意患者的呼吸节律，只用自己的节律指导训练，可加重患者呼吸困难程度。所以，在训练开始的时候，治疗师顺应患者的呼吸节律进行呼吸指导是非常重要的。

b. 开始时不要进行深呼吸：腹式呼吸绝不是腹式深呼吸，治疗师在开始时期指导患者进行集中精力的深呼吸，可加重患者的呼吸困难。腹式呼吸的指导应在肺活量 1/3 ～ 2/3 通气量的程度上进行练习。应理解腹式深呼吸是充分的腹式呼吸。

c. 应了解横膈的活动：横膈在吸气时向下方运动，腹部上升。横膈的活动如图 13-2-3 所示。

d. 治疗师应从患者的斜角肌的收缩把握患者的呼吸类型。

e. 可使用姿势镜等视觉反馈进行患者自我训练。

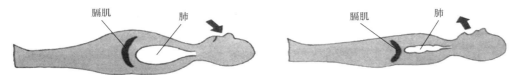

图 13-2-3　腹式呼吸中膈肌的活动

（2）坐位的腹式呼吸。

①操作：坐位腹式呼吸的基础是仰卧位的腹式呼吸，患者采用的体位是坐在床上或椅子

上足跟着地，让患者的脊柱伸展并保持前倾坐位，患者一手放在膝外侧支撑体重，另一手放在腹部。

治疗师一手放在患者的颈部，触及斜角肌的收缩，另一手放在患者的腹部，感受横膈的收缩，这样能够发现患者突然出现的意外和不应出现的胸式呼吸。正确的腹式呼吸是吸气时横膈开始收缩，然后斜角肌等呼吸辅助肌使收缩扩大，呼气时吸气肌放松处于迟缓状态（图 13-2-4）。

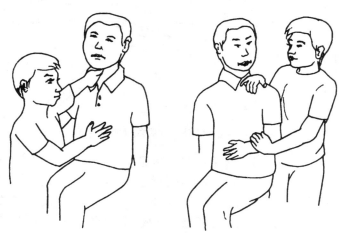

图 13-2-4　坐位的腹式呼吸法

②指导的要点。

a．在座位的前面放置一面镜子，让患者通过观察理解自身的呼吸辅助肌的活动。

b．让患者在可能的最大限度内取前倾位，并保持平衡。

（3）立位的腹式呼吸。患者用单手扶床栏或扶手支撑体重，上半身取前倾位。治疗师按照坐位腹式呼吸指导法指导患者训练。

（4）平地步行时的腹式呼吸。

①操作：这是把呼吸的类型与行走的步数相协调一致的训练法。训练的目的是使患者在快速行走、长距离行走时也不出现呼吸急促。一般阻塞性肺疾患的患者在行走时吸气和呼气的时间比例为 1∶2，也就是两步吸气，四步呼气，如图 13-2-5 所示。

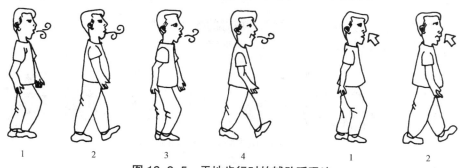

　　　1　　　　　　2　　　　　　3　　　　　　4　　　　　　1　　　　　　2

图 13-2-5　平地步行时的辅助呼吸法

临床上也有吸气和呼气的时间比例为 3∶2、1∶1 进行行走练习的，重要的是在长时间行走时不要出现呼吸急促加重。

②指导的要点：a. 先从短距离开始；b. 不要快速行走，采用尽量不出现呼吸急促的步行速度；c. 可利用计步器进行有目的行走。其优点是可使患者容易设立目标和设定运动处方，患者的运动量明确。

（5）在上下台阶和较陡的坡道时的腹式呼吸法。

以步行为基础，在上台阶、坡道时，呼气时迈步，吸气时停止迈步。此时的重点是后足伸展锁住膝关节支撑体重，前足迈下步，到下一次呼气前不支撑体重（图13-2-6）。

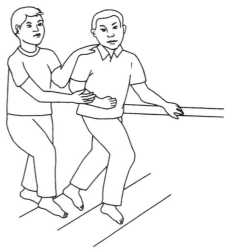

图13-2-6　上下台阶时的腹式呼吸法

下楼梯时与平地步行一样，吸气与呼气按时间比例1：2往前走。先从一级楼梯练起，逐渐到二级、三级直到连续上楼梯。对呼吸功能障碍的患者来说，走坡道是引起呼吸困难的活动之一。对10名健康者为对象进行坡道的角度与氧摄取量和心率研究的结果显示，安静时氧的摄取量（V_{O_2}/W）3.6 mL/（min·kg），心率83次/分，当倾斜角度按5%、10%、15%、20%、25%逐渐增大时，氧的摄取量V_{O_2}/W和心率（HR）急速增加。呼吸功能不全的患者在行走时伴随倾斜的角度增加时，氧的需求也增加，但是患者不能相应地增加氧的摄取量，因而增强了呼吸困难。

3. 部分呼吸法（segmental breathing）　此方法是对特定的肺部组织进行扩张训练，特别是对肺不张、肺炎、肺部术后疼痛以及胸部肌肉过度紧张引起的部分肺组织换气能力低下所进行的，扩张的部位是胸壁和有病变的肺叶部分。

（1）下部胸式呼吸法：①训练的肢位采取坐位或半卧位；②治疗师的手放在患者的前部一侧下方的肋骨外侧，让患者的意识集中在此；③在患者吸气时治疗师的手向肋骨的外侧方移动，指导患者对抗治疗师的手产生下部胸廓扩张；④在患者呼气时治疗师的手向内侧移动并轻压肋骨辅助呼气；⑤在患者吸气前对肋骨进行快速的牵张；⑥指导患者自行训练。

（2）后肺底区呼吸法：①训练的肢位采取髋关节轻度屈曲的前倾坐位；②治疗师的手放在患者后部下方肋骨上；③以下训练的方法与下部胸式呼吸法相同。

（3）右中叶和左舌区的呼吸法：①训练的肢位采取坐位；②治疗师的手放在3～6前肋；③以下训练的方法与下部胸式呼吸法相同。

（4）肺尖部的呼吸法：①训练的肢位采取坐位；②治疗师的手放在患者锁骨下方；③以下训练的方法与下部胸式呼吸法相同。

二、强化呼吸肌训练

缓解呼吸困难症状，改善呼吸肌的肌力和耐力过程称为呼吸肌训练，强调吸气肌的训练。用于治疗各种急性或慢性肺疾病，主要针对吸气肌无力、萎缩或无效率，特别是横膈及肋间外肌。

（一）吸气阻力训练

患者经手握式阻力训练器吸气，可以改善吸气肌的肌力及耐力，减少吸气肌的疲劳。吸气阻力训练器有各种不同直径的管子提供吸气时气流的阻力，管径越窄则阻力越大。在患者可接受的前提下，通过调节呼气管口径，将吸气阻力增大，吸气阻力每周逐步递增 2 ～ 4 cm 水柱。开始训练 3 ～ 5 min/ 次，以后训练时间可增加 20 ～ 30 min/ 次，以增加吸气肌耐力。当患者的吸气肌力及耐力有改善时，逐渐将训练器管径减小。

（二）腹肌训练

训练时患者取仰卧位，上腹部放置 1 ～ 2 kg 的沙袋做挺腹训练（腹部吸气时隆起，呼吸时下陷），沙袋重量必须以不妨碍膈肌活动及上腹部鼓起为宜。以后可以逐步增加至 5 ～ 10 kg，每次腹肌训练 5 min。也可仰卧位做两下肢屈髋屈膝，两膝尽量贴近胸壁的训练，以增强腹肌力量。

训练方法如下：

1．吹蜡烛法　将点燃的蜡烛放在口前 10 cm 处，吸气后用力吹蜡烛，使蜡烛火焰飘动。每次训练 3 ～ 5 min，休息数分钟，再反复进行。每 1 ～ 2 d 将蜡烛与口的距离加大，直到距离增加到 80 ～ 90 cm。

2．吹瓶法　取两个容积为 2 000 mL 的有刻度的玻璃瓶，各装入 1 000 mL 水。将两个瓶用胶管或玻璃管连接，在其中的一个瓶插入吹气用的玻璃管或胶管，另一个瓶再插入一个排气管。训练时用吹气管吹气，使另一个瓶的液面提高 30 mm 左右。休息片刻可反复进行。以液面提高的程度作为呼气阻力的标志。每天可以逐渐增加训练时的呼气阻力，直到达到满意的程度为止。

（三）膈肌呼吸训练

1．重建腹式呼吸模式　患者处于舒适放松的坐姿，如前倾依靠位。治疗师将手放置于前肋骨下方的腹直肌上，让患者用鼻缓慢地深吸气，肩部及胸廓保持平静，只有腹部鼓起。然后有控制地呼气，将空气缓慢地排出体外，即呼气时要使腹部下陷，吸气时要鼓腹，不要在吸气时收缩腹肌。重复上述动作 3 ～ 4 次后休息，不要让患者换气过度。让患者将手放置于腹直肌上，体会腹部的运动，并且在各种体位下（坐、站）及活动下（行走、上楼梯）练习膈肌呼吸。腹式呼吸要领：思想集中，全身放松；先呼后吸，吸鼓呼瘪；呼时经口，吸时经鼻；细呼深吸，不可用力。

2．暗示呼吸法　即以触觉诱导腹式呼吸。一手按在上腹部，呼气时腹部下沉，此时该手再稍稍加压用力，以使腹压进一步增高，迫使膈肌上抬，吸气时，上腹部对抗该手压力，将腹部徐徐隆起，该压力既可吸引患者的注意力，又可诱导呼吸的方向和部位。

3．下胸带呼吸法　是指患者坐于椅上，将长 150 cm、宽 10 cm 左右的布带缠在胸下部，不宜太紧，握住带子两端，进行呼吸练习。吸气时放松带子，呼气时缠紧带子，然后于立位进行，习惯后可不缠带子，使腹式呼吸能够无意识进行。最后边行走边做呼吸练习，此时步调要配合呼吸，吸气时两步，呼气时四步，同时随着呼吸将布带放松或缠紧，直到能够做到一边步行一边腹式呼吸为止。

4. **臀高位呼吸法** 有膈肌粘连的老人可采用臀高位呼吸法增加膈肌活动范围。呼气时抬高臀部，利用内脏的重量来推动膈肌向上。也可将床脚抬高 30 cm，在腹部放置沙袋再进行腹式呼吸，沙袋重量可从 0.25 kg 增加到 2.25 kg，每次 20 ～ 30 min。

5. **吞咽呼吸法** 对呼吸肌显著无力者可采用吞咽呼吸法，张口将气包在口腔内，紧闭口唇，用舌将气推送到咽喉部，然后进行轻轻吸气，气体通过打开的会厌进入肺部（注意不是咽入胃内），可增加潮气量，增加肺活量。

二、胸腔松动练习

胸腔松动练习通过对患者进行徒手胸部伸张法（肋间肌松动术、胸廓松动术）、胸部放松术和呼吸体操等能有效地维持和改善胸廓的活动度，增强吸气深度和调节呼气的节律以达到改善呼吸的目的。

（一）肋间肌松动术

肋间肌松动术是患者取仰卧位，治疗师一手沿肋骨向下走行放置，张开手指，另一手放在相邻肋骨处固定，像拧毛巾一样，在呼气时捻揉，吸气时除去压迫，放松地进行，方向从下部肋骨到上部肋骨逐一肋间进行伸张，左右两胸廓分别进行。增大肋椎关节的可动性。

（二）胸廓松动术

胸廓的松动通过胸廓捻揉实现，应在呼气时进行，吸气时不限制其呼吸运动，具体方法是患者仰卧位，治疗师一手放在患者肩下，用手腕固定肩关节，另一手放置在骨盆处，使患者上半身向上活动。

（三）胸部放松术

许多慢性阻塞性肺疾病患者急性发作时，有重度的呼吸困难，同时也伴有恐怖和不安感，这些因素可使患者的肌张力增高，进一步增强呼吸困难，过度地消耗能量。一般来说，紧张肌肉的耗氧量是放松肌肉的数倍。正确判断患者肌张力在何种状态下增高，去除患者的紧张是胸部放松术的重点。

1. 引起肌张力升高的因素
（1）气道发生痉挛。
（2）心率增加，血压上升。
（3）呼吸频率增加。
（4）胸廓和脊柱的柔软性降低。
（5）呼吸的做功增加。
2. 肌张力升高的征候
（1）外观：过度紧张的患者往往有坐立不安、发抖、震颤、动作僵硬等表现，特别是慢性阻塞性肺疾病的患者需靠桌子和椅背支撑上肢，颈部的呼吸辅助肌过度紧张，多采用胸式呼吸。
（2）关节的柔软性降低：肌张力增高，关节活动受限，特别是慢性呼吸困难的患者，胸廓和肩胛带的活动受限。

（3）循环系统的损害：过度紧张的患者常有手足出汗，主诉发冷或头痛，这是过度紧张引起的循环系统的损害。

（4）内脏功能降低：过度紧张的患者常有胃溃疡发生。

3. 方法　放松的方法包括放松训练和放松体位，放松训练常用的有 Jackson' progressive relaxation、生物反馈、瑜伽等许多方法，这里介绍以 Jackson' progressive relaxation 法为基础，发展而成的放松法，此运动均在仰卧位进行。

（1）放松训练。

①足部：膝关节伸展，双侧足趾用力，让双侧踝关节跖屈，腹式深呼吸行 3 s，呼气的同时身体放松，治疗师指导患者如何感觉放松，最低反复做 3 次，缓缓地做肌肉的强收缩，出现呼吸困难时，在各动作之间进行 1～2 次的腹式呼吸，反复几次后患者逐渐能体会放松的感觉，然后做踝关节的背屈，足跟用力压床面，反复运动。

②腹部和背部：利手放在腰下，使肌肉收缩，让腰椎尽可能前凸，然后头部和肩胛带用力靠床面。

③腕和手：手掌向下，做握拳的动作，随后用力握拳，边用力向床面压。手掌张开，腕关节用力背屈。

④肩胛带：双侧肩胛骨一起向内侧用力；双侧肩胛骨一起用力做上举动作。

⑤颈部：头部用力压向床面；头部用力向右回旋，然后向左回旋；下颌骨用力向胸骨方向收缩。

⑥面部：面部做皱眉、皱鼻的动作；强力叩齿；吸气时鼻腔张开，呼气时放松。

（2）放松体位：指让患者采用舒适放松的体位，使全身的肌肉放松，特别是前倾位时可以增大横膈的收缩，使呼吸困难得到改善，图 13-2-7 的姿势可在呼吸训练开始时或呼吸训练时采用，有一定的效果。

4. 生活中的指导

（1）制订一个放松训练的时间表，一日一次，在日常生活中感觉（压力）紧张时，也可进行此训练。

（2）感觉有精神压力时，易出现呼吸困难加重、肩关节沉重等症候，应尽早做放松训练。工作繁忙是引起身心紧张的原因之一，应教育和指导患者做事量力而行，适度地制订一些计划由易到难地进行。

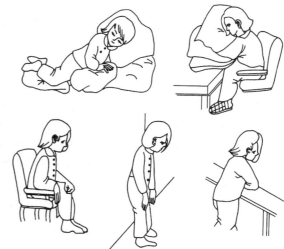

图 13-2-7　各种放松的体位

（3）对慢性呼吸困难患者，吃饭、行走、做事、活动时尽量遵循慢的原则。

（四）呼吸体操

换气运动和身体运动，特别是躯干和上肢运动的组合运动称为呼吸体操。

1．目的　①放松全身，特别是放松呼吸辅助肌；②维持和获得良好姿势；③维持和改善胸廓运动范围，改善其活动；④改善呼吸的类型；⑤维持和改善全身的耐力；⑥精神支持作用。

2．方法　呼吸体操应尽可能地在清洁安静的室内进行，有痰时应先进行排痰。对儿童应确认能用鼻子吸气。

三、咳嗽训练

有效的咳嗽可以排除呼吸道阻塞物并保持肺部清洁，是呼吸功能训练的重要组成部分。无效的咳嗽只会增加患者痛苦和消耗体力，并不能维持呼吸道通畅。因此应当教会患者正确的咳嗽方法，以促进分泌物排出，减少反复感染的机会。

（一）咳嗽机制

咳嗽的全过程可分解为五个阶段：

1．进行深吸气，以达到必要的吸气容量。

2．吸气后要有短暂的闭气，以使气体在肺内得到最大的分布。同时，气管至肺泡的驱动压尽可能保持持久。一个最大的空气容量才能超过气流阻力，这是有效咳嗽的重要组成部分。

3．当气体量达到最大范围后，再紧闭声门，以进一步增加气道中的压力。

4．增加胸膜腔内压，这是在呼气时产生高速气流的重要措施。肺泡内压与大气压之间的压差越大，在呼气时所产生的气流速度越快。

5．声门开放，当肺泡内压力明显增高时，突然将声门打开，可形成由肺内冲出的高速气流。这样的高速气流可使分泌物移动，分泌物越稀，纤毛移动程度越大，痰液越易于随咳嗽排出体外。

（二）有效的咳嗽训练

患者处于放松舒适姿势，坐位或身体前倾，颈部稍微屈曲，掌握膈肌呼吸，强调深吸气，治疗师示范咳嗽及腹肌收缩。患者双手置于腹部且在呼气时做3次哈气以感觉腹肌的收缩，练习发"K"的声音以感觉声带绷紧、声门关闭及腹肌收缩。当患者将这些动作结合时，指导患者做深而放松的吸气，接着做急剧的双重咳嗽。单独呼气时的第2个咳嗽比较有效。

注意：训练中不要让患者借喘气吸进空气，因为这样会使呼吸功（耗能）增加，患者更容易疲劳；有增加呼吸道阻力及乱流的倾向，导致支气管痉挛；另外，会将黏液或外来物向气道更深处推进。

（三）诱发咳嗽训练

1．手法协助咳嗽　适用于腹肌无力者（如脊髓损伤患者）。手法压迫腹部可协助产生较大的腹内压，进行强有力的咳嗽。手法可由治疗师或患者自己操作。治疗师协助时，患者仰卧位，治疗师一只手掌布置于患者剑突远端的上腹区，另一只手压在前一只手上，手指张开或交叉；患者尽可能深吸气后，治疗师在患者要咳嗽时给予手法帮助，向内、向上压迫腹部，将横膈往上推。或者患者坐在椅子上，治疗师站在患者身后，在患者呼气时给予手法压迫。

患者自我操作时，手臂交叉放置于腹部或者手指交叉置于剑突下方。深吸气后，双手将腹部向内、向上推，且在想要咳嗽时身体前倾。

2. 伤口固定法　适用于手术后因伤口疼痛而咳嗽受限者。咳嗽时，患者将双手紧紧地压住伤口，以固定疼痛部位。如果患者不能触及伤口部位，则治疗师给予协助。

3. 气雾剂吸入方法　适用于分泌物浓稠者。可用手球气雾器或超声雾化器等，产生的微粒，大的沉着于喉及上呼吸道，小的沉着于远端呼吸性支气管肺泡。气雾剂有黏液溶解剂、支气管扩张剂，也可用抗生素类。其作用是使水分充分达到气道并减少痰的黏滞性，使痰易咳出。临床上使用乙酰半胱氨酸或2%碳酸氢钠1～2 mL，沙丁胺醇或氯丙那林0.2～0.5 mL，每天2～4次，最好在起床或入睡时吸入。气雾剂吸入后鼓励患者咳嗽。治疗后立即进行体位引流排痰效果更好。注意点：避免阵发性咳嗽，有脑血管破裂、栓塞或血管瘤病史者应避免用力咳嗽，最好使用多次的哈气来排除分泌物。

四、体位引流

痰量较多的患者，有时还要进行体位引流。呼吸道疾病时，呼吸道内黏液分泌量明显增多，由于重力的影响，分泌物多积聚于下垂部位，因此，改变患者的体位既有利于分泌物的排出，又有利于改善肺通气和血流的比例。慢性阻塞性肺部疾病时，由于重力关系，血液多流至肺下部而上部少，但因患者肺气肿，肺下部通气差，肺上部虽通气好，但血灌流量不足，不能获得足够的氧，因而常取头低位做体位引流，以改善肺上部血流灌注，吸取更多的氧，从而提高动脉中的氧分压，且易于排出痰液。引流的体位主要取决于病变的部位，使某一特殊的肺段向主支气管垂直方向引流为宜。

（一）适应证

1. 身体虚弱、高度疲劳、麻痹、术后并发症。
2. COPD出现呼吸道感染、肺脓肿。
3. 分泌物不能长期被清除。

（二）禁忌证

1. 近期严重咳血、高血压。
2. 严重心脑血管问题。
3. 肺水肿、气胸。
4. 胃液返流。
5. 贫血及出血性疾病。

（三）注意事项

1. 引流进行时间　清晨、晚餐前，引流应在饭前进行，饭后易致呕吐。
2. 引流持续时间　2～4次/d（多）、1～2次/d（常规）。
3. 注意引流先后次序和引流过程中生命体征的变化。

4．引流时鼓励患者适当咳嗽，痰黏时可先用生理盐水雾化吸入或用祛痰药等以稀释痰液。

（四）体位引流程序

1．饮水、雾化、湿化。

2．处理管线、放置体位。

3．3～4次扩张练习，调整呼吸。

4．辅以叩击和震颤，深呼吸2～3次，屏气片刻。

5．腹肌收缩用力咳嗽排痰、放松。

6．循环进行，结束。

（五）体位引流时使用的手法技巧

1．叩击　治疗师手指并拢，掌心握成杯状，运用腕动力量在引流部位胸壁上有节奏地敲击，双手轮流叩击30～45 s，患者可自由呼吸。

2．振动　患者深呼吸的呼气时采用振动手法，以使分泌物移向大气道。治疗师将双手按住胸壁部加压，患者做深呼吸，在深呼气时缓和地压迫，急速地振动胸壁，连续做3～5次，再做叩击，如此重复2～3次，患者再咳嗽以排痰，振动时压力的方向和胸腔移动的方向相同。

3．摇法　是一种较强烈形式的振法，是在患者呼气时，治疗师的手以大幅度的动作造成的一个间歇性的弹跳手法。治疗师两拇指互扣，置于胸壁，同时压迫并摇动胸壁。

（六）停止引流标准

1．痰量少于30 mL/d。

2．患者在24～36 h未发热。

3．肺部听诊呼吸声正常或基本正常。

4．胸部X线纹理清楚。

5．患者可自行咳嗽或者深呼吸运动。

（刘英楠）

第十四章　常见疾病的运动治疗

学习目标

　　1．掌握：脑卒中的定义及分期；脑卒中患者需要评定的内容；脊髓损伤平面的诊断及脊髓损伤的运动治疗方法；四肢骨折后不同时期的康复方法和治疗原则；关节松动技术；腰椎间盘突出症的康复评定内容；腰椎间盘突出症的步行模式。

　　2．熟悉：脑卒中常见临床表现；脑卒中运动评定的方法及操作；脑卒中患者功能受损程度的分级；脑卒中特殊临床问题的处理；脊髓损伤有关的评定方法及量表；四肢各部位骨折的不同临床特点和康复评定的具体方法；腰椎间盘突出症的诊疗过程；腰椎间盘突出症的症状和临床表现；腰椎间盘突出症的物理疗法。

　　3．了解：脑卒中的流行病学及诱发因素；脑卒中运动评定过程中需要使用的量表内容及用途；脑卒中的并发症及预防措施；脊髓损伤的原因、分型；四肢各部位骨折的原因、发生机制、解剖及生理特点；腰椎间盘突出症的影像征象。

第一节　脑卒中患者的运动治疗

【情境模拟】

　　患者，女，61岁，明确诊断出血性脑卒中一月余。意识清楚，生命体征平稳，无传染病及不良卫生史。左侧偏瘫，无力，站立困难，无步行能力，愿入院接受康复治疗。

　　1．请根据本节学习的内容或者日常生活经验模拟出脑卒中患者的表现。可以从语言、肢体动作、行为模式以及使用的工具方面着手。

　　2．假如您是一名康复治疗师，现在有一名脑卒中患者需要您进行康复评定以了解目前的障碍程度，如何评定？

　　3．假如您是一名康复治疗师，在接受了一个脑卒中患者并做了康复评定之后，怎样向患者及家属交代：为什么做康复治疗、如何做康复治疗（具体到各动作的名称）、康复治疗流程如何。

　　脑卒中是最常见的导致功能障碍的疾病。在世界范围内，脑卒中是导致人类死亡的第二大病因和成人致残的主要原因。为了最大限度地降低脑卒中的致残率，提高患者的生存质量，应在及时抢救治疗的同时，积极开展康复治疗。

一、概述

　　脑卒中（stroke），又称中风或脑血管意外（cerebral vascular accident，CVA），是一组

突然起病，以局灶性神经功能缺失为共同特征的急性脑血管疾病。

由于发生脑卒中时脑损伤的部位、范围和性质不同，在临床上神经缺损不同，可以表现为：①感觉和运动功能障碍：表现为偏身感觉（浅感觉和深感觉）障碍、一侧视野缺失（偏盲）和偏身运动障碍；②交流障碍：表现为失语、构音障碍等；③认知功能障碍：表现为记忆障碍、注意力障碍、思维能力障碍、失认等；④心理障碍：表现为焦虑、抑郁等；⑥其他功能障碍：如吞咽困难、二便失禁、性功能障碍等。

运动功能障碍是脑卒中后影响日常生活能力、生活质量的主要障碍点，是影响回归家庭、回归社会最主要的因素，也是患者和家庭重视点。脑卒中运动功能障碍主要包括肌无力、肌张力下降和痉挛、异常运动模式、共济失调、不自主运动，以及脑损伤后的继发障碍等。

二、脑卒中的康复评定

（一）脑损害严重程度评定

1. 脑卒中意识障碍、昏迷的深度和持续时间是判断意识障碍程度的指标，国际上普遍采用格拉斯哥昏迷量表。

2. 脑卒中患者临床神经功能缺损程度，目前我国常用 NIHSS 评分，其评分范围为 0～45分，0～15分为轻度神经功能缺损，16～30分为中度神经功能缺损，31～45分为重度神经功能缺损。

（二）神经损害程度评定

神经损害程度评定一般在临床科室急诊和神经内、外科完成。

（三）肌无力的特点和评价

脑卒中所指的肌无力实质上是中枢性瘫痪，在发病早期表现为迟缓性瘫痪，表现为偏瘫侧肢体随意运动障碍并伴有明显的肌张力低下，随着脊髓休克的恢复，肌张力逐渐增高而表现为痉挛性偏瘫，同时会伴有异常运动模式。

肌无力的临床评价常用 Lovett 徒手肌检查法，并将肌力分为 6 级。

从神经康复的观点看，肌力作为中枢性运动功能"量"的反应，不能反映出运动功能"质"的变化。根据 Brunnstrom 及 Bobath 学说，对于运动的协调、姿势的控制，维持一定的张力是主要的，这是运动"质"的反应，也是中枢性肌无力和周围性肌无力的功能区别之处。由此可见，中枢性运动功能障碍不是单纯肌力的异常，更重要的是姿势控制、运动协调、肌张力异常等"质"的障碍，肌力评定指标不能完全反映运动模式的转变和改善。肌力评定法在对偏瘫进行评价时只是次要的指标，而主要的应是对运动功能的整体评价。

（四）肌肉痉挛的特点和评估

痉挛是一种由牵张反射兴奋性增高所致的以速度依赖性肌张力增高为特征的运动障碍，伴有腱反射亢进，是上运动神经元损伤综合征的一部分。临床上，脑卒中后的痉挛不可能作为单一症状出现，常伴有随意运动障碍一同出现，又称为痉挛性瘫痪。具有上运动神经元损害的其他阳性症状，如深反射亢进、巴宾斯基征（Babinski）等病理反射、协同运动、联合反应等。

脑卒中痉挛的程度与部位有关，常出现上肢屈肌群张力增高，下肢伸肌群张力增高，呈现出上肢屈曲内收位，下肢固定伸展位。因此在临床评价和康复治疗中要具体分析，有针对性地治疗。痉挛状态常用改良 Ashworth 量表来评估。

（五）平衡功能评定

平衡是指身体保持一种姿势以及在运动或受到外力作用时自动调整并维持姿势的能力。人体平衡的维持需要三个环节的参与：感觉输入、中枢整合、运动控制。同时，前庭系统、视觉调节系统、身体本体感觉系统、大脑平衡反射调节、小脑共济协调系统以及肌群的力量在人体平衡功能的维持上也起到重要作用。

平衡功能评定主要是了解是否存在平衡功能障碍，找出引起平衡障碍的原因，确定是否需要治疗（如药物治疗或康复治疗），重复评定以了解治疗是否有效，预测患者可能发生跌倒的危险性。

（六）协调功能评定

协调是指人体产生平滑、准确、有控制的运动的能力，应包括按照一定的方向和节奏，采用适当的力量和速度，达到准确的目标等几个方面。协调功能障碍又称共济失调，协调与平衡密切相关。中枢神经系统中参与协调控制的部位主要有小脑、基底节、脊髓后索。协调功能评定主要是判断有无协调障碍，为制订治疗方案提供客观依据。

（七）感觉功能评定

感觉（sensation）是人脑对直接作用于感受器官的客观事物个别属性的反映，个别属性包括大小、形状、颜色、硬度、湿度、味道、气味、声音等。感觉功能评定可分为浅感觉检查、深感觉检查、复合感觉检查。

（八）心肺功能评定

心肺功能是人体运动耐力的基础。脑卒中卧床不动可导致严重的心肺功能障碍。心肺功能评定是依据临床对心功能分级、运动试验、10 min 步行能力试验、超声心动图、核素心肌显像、脑钠肽检测慢性心衰。

（九）运动功能障碍的评定

Brunnstrom 通过多年针对脑卒中的评定与治疗，归纳出颇具影响力的脑卒中后肢体功能恢复的 6 个阶段划分法，至今仍被康复治疗界广泛应用，目前国际上应用的 Fugl-Meyer 评定法就是在此基础上发展而来的。

（十）步态的评定

脑卒中后常见的异常步态如下：

1. 偏瘫步态 在偏瘫患者中，因患侧下肢不能足够负重而更多地依赖健侧下肢负重，表现为患侧下肢支撑期缩短而健侧支撑期延长，在摆动期，步行时屈膝不足，且髋关节处于外展、外旋位，靠患肢向外侧画圈来代偿摆动，踝关节内翻下垂"拖拽"，以致形成一种不对称的步态，步速慢、耗能高，又增加了摔倒的危险。

2. 共济失调性步态 脑卒中后病变累及小脑蚓部时可出现典型共济失调性步态，其他类型的共济失调步态特征与其类似，一般症状较轻。其特征为启动困难，步长缩短（小碎步），脚不抬高呈滑动状，重心上下移动消失，摆动期缩短，支撑期及双足支撑期延长，足跟着地消失，代之以足趾着地或全足掌着地。站立末期，足趾离地时的推进力消失。走路时呈前倾姿势，因姿势反射障碍，难以改变方向并控制速度。

三、脑卒中的运动治疗

运动治疗对脑卒中康复疗效明显，是促进功能恢复与重建的最常用的治疗手段之一。脑卒中的运动治疗可分为三个阶段，包括急性期、恢复期和后遗症期的康复治疗。

（一）急性期的运动治疗

1. 保持良好的体位 在初期，患者的大部分时间是在床上度过的，因此采取什么体位非常重要。床上体位摆放要求如下：

（1）仰卧位：应尽可能少用仰卧位，因为这种体位受紧张性颈反射和迷路反射影响最强。这种体位还会使骶尾、足踝外侧和外踝发生褥疮风险。床应放平，床头不应抬高。头面向正中或转向患侧；肩胛带尽量向前伸展；肩关节外展、外旋，在上臂和躯干间放一软枕，防止肩关节内收、内旋；肘关节为抑制上肢的屈肌紧张，保持伸展位；上肢放在软枕上，手部位置的高度要超过心脏位置的高度，预防手部水肿；膝关节在膝下垫一软枕，维持轻度屈曲位；踝关节保持背屈位，防止下垂畸形。

（2）侧卧位：肩胛带、肩关节应尽量前伸，与躯干的角度不小于90°；两手臂向前伸展，手指放松或互扣；患侧臀部伸展；膝关节轻微屈曲。提倡患侧卧位。

2. 体位转换

防止关节挛缩，保持关节活动度，脑卒中急性期体位姿势和体位变换必须结合进行。对于保持特定体位有困难者，可用被子、枕头等予以辅助。

3. 关节被动运动 通过适当的关节被动运动，可保持肌肉的生理长度和张力，保持关节的正常活动范围。训练方法如下：

（1）对于因肌张力低下而暂不能活动的关节，要尽早在不引起病情、疼痛加重的情况下进行关节的被动活动，活动范围应尽可能接近正常最大限度的活动范围。

（2）关节活动范围的维持训练包括患侧各关节，可采用相关康复治疗技术。

（3）促进偏瘫侧肢体主动活动早日出现，活动顺序为从近端关节到远端关节，一般每日2～3次，每次包括牵伸、挤压等手法，每次持续30 min以上，直至偏瘫肢体主动活动恢复，程序为被动→主被动→主动。

4. 徒手体操或利用设备增加肌力或扩大关节活动范围 主动运动出现，还可借助一些设备如体操棒、肋木以及功能电刺激等；利用现有的仪器和设备进行助力性或辅助性运动等。

5．传统疗法　常用的有针刺、按摩、穴位贴敷等，通过深浅刺激有利于局部肌肉的收缩和血液循环，从而促进患肢功能的改善。

（二）恢复期及后遗症期的运动疗法

恢复期及后遗症期是康复治疗的关键时期，一般是指发病 2 周以后，相当于 Brunnstrom 分期的 2～3 期，患者从患侧体弱的屈肌与伸肌共同运动到痉挛明显能主动活动患肢，其肌肉活动均为共同运动。这时康复目标除了仍预防常见并发症和脑卒中二级预防外，应抑制肌痉挛，促进分离运动恢复，加强患肢主动活动并且与日常生活活动相结合，注意减轻偏瘫侧肌痉挛的程度，避免异常运动模式。同时应针对患者功能障碍程度，配合相应的康复治疗。

1．床上与床边活动　①上肢上举运动：当偏瘫侧上肢不能独立完成动作时，仍采用 Bobath 握手法，偏瘫侧上肢主动参与的程度应增大。②床边坐与床边站：在侧卧位的基础上，逐步转为床边坐（双脚不能悬空）。开始练习该动作时，应在治疗师帮助指导下完成；床边站时，治疗师站在患者的偏瘫侧，并给予其偏瘫膝一定的帮助，防止膝软或过伸，要求在坐—站转移过程中双侧下肢应同时负重，防止重心偏向一侧。③双下肢交替屈伸运动，休息时应避免足底刺激，防止跟腱挛缩与足下垂。④桥式运动（仰卧位屈髋、屈膝、挺腹运动）：上肢放于体侧，双下肢屈髋、屈膝，足平踏于床面，伸髋使臀部抬离床面，维持该姿势并酌情持续 5～10 s。

2．坐位活动　①坐位平衡训练：通过重心转移进行坐位躯干运动控制能力训练，逐渐减少支持，并过渡到日常生活活动；②患侧上肢负重：偏瘫侧上肢于体侧伸肘、腕背伸 90°、伸指，重心稍偏向患侧，可用健手帮助维持伸肘姿势；③上肢功能活动：双上肢或偏瘫侧上肢肩、肘关节功能活动，双手活动与日常生活活动相结合；④下肢功能活动：双下肢或偏瘫侧下肢髋、膝关节功能活动，双足交替或患足踝背伸运动。

3．站立活动　①站立平衡训练；②偏瘫侧下肢负重；③上下台阶运动。

4．减重步行训练　在偏瘫侧下肢不能适应单腿支撑的前提下可以进行步行训练，训练用于支撑部分体重使得下肢负重减轻，又使患肢尽早负重，为双下肢提供对称的重量转移，重复进行完整的步行周期训练，同时增加训练的安全性。

5．平衡杠内行走　在偏瘫侧下肢能够适应单腿支撑的前提下可进行平衡杠内行走，应指导患者避免偏瘫侧伸髋不充分、膝过伸或膝软。如果患侧踝背伸不充分，可佩戴踝足矫形器，预防偏瘫步态。

6．步行训练　研究证明，脑卒中患者病情稳定后早期离床训练，能够提高患者步行能力。在患者能较平稳地进行双侧下肢交替运动的情况下，可先行室内步行训练，必要时可加用手杖，以增加行走的稳定性。上下楼梯训练的原则是：上楼梯时健腿先上，下楼梯时偏瘫腿先下，在患者体力和患肢运动控制能力较好时，可由治疗师陪同进行室外训练，适应环境。

7．物理因子　常用的有功能性电刺激，肌电生物反馈和低、中频电刺激等。

8. 传统（中医）康复疗法　常用的有针刺和按摩等方法。

9. 作业治疗和职业训练　目的是提高患者日常生活活动能力和适应社会生活能力。

10. 步行架与轮椅及矫形器的应用。

11. 言语功能的康复　交流障碍及其相关的认知损害存在于高达 40% 的脑卒中后患者，最常见的是失语和构音障碍。脑卒中失语症康复目标主要是促进交流的恢复，早期可针对患者听、说、读、写、复述等障碍给予相应的简单指令训练、口、颜、面肌肉发音模仿训练、复述训练，口语理解严重障碍的患者可以适用文字阅读、书写或交流板进行交流。

12. 认知障碍的康复　脑卒中后认知障碍应用简易精神状态检查（MMSE）、蒙特利尔认知评估量表（MoCA）进行筛查。进一步康复需等急性期过后进行认知功能详细测评，进行针对性的康复。

13. 脑卒中后吞咽障碍的康复　吞咽障碍是脑卒中患者的常见症状，发生率为 22%～65%，吞咽功能减退可造成误吸、支气管痉挛、气道阻塞，以及脱水、营养不良。饮水试验是较常用的临床筛查方法。视频 X 线透视吞咽检查（VFSS）是评价吞咽功能的"金标准"，纤维内窥镜吞咽功能检查（FEES）也是吞咽功能检查的重要手段，能直观地看到吞咽过程中咽喉部的运动，因纤维内窥镜价格低、便于携带、结果可靠，可以作为 VFSS 的替代方法。对吞咽障碍、呛咳严重因而不适于 VFSS 的患者，可以应用 FEES 进行吞咽功能检查。吞咽行为学治疗及针灸可减轻吞咽障碍，经皮咽部电刺激可缩短咽传递时间，重复经颅磁刺激也可改善吞咽功能。

14. 脑卒中后心肺功能康复　脑卒中患者卧床可导致心血管功能下降，应尽早给予特定任务的心血管适应训练，心率是反映脑卒中后自感体力负荷的敏感指标，常规的运动康复训练可提高患者的有氧代谢能力。

意识障碍及吞咽困难状态下发生的误吸是导致脑卒中相关性肺炎的最主要原因。应加强呼吸道管理，尽早进行呼吸功能康复，预防和治疗吸入性、坠积性肺炎，减少气管切开的风险。对已经行气管切开的患者，积极加强呼吸功能康复，防止胃食道反流和误吸。

呼吸功能康复的主要内容包括呼吸道管理，手法振动排痰、胸廓活动训练抗阻训练、腹式呼吸训练等，目的是增加咳嗽的效率，保持或改善胸廓的活动度；改善呼吸肌的肌力、耐力及协调性；改善肺通气，提高呼吸功能。

（三）脑卒中特殊临床问题的处理

1. 肩部问题　有 5%～84% 的脑卒中患者在发病 1～3 个月发生肩痛及其相关的功能障碍，限制了患侧上肢的功能活动和功能改善，常见的有肩手综合征、肩关节半脱位和肩部软组织损伤（如肩袖损伤、滑囊炎、腱鞘炎）等。

（1）肩手综合征：特殊类型的肩痛，又称反射性交感神经营养障碍，表现为肩痛、肩部运动功能障碍、手肿胀，后期出现手部肌肉萎缩，手指关节挛缩畸形、皮肤色素沉着等。常用的运动治疗方法：抬高患肢、腕关节背屈，鼓励主动活动，活动受限或无主动活动时增加被动活动，向心性气压治疗或线缠绕加压治疗，手部冷疗，糖皮质激素制剂局部注射治疗。研究表明，经皮神经肌肉电刺激、肩关节的保护和运动、外加压装置改善循环、A 型肉毒素局部注射等措施可减轻肩痛。

（2）肩关节半脱位：发生率为 17% ～ 81%，多数在发病 3 个月内发生，其预防十分重要。表现为肩部运动受限，局部有肌肉萎缩，肩峰与肱骨头之间可触及明显凹陷，常用的治疗方法包括纠正肩胛骨的后缩、刺激三角肌和冈上肌的主动收缩（如关节挤压、局部拍打或冰刺激、电针治疗等），Bobath 肩托有利于患者肩关节的主被动活动，预防肩部损伤。

（3）肩部组织损伤：表现为肩部主动或被动活动时肩痛，后期可有局部肌肉萎缩，治疗上应在肱骨外旋位做肩部活动，可加用局部理疗（磁疗、高频）、中药外用和口服非甾体抗炎药等。

2. 肌痉挛和关节挛缩　脑卒中后早期肢体多是迟缓性瘫痪，随着病情的恢复和主动运动的增加，瘫痪肢体肌肉张力逐渐增高，并出现痉挛。痉挛是中枢神经损伤后的阳性症状，痉挛加重会限制肢体的活动能力和掩盖肢体的恢复的潜力。痉挛的处理要从发病早期识别开始，以提高患者功能为主要目的。常用的治疗方法有神经肌肉促进技术中的抗痉挛方法，正确的体位摆放（包括卧位和坐位）和紧张性反射的利用，口服肌松药（替卡尼定、巴氯芬、丹曲林是常用的治疗痉挛的口服药），局部注射肉毒素等。

关节挛缩也使脑卒中患者长期骨骼肌张力增高，受累关节不活动或活动范围小，使关节周围软组织短缩、弹性降低，表现为关节僵硬。常用的治疗方法有抗痉挛体位和手法的应用，被动活动与主动参与（患肢负重），矫形支具的应用，必要时可进行手术治疗。

四、脑卒中的预后

一般来说，脑卒中后有三种结局：①神经内科常规治疗，受限功能完全恢复，临床痊愈；②经神经内、外科治疗，仍留有不同程度的功能障碍；③经积极或抢救治疗无效，死亡。对于存活并有功能障碍的脑卒中患者来说，由于干预包括康复治疗，其功能结局有很大的差异。

影响脑卒中功能结局的因素如下：

1. 年龄　随着年龄的增加，人体器官功能会发生退行性改变，易合并多种慢性疾病。

2. 合并症与继发功能损害　合并有心脏病的脑卒中患者可影响原发病造成功能障碍的改善；脑卒中继发吞咽困难、失语、智力下降、感觉障碍、二便失禁和抑郁，会影响受损功能恢复的速度。

3. 病灶部位与受损面积　一般来说，损害的面积越大、程度越重，功能结局越差。

4. 早期康复治疗　可以预防并发症的发生，缩短住院时间，加快恢复。

5. 家庭与社会的参与　脑卒中患者功能障碍、家庭成员科学配合，积极回归社会，对功能结局产生积极的影响。

第二节　脊髓损伤患者的运动治疗

【情境模拟】

患者，女，38 岁，3 个月前不慎从高约 6 米处坠落，背部先着地，当时即觉颈部剧烈疼痛，伤后昏迷 10 天，无腹痛、腹胀，大小便失禁，伤后于脊柱外科手术治疗，C_4 ～ C_6 颈椎骨折内固定术后 3 个月。现四肢不全瘫，大小便失禁，转入康复科治疗。诊断：1. 脊髓损伤（C_3-ASIA-D 型）；2. 四肢不全瘫；3.$C_4 \sim C_6$ 颈椎骨折内固定术后；4. 右髋臼骨折并脱位行内固定术后；5. 神经源性膀胱、神经源性直肠。对患者进行评定如下：

ROM：左上肢无主动活动，肩前屈 / 外展 PROM 90° /80°，左手指关节屈曲畸形；右上肢肩前屈 / 外展 AROM 110° /115°；左下肢髋屈曲、踝跖屈、背屈被动活动受限，其余未见明显异常；右下肢髋屈曲主动活动受限，其余未见明显异常。

MMT：左上肢无主动活动，左下肢髋内收 / 外展 3^- 级 /3^- 级，膝屈曲 / 伸展 3 级 /3 级，踝跖屈 / 背伸未见明显收缩 /1 级；右侧腕背伸 / 屈曲 4^- 级 /4^- 级，肘屈曲 / 伸展 4^- 级 /4^- 级，肩前屈 / 外展 3^+ 级 /3^+ 级，髋内收 / 外展 3^+ 级 /3^+ 级，膝屈曲 / 伸展 4^- 级 /4^- 级，踝跖屈 / 背伸 3^+ 级 /3^+ 级，右手握力减退，左手无握力。

肌张力：左侧肩后伸 / 内收 3 级 /2 级，肘伸展 / 屈曲 1 级 /1^+ 级，髋外展 / 内收 / 前屈 1^+ 级 /1^+ 级 /1 级，膝屈曲 1^+ 级，踝背屈 / 跖屈 2 级 /2 级。

感觉：颈 4 以下感觉减退，无消失平面。

平衡：Bobath 平衡评估：长轴坐位 1 级，端坐位 2 级，站位平衡 1 级，患者借助手拐可站 5 min 左右。

疼痛：右髋臼骨折处存在持续性疼痛，疼痛评分：7 分；右足背、足底存在刀割样痛，疼痛评分：8 分。

肢体形态：左上肢及左下肢肌肉存在萎缩。

步态：借助电动轮椅辅助步行。

一、概述

脊髓损伤是由于各种不同致病因素引起脊髓结构和功能的损害，造成损伤水平以下脊髓功能（运动、感觉、反射等）的障碍。它是一种严重的致残性损伤，往往造成不同程度的截瘫或四肢瘫，严重影响患者生活自理和参与社会活动能力。

二、脊柱与脊髓的解剖结构

1. 脊柱　脊柱是由 7 节颈椎、12 节胸椎、5 节腰椎、5 节骶椎及 4 节尾椎共 33 块骨连接成的柱状结构。脊柱的前部由椎体及椎间盘，后部由上、下椎间关节组成。由于椎间盘富有弹性，所以能较好地保证脊柱的屈曲、伸展和侧屈运动以及缓冲步行时从下肢向脑传导的震荡。椎骨中心稍后方为椎孔。各椎骨的椎孔相接构成椎管。脊髓在椎管中受到保护。当脊椎发生骨折或脱位时，椎管遭到破坏，脊髓也会受到损伤。

2. 脊髓　脊髓位于椎管内，成人脊髓直径为 1.5 cm，全长约 45 cm。脊髓上端在枕骨大孔处与延髓相连，下端尖削呈圆锥状，称为脊髓圆锥，终止于 1 ～ 2 腰椎。自脊髓圆锥向下伸出一根细丝为终丝。终丝止于尾骨的背面，有稳定脊髓的作用。腰、骶、尾部的脊神经根，在尚未合成脊神经穿过相应的椎间孔之前，在椎管内几乎垂直下行。这些神经根在脊髓圆锥下方围绕终丝聚集成束，形成马尾。

3．周周神经　脑和脊髓是中枢神经，从中枢神经到身体各部的枝叫周围神经。其中与脑相连的周围神经称为脑神经，有 12 对；与脊髓相连的周围神经称为脊神经，有 31 对。

4．运动与感觉的传导

（1）从脑到肌肉的运动指令传导：运动指令的刺激从位于大脑运动区的神经细胞发出，通过躯体下行运动系的神经纤维传达到脊髓前角的神经细胞，通过躯体运动神经传到肌肉，产生运动。

（2）从感觉神经末梢到脑的感觉传导：感觉神经末梢（感受器）接受刺激经传入神经到脊髓后根，在脊髓的后角，通过上行的感觉通路到达脑的感觉区。

三、脊髓损伤的原因

1．外伤性脊髓损伤　脊髓损伤的患者中大约 70% 为外伤，以发病率的多少为序分别为交通事故、坠落、跌倒、砸伤、体育事故、自杀企图等。脊柱最易受损伤的部位是下段颈椎 $C_5 \sim C_7$，中段胸椎 $T_4 \sim T_7$，胸腰段 $T_{10} \sim L_2$。

2．非外伤性脊髓损伤　脊髓损伤的 20% $\sim$ 30% 为非外伤性原因，其中主要是后天性的原因。

四、脊髓损伤的分类

（一）按脊髓损伤的平面分类

1．四肢瘫　指由椎管内颈段脊髓损伤而导致的四肢和躯干的完全或不完全性瘫痪。

2．截瘫　指由椎管内胸段、腰段或骶段脊髓（包括马尾和圆锥）损伤导致的下肢及躯干的完全或不完全性瘫痪。

（二）按脊髓损伤的程度分类

1．脊髓震荡　脊髓实质无明显改变，24 小时以内开始恢复，3 $\sim$ 6 周恢复正常。

2．不完全性损伤　感觉平面以下包括最低骶段（$S_4 \sim S_5$）保留部分感觉或运动功能。

3．完全性损伤　最低骶段（$S_4 \sim S_5$）的感觉和运动功能完全丧失。

五、康复评定

（一）神经学检查

本书采用美国脊柱损伤协会（ASIA）于 2000 年修订的第 5 版《脊髓损伤神经学分类国际标准》中运动与感觉检查的项目与评分方法。通过运动与感觉检查，可迅速确定运动与感觉平面以及脊髓损伤水平。通过评分，可以了解脊髓损伤所致的神经损害的程度，也可以了解运动与感觉功能的变化。

1．运动功能

（1）运动评分：ASIA 的运动检查项目为 10 个脊髓节段神经的运动神经轴突所支配的关键肌。根据徒手肌力检查法进行评分，即肌力级别为相应得分，完全瘫痪为 0 分，肌力正常为 5 分。身体左、右侧分别进行评分，每一侧满分为 50 分。总运动评分为两侧相加，满分为 100 分（见表 14-2-1）。

表 14-2-1　运动评分（残存肌力评价）记录表

姓名		性别		年龄		病案号		
科室		病房 / 床			临床诊断			
左侧评分			脊髓节段	关键肌（三级肌力）		右侧评分		
月　日	月　日	月　日				月　日	月　日	月　日
			C_5	屈肘肌（肱二头肌、肱肌）				
			C_6	伸腕肌（桡侧伸腕长、短肌）				
			C_7	伸肘肌（肱三头肌）				
			C_8	中指屈指肌（指深屈肌）				
			T_1	小指外展肌				
			L_2	屈髋肌（髂腰肌）				
			L_3	伸膝肌（股四头肌）				
			L_4	踝背屈肌（胫前肌）				
			L_5	长伸趾肌（踇长伸肌）				
			S_1	踝跖屈肌（腓肠肌、比目鱼肌）				
			小计					

（2）确定运动平面：运动平面根据肌力至少为 3 级的关键肌来确定。关键肌肌力为 3 级，而其以上节段支配的关键肌肌力为 5 级时，3 级肌力的关键肌平面可确定为运动平面。

2．感觉功能

（1）感觉评分：检查部位为身体两侧 28 个皮节的关键感觉点。感觉检查分为针刺觉和轻触觉两部分并分别评分。将感觉缺失、障碍（部分障碍或感觉改变，包括感觉过敏）和正常分别评为 0、1、2 分（见表 14-2-2）。

（2）确定感觉平面：通过检查，可以确定正常感觉功能的最低脊髓节段即感觉平面，以及脊髓损伤的水平。如定位在 T_{11}，即表示 T_{11} 及 T_{11} 以上的脊髓功能完全正常，T_{12} 及其以下的脊髓功能丧失。

表 14-2-2　感觉评分记录表

姓名		性别		年龄		病案号	
科室		病房/床			临床诊断		

左侧评分						损伤平面	感觉关键点	右侧评分					
针刺觉			轻触觉					针刺觉			轻触觉		
月日	月日	月日	月日	月日	月日			月日	月日	月日	月日	月日	月日
						C_2	枕骨粗隆						
						C_3	锁骨上窝						
						C_4	肩锁关节顶部						
						C_5	肘横纹外侧						
						C_6	拇指近节指间关节背侧						
						C_7	中指近节指间关节背侧						
						C_8	小指近节指间关节背侧						
						T_1	肘横纹内侧						
						T_2	腋窝顶部						
						T_3	第 3 肋间						
						T_4	第 4 肋间						
						T_5	第 5 肋间（$T_4 \sim T_6$ 的中点）						
						T_6	第 6 肋间（剑突水平）						
						T_7	第 7 肋间（$T_6 \sim T_8$ 的中点）						
						T_8	第 8 肋间（$T_7 \sim T_9$ 的中点）						
						T_9	第 9 肋间（$T_8 \sim T_{10}$ 的中点）						
						T_{10}	第 10 肋间（脐）						
						T_{11}	第 11 肋间（$T_{10} \sim T_{12}$ 的中点）						
						T_{12}	腹股沟韧带中点						
						L_1	T_{12} 与 L_2 距离的中点						
						L_2	大腿前部中点						
						L_3	股骨内髁						
						L_4	内踝						
						L_5	足背第 3 跖趾关节处						
						S_1	足跟外侧						
						S_2	腘窝中点						
						S_3	坐骨结节						
						S_{4-5}	肛门周围						
							总计						

（二）脊髓损伤程度的评价

脊髓损伤后首先应该判断是完全性瘫痪还是不完全性瘫痪。应重点检查肛门周围的运动和感觉，进一步确诊还需要等到脱离脊髓休克期以后。神经学的诊断标准是：①肛门周围有感觉存在；②足趾可以完成跖屈；③肛门括约肌有随意收缩。以上三项存在一项，即不完全性损伤，存在恢复触觉的可能性；否则为完全性损伤。该损伤常应用脊髓损伤的神经症状分级法（Frankle 分级）进行评价。脊髓损伤的神经症状取决于脊髓损伤的程度，据此可将其分为完全性瘫痪（A）和不完全性瘫痪（B～E）两大类，见表 14-2-3。

表 14-2-3　脊髓损伤的分级

分　级	特　征	
A	运动、感觉功能均丧失	损伤部位以下的运动、感觉功能丧失
B	运动丧失，感觉残存	损伤部位以下的运动功能完全丧失，但骶髓区域等处有感觉残存
C	非实用性运动功能残存	损伤部位以下保留部分随意运动，但无实用价值
D	实用性运动功能残存	损伤部位以下保留实用性的随意运动功能，下肢可活动或步行
E	恢复	运动、感觉和膀胱、直肠功能恢复，但深反射亢进

（三）痉挛的评定

（四）关节活动度的评定

（五）日常生活活动能力评定

六、运动疗法

脊髓损伤康复治疗大致分为急性期、离床期和后期三个阶段。以下是按脊髓损伤发病后的时间顺序介绍有关治疗技术。

（一）急性期的运动疗法

本期的训练目标主要是：①保持正常体位，预防压疮；②加强呼吸训练，预防肺部感染；③肢体被动运动，预防关节挛缩和肌肉萎缩；④主动运动训练，维持和增强残存的肌力。

1. 保持正确体位　患者在床上的正确体位，不仅对保持骨折部位的正常排列，而且对预防压疮、关节挛缩以及痉挛均非常重要，应在发病后立即按照正确体位摆放患者。

（1）仰卧位。

①四肢瘫痪者上肢肢位：肩下垫枕，确保两肩不致后缩。双上肢放在身体两侧的枕头上，使肘关节呈伸展位，腕关节背伸约 45° 以保持功能位。手指自然屈曲，颈髓损伤者可以握毛巾卷，以防止形成功能丧失的"猿手"。

②在两腿之间放 1～2 个枕头以保持下肢肢位髋关节轻度外展。膝关节伸展，但要防止过伸展。双足底抵住足板使踝关节背屈，足跟放一垫圈以防压疮，足趾朝上。

（2）侧卧位。双肩均向前伸，呈屈曲位，一侧肩胛骨着床。肘关节屈曲。前臂旋后，上方的前臂放在胸前的枕头上。腕关节自然伸展，手指自然屈曲。躯干后部放一枕头给予支持。位于下方的髋、膝关节伸展，上方髋、膝关节屈曲放在枕头上。踝关节自然背屈，上方踝关节下垫一枕头防止踝关节跖屈内翻。

2．呼吸训练　呼吸肌主要由呼吸膈肌、肋间肌和腹肌三组肌肉组成。呼吸训练以训练此三组肌肉为主，具体方法如下：

（1）吸气训练：T1 以上损伤时，膈肌功能减退、肺活量下降、呼吸变浅。为鼓励患者充分利用膈肌吸气，治疗师可用手掌轻压患者胸骨下方，以帮助患者全神贯注于膈肌吸气动作。

（2）呼气训练：腹肌部分或完全麻痹的患者不能进行有效呼气，治疗师要用单手或双手在上腹部施加压力，在呼气接近结束时突然松手以代替腹肌的功能，辅助患者完成有效的呼气。

（3）上肢上举呼吸训练：治疗师把一只手和前臂放在肋弓上方，用力下压固定胸廓，注意不要压肋弓缘。让患者把双上肢举过头顶，同时进行深吸气；双上肢向下移动时呼气。不能进行上肢主动运动的患者，可进行被动上举上肢的呼吸训练。训练中，要防止下端肋骨向上移动。

（4）排痰训练：当患者因腹肌麻痹而不能完成咳嗽动作时，常使用体位排痰。患者取痰潴留部位的支气管末梢在上方的体位，使分泌物靠重力作用，流向粗大的气管，然后排出。具体方法有叩击法和振动法。

①叩击法：治疗师双手五指并拢并稍屈曲呈杯状，叩击胸部、背部，使痰液松动并排出体外。

②振动法：治疗师双手置于患者的肋缘，在患者进行深呼气时双手振动，使黏在气管壁上的痰液松动并排出体外。

叩击、振动动作要在患者最大限度呼气的时间内连续进行，终止叩击、振动时应当用力压迫。

3．被动运动　被动运动顺序为从近端到远端，活动全身诸关节。被动运动训练应每天进行 1～2 次，直至患者能够进行主动运动，并且能够靠自己的力量保证充分的关节活动范围为止。

4．主动运动与辅助主动运动训练　为了维持与强化肌力，利用主动或辅助主动运动对肌肉进行训练是非常重要的。训练中要特别注意使用正常的运动模式，并将强化残存的肌力与日常生活动作相结合，以免因训练脱离实际意义的动作而延误治疗。

（二）离床期的运动疗法

离床期的训练目标主要是：①掌握坐位平衡；②提高坐位耐力；③独立完成在轮椅上的坐位保持、减压和移动；④独立完成从轮椅到床之间的转移。具体训练方法如下：

1．体位适应性训练　应尽早进行起、坐床的站立训练和坐位保持训练。训练的时机要根据患者的具体情况而定。重点考虑的问题是骨折部位的稳定性，因此要严格按照骨科医生的医嘱处理，在患者病情允许的情况下越早开始训练，效果越好。训练时将患者置于床上，最初可先从 30°开始，每日 2 次，每次 15 min。当患者无不良反应时，逐渐提高角度和延长时间，直到能直立为止。站立训练适于 $C_5 \sim T_{12}$ 损伤的患者。不能训练步行的患者应坚持每天站立 2 次，每次 1 ~ 2 h。还可以同时为患者设计适合其兴趣爱好的作业活动，如下棋、绘画、计算机游戏、接抛球活动等，以进一步改善和增强平衡能力、协调能力和上肢肌力。

2. 减压动作训练　床上的减压是靠体位变化完成的。轮椅上的减压应该从乘坐轮椅的第一天起就掌握，方法是：胸髓损伤的患者利用双上肢按住扶手支撑躯干使臀部抬起。C_6 水平的患者可以利用一侧上肢支撑减压，然后交换做另一侧的减压动作。C_5 水平的患者可利用轮椅的把手，将一侧上肢放在靠背后面，肘关节伸展与把手锁住，然后躯干侧屈、旋转、前屈。双侧上肢轮流进行，达到减压的目的。动作要领并不复杂，关键是要养成习惯，每隔 2 ~ 4 h 就要进行一次训练。

3. 关节活动度训练　脊髓损伤的患者不仅需要防止关节挛缩，而且必须充分发挥代偿动作的效果，以获得日常生活动作。为此，很多关节的活动要超过正常范围。尤其是颈损患者，对脊柱的屈伸，颈部的屈伸、旋转，肩关节的屈伸、旋转和水平外展，肘关节的屈伸，髋关节的屈曲、外展、外旋和膝关节的屈伸等都有特殊要求。脊髓损伤患者长坐位的支撑动作要求直腿抬高的角度超过 110°。

4. 肌力增强训练　增强肌力是指增强残存的肌力，主要指背阔肌、肩部肌、上肢肌、腹肌肌力的增强。一般常用抗阻力训练，根据不同的情况和条件可选用徒手或哑铃、弹簧、拉力器以及重物滑轮系统等简单器械进行抵抗运动。训练可在床上、垫上及轮椅上进行。

（1）背阔肌的训练：背阔肌在撑起动作中起到固定肩胛骨的作用，$C_7 \sim T_2$ 脊髓损伤患者均应进行训练。可让患者利用重物滑轮系统进行增强背阔肌肌力的训练。患者坐在轮椅上，把手的高度与肩同高，肘伸直，向下拉动把手。训练中应注意，肘关节不得出现屈曲，否则其效果是增强肱二头肌肌力，而不是增强背阔肌肌力。

（2）上肢肌的训练：治疗师将手置于患者前臂远端，向肘关节伸展方向施加力量，嘱患者屈肘进行抵抗以增强肱二头肌肌力。可用拉力器或哑铃进行上肢肌力训练，如手指抓握能力差，可将沙袋绑在腕或前臂的远端进行肱二头肌、肱三头肌及前臂肌的训练。

（3）躯干肌的训练：增强腹肌肌力时，患者取仰卧位。治疗师一手固定右侧骨盆，使患者向左侧旋转，然后方向相反进行，双侧交替。增强腰背肌肌力时，患者取俯卧位，治疗师双手放在患者肩部，抵抗患者伸展躯干的运动。

5. 功能性动作训练　体位变换、坐起和躺下、坐位支撑、坐位支撑移动、坐位平衡等动作，是床上翻身、各种转移和穿脱衣服等日常生活动作的基础。

（1）翻身训练。

①颈损患者的翻身训练（右侧翻身训练）。

C_6 损伤患者从仰卧位到俯卧位的翻身动作：C_6 损伤患者缺乏伸肘能力、屈腕能力，手功能丧失，躯干和下肢完全麻痹。患者只能利用上肢甩动引起的惯性，将头颈、肩胛带的旋转力通过躯干、骨盆传到下肢完成翻身动作。方法为：a. 头、肩向左前屈，双上肢伸展向左侧甩动。b. 双下肢交叉，左下肢置于右下肢的上方；头、肩向前屈，双上肢迅速从左侧甩向右侧，呈右侧卧位。c. 进一步使右肩向后移动，借助于上肢的惯性使躯干和下肢翻成俯卧位。

左前臂支撑。d. 右肩后拉，两侧前臂同等负重。按相反顺序完成仰卧位。

C₇损伤患者向右侧的翻身：C₇以下完全性损伤，利用腕关节残存肌力翻身。方法为：a. 将左前臂套进固定在床尾的吊带里，右肘屈曲，右手腕伸展抵住床垫边缘。b. 左臂拉吊带，使体重转移到支撑的右臂上。c. 松开吊带，左臂伸展置于身后支撑体重。d. 伸展右臂，与左臂共同支撑，并将双手向前移动，直到将重心移至腿上。e. 靠右臂伸直支撑使身体右倾。f. 用背伸的右腕勾在右膝下面使右腿屈曲。g. 面向右侧，靠右侧肘部支撑，使身体右倾，同时拉动左腿，使之进一步屈曲，并将左腿交叉放在右腿上。h. 左前臂撑于床垫上支持体重，躯干放低呈右侧卧位。

②胸、腰段损伤患者的翻身训练。

方法一：同 C₆损伤患者的翻身训练。

方法二：直接利用肘部和手的支撑向一侧翻身。

（2）坐起训练。

① C₆以下完全损伤患者坐起的方法：患者先向左侧翻身；利用左肘支撑，然后变成双肘支撑；再将身体转向左肘支撑，顺势右肘伸展变为手支撑；身体向右上肢转移，左上肢肘伸展为手支撑，完成坐起动作。

② T₁₀以下损伤患者坐起的方法：T₁₀以下损伤患者上肢完全正常，躯干部分麻痹，下肢完全麻痹，坐起动作的完成要比颈髓损伤患者容易。患者利用向两侧翻身完成双肘支撑，再将身体重心左右交替变换，同时变成手支撑，完成坐起动作。

（3）坐位训练。

①长坐位平衡训练。患者保持长坐位。所谓长坐位是指髋关节屈曲90°，膝关节完全伸展的坐位。一手支撑，另一手抬起保持平衡，然后双手抬起保持平衡。治疗师在后方保护。稳定性增加后，患者在垫上保持长坐位，治疗师与患者做接、投球练习，提高患者长坐位下的动态平衡。

②长坐位支撑训练。三角肌、背阔肌、胸大肌肌力接近正常，肩关节、肘关节和髋关节的活动范围正常是完成支撑动作的必要条件。患者双肘关节伸展，双手支撑床面。肱三头肌麻痹的患者双上肢呈外旋位可增加肘关节的稳定性。双肩下降，臀部抬起，治疗师在后面支持。

③长坐位移动训练。

a. 支撑向前方移动：患者双下肢外旋，膝关节放松，双手靠近身体，在髋关节稍前一点的位置支撑，肘关节伸展，前臂旋后。提起臀部，同时头、躯干向前屈曲，使臀部向前移动。

b. 支撑向侧方移动（向左移动）：右手紧靠臀部，左手放在与右手同一水平而离臀部约30 cm的地方，肘伸展，前臂旋后或中立位；躯干前屈，提起臀部，同时头和肩向左侧移动。

（4）床边椅坐位平衡训练。患者开始训练时双上肢置于身后稍外侧，前臂旋后且以手掌支撑于床面。待双手支撑能够保持平衡后，可改为单手支撑，未支撑的上肢先向侧面抬起，然后向前，最后向上抬起。头和躯干可轻度偏向支撑的一侧，以代偿活动侧手承担的重量。在此基础上增加难度，即双上肢抬起进行坐位平衡训练。首先保持上肢的屈曲位，逐渐过渡到能向侧方、前方和上方抬起双上肢。双侧上肢前伸时，患者必须把头和身体向后倾，以防止重心移动到髋关节的前面而破坏平衡。也可在患者的前面放矫形镜，患者通过视觉调节躯干的位置，保持坐位平衡。如患者坐在轮椅上，治疗师可以向患者投气球，令其用头接气球，或从各个方向投球，让患者用双手接球，增强患者在轮椅中坐位的动态平衡。

6. 转移动作训练　转移动作方法较多，可以根据脊髓损伤平面、残存肌力、关节活动度等情况进行选择。复杂的转移动作除需具备平衡能力，还需要有很强的上肢肌力，如肱三头肌及腕伸肌等。

（1）床←→轮椅。

①独立转移：患者至少应具备一定的伸肘功能才能够完成支撑动作。

②直角转移：轮椅与床成直角，其间距约 30 cm，关闭手闸。四肢瘫痪者躯干控制能力差，需用右前臂勾住轮椅把手以保持平衡。将左腕置于右膝下，通过屈肘动作，将右下肢抬起，放到床上。用同样方法将左下肢放到床上。打开轮椅手闸，向前推动轮椅紧贴床缘，再关闸。双手扶住轮椅扶手向上撑起，同时向前移动到床上。

③侧方转移（从左侧转移）：轮椅与床成 30°，关闸。左手支撑床面，右手支撑扶手，同时撑起躯干并向前、向左侧方移动到床上。

④平行转移（左侧身体靠床）：轮椅与床平行放置，关闸；卸下扶手将双腿抬上床（方法同直角转移）；躯干倾向床缘，将右腿交叉置于左腿上，应用侧方支撑移动的方法，一手支撑在训练床上，另一手支撑在轮椅扶手上，头和躯干前屈，双手支撑起躯干并向床移动。

（2）轮椅→坐便器。从坐便器的侧方转移，方法同侧方转移上床训练。从坐便器的前方转移是将轮椅直对坐便器，两腿分开，像骑马一样骑在坐便器上。

（三）后期的运动疗法

后期的康复目标主要是：①站立和步行训练；②轮椅操作训练的最终阶段（抬前轮，上、下台阶）；③应用动作训练；④回归社会与家庭的全身调整。

1. 轮椅应用动作训练　轮椅上下台阶、上下坡道、狭窄场所的转换方向、抬前轮和蛇行前进等实用性技巧动作，是脊髓损伤患者真正回归社会所必须掌握的技术。

2. 站立及行走训练　在条件允许时，要鼓励患者站立、步行。

内容包括：$C_2 \sim C_4$ 损伤起立床站立；$C_5 \sim C_7$ 损伤平行杠内站立；$C_8 \sim T_2$ 损伤平行杠内步行；$T_3 \sim T_{12}$ 损伤治疗性步行；L_1 及以下损伤具有功能性步行能力。

（1）平行杠内站立训练：为了用视觉代偿丧失了的姿势感觉，在平行杠的一端放一面矫形镜。患者的抬腿动作要借助于背阔肌、斜方肌和肩胛肌的协同作用来完成。新的姿势感觉需要通过这些肌肉重建。

①四肢瘫痪者的站立训练：a. 患者在轮椅上支撑前移，直到足跟接触地面。治疗师面对患者站立，两脚分开跨过患者的双下肢，双手放在患者的腰带上或臀部。患者头转向一侧，双臂抱住治疗师的颈部。b. 治疗师双膝抵住患者双下肢，并以下肢为支点，将患者向前拉起成站立位，使其身体垂直，双脚完全负重。c. 治疗师将患者臀部向前拉，以使患者伸展头、双肩和躯干。身体平衡后，将手扶在平行杠上。d. 治疗师转到患者后方，一手抵住臀部使髋关节维持伸展，另一手辅助躯干上部伸展。

②截瘫患者的站立训练：治疗师面对患者站立，患者坐在轮椅上，身体前倾，双手握住平行杠，肘抬高至与腕垂直做支撑动作。双手向下支撑，防止身体前倾；双脚负重后，髋关节过伸展，同时头与双肩后伸，双手沿平行杠稍向前移动，保持站立。在此基础上练习单手握杠进行平衡训练、重心转移训练等。

（2）平行杠内基本动作训练：患者能够独立完成平行杠内站立时，治疗师将双手扶在患者的两侧髂嵴上面支持骨盆。协助患者在步行训练之前，首先掌握借助于背阔肌控制骨盆的基本动作。

①骨盆向一侧倾斜训练：以上抬左腿动作为例。患者左手在左侧髋关节稍前处握住平行杠，右手在距离左手前方大约 15 cm 处握住平行杠。左手用力向下支撑，同时保持肘关节伸直。左肩下降，将下肢向上提起，达到左脚离开地面的程度。以相同方法双侧交替练习。

②双脚同时离地的骨盆控制训练：双手在髋关节稍前处握住平行杠，做支撑动作，肘关节伸直，双肩下降。患者完全或部分地将身体支撑起来，双脚同时或交替抬离地面，做旋转躯干和倾斜骨盆的动作，以锻炼骨盆的控制能力。

③躯干抵抗性训练：为了提高平衡能力、肌力和控制能力，应进行站立位和支撑动作时克服治疗师对躯干施加外力或对骨盆来自从上向下施加压力时上提下肢的抗阻力训练。

（3）平行杠内步行训练：脊髓损伤患者可以应用三种步态行走，即摆至步、摆过步和四点步。

（4）拐杖步行训练：患者只有掌握了在平行杠内步行的动作要领，才能开始进行拐杖步行训练。在拐杖步行训练之前，先进行拐杖平衡训练，方法同平行杠内平衡训练，然后进行摆至步和四点步练习，最后练习摆过步。

（5）上、下阶梯训练：上、下阶梯需要有良好的腹肌功能。$L_1 \sim L_2$ 损伤患者有能力完成此动作。患者上、下阶梯时，既可向前移动，又可向后退。训练时阶梯两侧都要有扶手，或一侧有扶手，另一侧使用拐杖。

①从前方上阶梯（以右侧扶手、左侧拐杖为例）：患者面对阶梯站立，右手向前伸出，在距脚约 15 cm 处抓住扶手，然后将左手所持的拐杖放至上一层阶梯。拐杖应与右手扶手同高，以免做支撑动作时发生躯干扭转。双上肢用力支撑，臀部向后提高，双下肢向前摆动。双脚落到上一层阶梯时立即使髋关节和躯干过伸展，以找到身体的平衡点。

②后退上阶梯：患者背朝阶梯站立，一手向后抓住扶手，另一手将拐杖放至上一层阶梯，左右手对齐。双臂支撑，臀部向上向后提起，双脚落在上层阶梯。

③下阶梯：左手握住阶梯的扶手，保持身体直立。右手拐杖支撑在同一台阶的边缘处，左右手对齐；做支撑动作，提起双脚并向前摆动至下一级台阶；双脚着地后，立即过伸髋关节，双肩后撤以保持平衡。

（6）安全卧倒和重新站立训练。

①安全卧倒：患者面向垫子站立。双拐轮流向前移动，直到髋关节和躯干充分屈曲，伸手即可触及地面为止。用右手的拐杖保持平衡，左手放开拐杖，支撑在地面上。再用左手支撑保持平衡，右手放开拐杖，支撑在地面上。两手交替向前移动，直到身体俯卧于地面。

②重新站立：与安全卧倒方法相同、方向相反。

第三节　骨折患者的运动治疗

【情境模拟】

患者，男，51 岁，3 周前从高处坠落，当即出现右下肢出血、疼痛伴功能障碍，急诊送入当地医院治疗，诊断为"右侧股骨干骨折"。查体：神清、语利、对答准确。右大腿肿胀，膝屈伸功能障碍。伤后 1 天即行髓内固定术。

现情况如下：肢体周径的测量（49 cm）；肌力评定（MMT）：股四头肌（2 级）、腘绳肌（2 级）、胫前肌（2^+级）、小腿三头肌（2^+级）；膝关节活动度评定（20°）；疼痛评定：目测疼痛评定（VAS）法评定（7 分）；日常生活活动能力评定：改良 Barthel 指数（75 分）。

一、骨折的运动康复概述

骨折后长时间的制动会带来局部肢体的肿胀、肌肉萎缩、关节挛缩等并发症。系统的康复训练可以加快骨折的愈合，减少并发症的发生，减轻患者的痛苦，让患者尽早回归家庭、回归社会。很多运动治疗方法对骨折的愈合具有明显的促进作用。四肢骨骨折在临床较为常见，本节我们将介绍几种常见的四肢骨骨折运动治疗方法。

二、肱骨干骨折

（一）概述

在肱骨外髁颈以下 1～2 cm 至肱骨髁上 2 cm 发生的骨折，称为肱骨干骨折。骨折可由直接或间接暴力所引起。肱骨干骨折常导致桡神经损伤。

1. 肱骨干骨折的类型

（1）A 型骨折：简单骨折。A1 型为简单螺旋骨折；A2 型为简单斜行骨折；A3 型为简单横断骨折。

（2）B 型骨折：合并—附加的骨折。B1 型是螺旋楔型骨折；B2 是弯曲楔型骨折；B3 是粉碎楔型骨折。

（3）C 型骨折：复杂骨折。C1 型是螺旋复杂骨折；C2 型是多段复杂骨折；C3 型是不规则复杂骨折。

2. 临床特点　伤后上臂立刻出现疼痛、肿胀、皮肤淤血斑、畸形、上肢活动障碍，用手触之有异常活动，骨摩擦感，拍 X 线可明确骨折类型、部位和移位方向，如果伴有桡神经损伤，可出现"垂指、垂腕"征，腕关节、各手指掌指关节不能背伸，伸拇指障碍、前臂旋后障碍，手背桡侧半皮肤感觉，特别是虎口区感觉减退或消失。

（二）康复评定

1. 肌电图检查　可明确诊断损伤的部位和程度。骨折累及桡神经，伤后即可出现"垂腕、垂指"征及手背部桡侧半皮肤感觉异常或消失。

2．检查局部皮肤　有无破溃、窦道畸形、肿胀、压痛，有无异常活动。

3．用软尺测量肢体周径　测量上臂、前臂肌肉的周径（与健侧对比测量）。

4．手法肌力检查　三角肌、背阔肌、胸大肌、肱二头肌、肱三头肌。

5．关节活动度检查　用量角器测量患者肩关节前屈、后伸、外展、内收的活动度及上臂的内、外旋，肘关节的伸、屈度。

（三）运动治疗

1．骨折经钢板或髓内针等内固定手术后患者的运动治疗

（1）1周内主要是休息、制动，术后3 d可以做手和腕的主动活动，逐渐过渡到上臂肌群的主动等长收缩，同时辅以消肿的RICE（急性损伤处理）原则。3天后可在健肢的帮助下开始肩和肘的运动，在第4～5天增加至全幅度活动度，可以进行手指的屈伸指练习；腕关节的背伸、屈曲练习；上臂、前臂肌群的等长收缩练习。

（2）术后1周，开始上肢肌群的主动等张练习及肩关节、肘关节的主动运动。

（3）术后2～3周，站立位，主动耸肩练习10～20次，肩关节放松、自然下垂，10次为1组，持续30 s；胸大肌、背阔肌群收缩练习；三角肌保护性的无阻力收缩练习，持续时间及次数由治疗师自行掌握，以无疼痛为限；肩部的摆动次数练习，10次为1组，做2～3组为宜；增加前臂的内外旋度练习，10次为1组，做2～3组；肘关节可做屈伸功能练习，主动收缩为主，不增加阻力，以患者感觉疲劳为限。

（4）3～4周以后，此时康复训练主要涉及肩和肘两个关节，肩关节的活动度及肌力训练如前所述；肘关节训练屈伸功能，及前臂的旋转功能。

（5）4～6周，增加肩、肘、腕的抗阻力练习，加强前臂的内外旋功能训练。

（6）6～8周，患侧上肢以肩关节为轴心，做主动全旋练习。

2．未经手术内固定患者的运动治疗

（1）2周后可做手、腕的伸屈主动练习，配合作业治疗，增强手肌的灵活性。

（2）4～6周以后，做三角肌、背阔肌、胸大肌、肱二头肌、肱三头肌的无阻力自主活动练习，手、腕可做抗阻力练习。

（3）8～12周，进行全方位的上肢肌力功能训练，由于制动时间长，往往易发生肩、肘关节功能障碍，肩、肘关节活动范围恢复正常时间也相对要长。

（4）合并有桡神经损伤，应该加强伸指、伸腕肌的功能训练，辅助腕、手功能位支具佩戴。

三、肱骨外科颈骨折

（一）概述

肱骨外科颈骨折是指肱骨解剖颈以下2～3 cm的骨折，多见于中、老年人。

1．骨折类型

（1）无移位肱骨外科颈骨折：包括裂缝型和无移位嵌入型骨折。

（2）外展型骨折：骨折近端内侧，形成向前、向内成角畸形。

（3）内收型骨折：较少，骨折远端肱骨干内收，形成向外成角畸形。

2．临床特点　伤后肩部疼痛、肿胀、皮下瘀血、肩关节活动受限。大结节下方骨折处有压痛。根据肩部正位 X 线可显示外展或内收骨折类型。无移位骨折不需复位，用三角巾悬吊3～4周即可；老年人需手术切开复位的，可酌情行人工肱骨头置换术。

（二）康复评定

1．肩部有无疼痛、肿胀及活动障碍，肱骨近端有无压痛及压痛程度。

2．肌力评定　冈上肌、冈下肌、三角肌、背阔肌、胸大肌、肱二头肌、肱三头肌肌力评定。

3．关节活动度测定　用量角器测量患者肩关节前屈、后伸、外展、内收的活动度及上臂的内、外旋，肘关节的伸、屈度。

4．测量上臂周径　在肩峰下 15 cm 平面测量，与健侧对比。

5．肌电图检查　伤及神经时用于明确损伤的部位和程度。

6．常规检查　上肢皮肤有无瘢痕、破溃，局部有无压痛、肿胀或异常活动。

（三）运动治疗

肱骨外科颈移位骨折不愈合切开复位内固定术后的康复如下：

（1）术后 48 小时，在肩关节悬吊带的保护下，肩关节轻柔地钟摆样活动。

（2）术后 1～6 周，被动助动运动练习：① Codman 钟摆运动练习；②仰卧位，双手握一根短棒，进行前举运动练习。

（3）术后 3 周时，增加辅助性前举和滑轮辅助性练习，仰卧位下的肩袖肌群的等长收缩练习。

（4）术后 6～12 周，重点是主动的牵拉和抗阻训练：①患者由患肢握短棒仰卧位的主动前举进展到站立位前举；②可采用弹力治疗带加强肩袖和三角肌的力量训练；③肩关节外展训练。

（5）术后 12 周，开始巩固性练习。运动练习以腕关节背伸、屈曲训练为主，上臂肌群可做等长收缩练习。

四、股骨干骨折

（一）概述

股骨是人体最长、最粗的管状骨，股骨的强度大，可承受较大的应力，对负重、行走、跑跳等下肢活动起重要的传导和支撑作用。

股骨干是指股骨小转子下 2～5 cm 到股骨髁上 2～4 cm 的部分，此处最易发生骨折。股骨的两端有较多的松质骨，但骨干的密质很致密，所以股骨干骨折需要较长时间的塑形才能恢复正常强度。

（二）康复评定

1. 肢体长度测量　下肢长度的测量方法是用皮尺测量髂前上棘通过髌骨中点至内踝（最高点）的距离。

2. 肢体周径的测量　进行肢体周径测量时，必须选择两侧肢体相对应的部位进行测量。与健肢同时测量进行对比，下肢测量常用的部位：测量大腿周径时取髌骨上方 10 cm 处，测量小腿周径时，取髌骨下方 10 cm 处。

3. 肌力评定　肌力检查是判定肌肉功能状态的重要指标，常用徒手肌力评定（MMT）法，主要检查髋周肌群、股四头肌、腘绳肌、胫前肌、小腿三头肌肌力。

4. 关节活动度评定　检查患者关节活动范围是康复评定主要内容之一，检查方法常用量角器法，测量髋、膝、踝关节各方向的主、被动关节活动度。

5. 步态分析　步态分析的方法有临床分析和实验室分析。临床分析多用观察法、测量法等；实验室分析包括运动学分析和动力学分析。

6. 下肢功能评定　重点是评估步行、负重等功能。可用 Hoffer 步行能力分级、Holden 的步行功能分类。

7. 神经功能评定　常检查的项目有感觉功能检查、反射检查、肌张力评定。

8. 疼痛评定　通常用 VAS 法评定疼痛的程度。

9. 平衡功能评定　常用的量表主要有 Berg 平衡量表、Tinnetti 量表，以及"站起—走"计时测试。

10. 日常生活活动能力评定　常用改良 Barthel 指数评定。

11. 骨折愈合情况　包括骨折对位对线、骨痂生长情况，有无愈合延迟或不愈合或畸形愈合。主要通过 X 线检查完成，必要时行 CT 检查。

（三）运动疗法

1. 外伤炎症期运动治疗　此期约在外伤后 3 周之内，此期康复治疗的主要作用是：改善患肢循环，促进患肢血肿、炎性渗出物和坏死组织的吸收，以防止粘连；维持一定的肌肉收缩运动，防止废肌萎缩；通过肌肉收缩增加骨折断端的轴向生理压力，促进骨折愈合；利用关节运动牵伸关节囊及韧带等软组织，防止发生关节挛缩；积极训练，防止合并症的发生。

（1）在麻醉清醒后立即指导患者进行患肢的足趾及踝关节主动屈伸活动，以及髌骨的被动活动，以促进肢体的肿胀消退、骨折断端愈合，并可预防关节畸形挛缩。该活动训练至少 3 次 /d，时间从 5～10 min/ 次开始，逐渐增加活动量，以免影响骨断端的稳定性。同时还可以在骨折部位近心侧进行按摩，使用向心性手法，以促进血液回流、水肿消退，并可防止肌肉失用性萎缩和关节挛缩，1～2 次 /d，15 min/ 次。

（2）术后次日开始行患肢肌肉的等长收缩活动，主要是股四头肌。进行患肢肌肉"绷紧放松"的练习，训练量亦从 3 次 /d，5～10 min/ 次开始，逐渐增加运动量，每次训练量以不引起肌肉过劳为度，即练习完后稍感肌肉酸痛，但休息后次日疼痛消失，不觉劳累。

（3）膝关节活动度的练习：施行手术治疗的患者，股四头肌等长收缩练习 3～5 d 后可以逐渐过渡到小范围的主动伸屈膝练习，1～2 次 /d。内固定后无外固定者可在膝下垫枕，逐渐加高，以增加膝关节的活动范围。逐渐增大活动范围，争取术后早期使膝关节活动范围超过 90° 或屈曲范围接近正常。非手术治疗的患者去除外固定后开始膝关节活动度的练习。

（4）CPM 治疗：手术治疗的患者术后麻醉未清醒的状态下即可开始使用 CPM 训练，最迟于术后 48 h 开始。将患肢固定在 CPM 机上被动屈伸，首次膝关节活动度在患者无痛的范围内进行，以后可根据患者耐受程度每日增加 5°～10°；1 周内增加至 90°，4 周后 ≥ 120°。每天的训练时间不少于 2 h，根据患者的耐受情况，甚至可以全天 24 h 不间断地进行。

（5）对健肢和躯干应尽可能维持其正常活动。在患肢的炎症水肿基本消除后，患者可扶双拐下地，进行患肢不负重行走练习。

2. 骨痂形成期运动治疗　一般骨折的骨痂形成期在伤后 3～10 周，此期康复治疗的主要作用是促进骨痂形成，恢复关节活动范围，增加肌肉收缩力量，提高机体活动能力。

此期骨折端已形成纤维骨痂，骨折已相对稳定，不易发生错位，故可以适当加大运动量，增加运动时间。因骨折固定肢体时间较长，易发生关节挛缩，此期重点应为恢复 ROM 训练。运动疗法训练每日上下午各 1 次，每次时间不少于 20 min。另外，此期应开始增加患肢肌力的训练，可以在医务人员的保护下开始直腿抬高练习，也可以在膝下放一个橡皮球，伸膝同时将膝关节用力向下压以锻炼股四头肌的肌力。

3. 骨痂成熟期运动治疗　此期约可延续 2 年，康复治疗重点在于骨折后并发症的处理，如防治瘢痕、组织粘连等，并最大限度地恢复关节活动和肌肉收缩力量，提高患者日常生活活动能力和工作能力。

增加关节活动度训练，同时注意进行肌力训练和患侧膝关节本体感觉的训练。以主动运动为主，并根据需要可辅以被动运动和抗阻运动。

（1）主动运动：患侧的髋、膝、踝关节进行各方向的主动活动，尽量牵伸挛缩、粘连的组织，注意关节的外展内收和踝关节的背伸跖屈活动。此时可以开始进行下蹲练习。运动幅度应逐渐增大，以不引起明显疼痛为度，每一动作可重复多遍，每日练习数次。

（2）关节功能牵引：操作时固定膝关节近端，在其远端施加适当力量的牵引，一般采用俯卧位，在患侧踝关节处加牵引力。牵引重量以引起患者可耐受的酸痛感觉，又不产生肌肉痉挛为宜，5～15 min/ 次，1～2 次 /d。在热疗后进行或牵引同时给予热疗效果更好。

（3）恢复肌力训练：此期骨折端已比较稳定，可以加大肌力训练的强度。①当肌力为 1 级时（MMT），可采用水疗、按摩、低频脉冲电刺激、被动运动、助力运动等。在做被动运动时进行传递冲动的训练。②当肌力为 2～3 级时，以主动运动为主，辅以助力运动、摆动运动、水中运动等。做助力运动时助力应小，以防止被动运动干扰患者自主训练的主动运动。③当肌力达 4 级时，应进行抗阻运动，如利用股四头肌训练椅进行肌力练习、下蹲练习等，以促进肌力最大限度的恢复。

五、股骨颈骨折

（一）概述

1. 股骨颈　为一管状结构，横断面略呈扁圆状，内下方皮质骨最坚厚，颈中心几乎中空。股骨颈连接股骨头与股骨干，形成两个角度——颈干角和前倾角。

2. 临床特点　外伤后患髋疼痛，活动受限，不能抬腿。临床检查可见患髋稍屈曲，下肢呈外旋畸形、缩短，股骨大转子上移有叩痛，腹股沟中点稍下方压痛，下肢纵向叩击痛。但嵌入型股骨颈骨折有时仍可运动，甚至还能行走。

（二）康复评定

1. 肢体长度的测量：下肢长度、大腿长度、小腿长度。

2. 肢体周径的测量：大腿周径、小腿周径。

3. 关节活动度评定：髋关节的主动屈曲、主动超伸、被动超伸、内旋、外旋、内收、外展。

4. 肌力评定：髋周肌群、股四头肌、腘绳肌、胫前肌、小腿三头肌。

5. 步态分析。

6. 神经功能评定。

7. 疼痛评定：目测疼痛评定（VAS）法评定。

8. 平衡功能评定。

9. ADL 评定。

10. 下肢功能评定。

11. 骨折愈合情况。

（三）运动治疗

1. 康复治疗的目标

（1）屈髋＞ 90°，外展＞ 30°。

（2）肌力达 4$^+$ 级。

（3）稳定的无辅助下步行 20 ～ 30 min。

（4）上两三层楼梯。

2. 术前训练要点

（1）姿势治疗：患肢外展 10°～ 15° 中立位，踝背伸 90°。

（2）患肢股四头肌等长收缩，健侧及双上肢主动运动。

3. 术后康复

（1）若是牵引患者，则

①利用床上吊环屈曲健膝关节，用健足蹬床，保持患肢在牵引下抬高臀部运动，5 遍 / 次，要求保持整个臀部平衡，不能歪斜，抬离床面 15°～ 30°；②利用床上吊环抬高上身及扩胸运动，10 遍 / 次，胸背部抬离床面＞ 30° 以上，训练 3 ～ 4 次 /d，由治疗师演示、指导、协助完成。

（2）内固定术后患肢穿丁字形矫形鞋，以防止患肢旋转；或长形沙袋固定于患侧下肢两侧，也可用外展夹板或者枕头放在两腿之间，防止患肢内收。如果伤口周围水肿严重，可行髋周冷敷，20 min/ 次，2 次 /d，待水肿减轻可停用。

（3）术后第 1 天开始进行肺部深呼吸和咳嗽练习，3 ～ 5 min/ 次，2 ～ 3 次 /d；患肢股四头肌等长收缩练习，保持 10 s，放松 5 s，由 10 次 /d 开始，15 ~ 20 遍 / 次，逐渐增加；足趾伸、屈及踝关节跖屈、背伸运动，特别强调踝的背伸运动；健侧下肢和双上肢各关节的主动活动及抗阻运动，3 ~ 4 次 /d，10 ~ 15 min/ 次，或有轻度疲劳感为度。

（4）术后第 2 天，重复第 1 天内容。鼓励患者患肢足、踝、膝关节主动运动。其间可用持续被动运动（continuous passive motion，CPM）做髋、膝关节的被动功能锻炼，从 30°开始逐渐增加到 90°，2 次 /d，1 ~ 2 h/ 次。腘绳肌、臀大肌伸髋、伸膝位等长收缩，重复 10 ~ 20 遍 / 次，2 ~ 3 次 /d，并进行抬高臀部运动、扩胸运动等。开始定时给患者行按摩（由足趾向上轻揉按摩），患者可取半卧位。

（5）术后第 3 ~ 5 天，继续第 2 天动作。

①仰卧位主动屈、伸髋膝，0 ~ 30°膝关节等张伸直练习，末端保持 10 s，放松 5 s。忌屈髋＞ 90°，重复 10 ~ 20 遍 / 次，2 ~ 3 次 /d。让患者半卧位或端坐，以防坠积性肺炎及心肺功能障碍，20 ~ 30 min/ 次，2 ~ 3 次 /d，注意测血压、心率。

②继续桥式运动，末端保持 10 s，放松 5 s。

③悬吊髋外展位，髋内收肌及外展肌的等长收缩，保持 10 s，放松 5 s，以上动作重复 10 ~ 20 遍 / 次，2 ~ 3 次 /d。

④坐位水平移动：向患侧移动时先患肢外展，再手及健足支撑移动臀部向患侧，向健侧移动时相反。治疗师注意协助患者保持患肢外展位屈髋＜ 90°。重复 5 ~ 10 遍 / 次，2 ~ 3 次 /d。

（6）术后第 6 ~ 7 天。

①外展训练，由被动—助力—完全主动。注意不可髋内旋，末端保持 10 s。

②屈髋、屈膝训练，注意身体直立，屈髋＜ 90°，不可内旋。

③髋后伸训练，注意身体直立，不可内旋，末端保持 10 s。

（7）术后第 2 周。

①助行器步行训练：根据骨折愈合和内固定情况，鼓励患者使用助行器，不负重行走，宜采用渐进式，早期不易久站，下肢使用弹力绷带包扎。注意转身时应先向转身侧迈出一步，移动助行器，再跟上另一肢。内固定患者若扶双拐，则采用四点步训练，可足尖点地步行，50 ~ 100 m/ 次，2 ~ 3 次 /d。

②情况良好者可单拐三点步训练和上、下楼梯训练：上楼梯时顺序为健肢、患肢及拐；下楼梯时患肢、拐、健肢。使用穿袜器及拾物器的训练，给予家庭环境改造的建议。

（8）手术 2 周后。

①改为主动活动为主，活动范围逐渐增大，术后 4 周时接近正常活动范围。

②床上坐起：逐渐坐起，让患者渐取坐位和缓慢翻身。

③继续增加髋与膝的主动屈伸运动，避免引起明显疼痛。

④继续肌力及步行练习：注意步行的速度、耐力、上下楼梯及斜坡技巧。必要时行被动牵伸及水疗，进行日常生活活动能力训练，学会使用辅助具。

（9）手术后 1 个月。

①继续训练髋外展，但应做到三不：不充分负重、不盘腿、不内收腿。待 X 线摄片显示骨折已愈合，无股骨头坏死，方可弃杖行走。3 个月至半年后视骨折愈合情况，先双杖而后用

单杖做部分负重的步行训练，至大部分负重行走。

②髋内收内旋和外展外旋：患者直腰坐椅上，双手置于膝上方，足间距等肩宽，双膝靠拢后再分开，反复进行。

③手术4周后开始练习屈髋，进行髋关节周围肌力锻炼、关节活动范围训练、步态训练及生活自理能力训练。

④手术第6周进行渐进抗阻运动，做双小腿下垂坐姿练习。

（10）手术3个月后。

①逐渐负重。

②内固定术后3个月逐渐增加下肢内收、外展的主动运动，股四头肌抗阻力练习，恢复膝关节伸屈活动的练习。

③增加下蹲站起训练、马步练习。

④本体感觉和功率自行车的训练。

（11）心理指导：把心理康复作为功能康复的枢纽，以心理康复促进和推动功能康复。

（12）注意事项。

①不要坐低椅、沙发及低的马桶。睡觉时应采用仰卧姿势，患肢外展位，避免侧卧，在床铺上休息时同样。如果要侧卧应将两枕头放于两腿之间。若仰卧，不要将双足重叠在一起。坐位时，不要双腿或双足交叉。起立时，应依照正确方法去做，由卧位转变坐位时同样。站起时脚尖不能向内。当拾取地面物品时，不应过分弯曲髋关节。穿鞋袜时，也应注意。建议在日常生活中使用穿袜器及拾物器，加高马桶及坐椅。勿蹲在地上。当沐浴时，应取站立位，并防止滑倒。

②日常生活中的健康教育：不宜进行激烈运动或劳损性高的运动，例如跑步及过度剧烈的球类活动。若发现手术后髋关节有红肿、疼痛现象，应主动求诊。

髋部其他骨折的康复方案可参照股骨折、颈骨折的康复方案进行。患肢负重根据内固定的种类、骨折愈合情况从部分负重至完全负重。总的来说，负重时间比股骨颈骨折要早。

六、胫腓骨骨折

（一）概述

小腿骨折的发生率相当高，占人体骨折的10%～13.7%，且多数为开放性骨折，合并症多，其中以胫腓骨骨折最多见，次为胫骨干骨折，而单独腓骨骨折最少见，且多为直接暴力所致。

胫骨居小腿内侧，传达由上而下的重力，是支持体重的主要骨骼。可分为一体二端。两端膨大，松质骨较实质骨多，抗压能力差。胫骨骨干为密质骨，内有髓腔，抗压能力强，其横切面呈三棱状，有三缘三面，而下1/3呈四方形，故在中1/3和下1/3交接处，骨形转变，易发生骨折。胫骨前缘起自胫骨转子，弯向内下方达踝前缘，全长可于皮下触摸到，骨折端极易穿破皮肤而形成开放性骨折。胫骨下端呈四边形，有前、后、外、内、下五个面，内面向下形成一钝形锥状突，为内踝，与距骨内面相关节。

胫骨滋养动脉位于胫骨后面中、上 1/3 段交界处后侧进入骨内，在胫骨皮质内下行 3 ～ 4 cm 后，进入髓腔。在中、下 1/3 处发生骨折时，滋养动脉容易断裂，且由于周围没有肌肉包绕，从骨膜来的血液供应不足，容易引起骨折延迟愈合。

腓骨为细长管状骨，是小腿肌肉附着的重要骨骼。腓骨头下方的细小部位为腓骨颈，此处有腓总神经绕过，为腓总神经损伤的多发部位。腓骨下端参加组成踝关节，故腓骨的完整性对踝关节有重要作用。腓骨并无负重功能，仅仅起支持作用。

胫腓骨之间有坚韧的骨间膜相连，其周缘又有较坚实的深筋膜包绕，一旦骨筋膜室内压力增高，缓冲余地很少，很容易发生骨筋膜室综合征。小腿有四个骨筋膜室：胫前肌间隔、腓侧肌间隔、后侧浅肌间隔及后深间隔区，又以胫前肌间隔最易发生骨筋膜室综合征。

（二）康复评定

1．骨折愈合情况　骨折对位对线，骨痂形成情况，有无延迟愈合或不愈合，有无假关节、畸形愈合，有无感染、血管神经损伤、骨化性肌炎。

2．关节活动度　膝关节屈伸，小腿内外旋，踝关节背屈、跖屈，足内外翻。

3．肌力。

4．肢体长度及周径。

5．感觉功能。

6．日常生活活动能力。

（三）运动治疗

1．促进骨折愈合、维持肌力和关节活动度

（1）功能训练：应选取对骨折愈合有促进作用的活动。要注意臀肌、股四头肌和腓肠肌的肌力改善和保持踝关节活动度。

功能训练有被动活动、主动辅助活动、主动活动、抗阻活动等，其中以主动活动为主。

在伤后 2 周至骨折临床愈合，此期骨折端原始骨痂形成，断端日益稳定。训练除继续行患肢肌肉的等长收缩和未固定关节的伸屈活动外，可在内、外固定稳妥保护下，扶拐下床适当负重训练。

行石膏外固定者，术后第 1、2 周行股四头肌和小腿三头肌的等长收缩练习，足趾主动的跖屈和背伸。术后第 4、6 周时，除有长腿石膏固定者外，患者可做膝、踝关节全范围的主动活动；横形骨折负重可耐受的量；当骨痂可见时，斜形或螺旋形骨折可部分负重甚至全负重。

在伤后早期疼痛稍减轻后就应尽可能开始练习臀肌、股四头肌和腓肠肌的等长收缩、膝关节和踝关节的被动活动以及足部跖趾关节和趾间关节的活动。

跟骨连续牵引者，除注意避免牵引过度造成愈合延迟外，要适当配合进行双手支撑臀部抬起法进行肌肉等长收缩练习，即练习用双手支起臀部并将健肢蹬起，患者用力绷紧受伤腿部肌肉，空蹬足跟，然后放松，一蹬一松，反复练习，一般每日在石膏内做 300 次以上，直至石膏拆除。但要注意伤肢不要单独用力伸膝，以免受牵引力的影响，骨折向前成一定角度。

切开复位内固定，患者可早期练习膝关节屈伸和踝关节内外摆动的活动。方法是用力使踝关节背屈（伸）、跖屈及伸、屈足趾，300 次 /d 以上，同时做踝关节按摩，活动踝、足趾关节。可利用自身重量进行膝关节屈伸练习，当下肢肌力可支撑身体时，可做蹲、起运动。可扶椅子或床头，逐渐增大角度、训练时间，既可以增强下肢肌力，又加强膝关节的稳定性。可早期下地扶拐不负重行走，至完全负重行走。但要注意在膝关节伸直的情况下禁止旋转大腿。

持续性负重或生理压力，可促进骨组织生长，加速骨折愈合。尽早进行完全负重功能锻炼，对一般性胫骨骨折患者，大多数是复位固定 3 周后持双拐下地（患足着地不负重，不可悬起），4 周改用单拐（去掉健侧），5 周弃拐，6 周时解除外固定。外固定去除后，充分练习各关节的活动，并练习行走。注意石膏拆除后的髋关节、膝关节、踝关节的关节训练，不要过急、过重，小幅度、小次数开始，应循序渐进。对于胫骨中下 1/3 处粉碎性骨折的患者视骨折愈合情况而定。

2. 步态训练　下肢骨折后患肢肌力不足、失衡，步行乏力，可能导致一些异常步态。

最常见的异常步态有以下几种：患肢支撑时间相对缩短，使得两腿支撑时间不等，步速较快，称为急促步态，其原因是患肢肌力不足或缺乏信心；步行时患肢僵硬，髋关节没有充分伸展，或膝关节丧失了一伸一屈的节奏，从而产生倾斜步态或硬膝步态。

步态训练应从患肢不负重开始，逐步过渡到患肢部分负重，至全负重的情况。训练时要保持躯干正直，髋膝踝关节伸展和屈曲运动协调；当身体的重心落在一腿时，该腿的髋、膝关节必须完全伸直；当重心转移到另一腿后，膝关节再屈曲；足尖指向正前方，重力由足跟转移至足趾；步速规律，步幅均匀。促进骨折愈合、维持肌力和关节活动度。

第四节　腰椎间盘突出症患者的运动治疗

【情境模拟】

患者，男，57 岁，入院诊断腰椎间盘突出症。

要求同学们根据已有的知识和生活经验模仿或者说出这位患者会有怎样的临床表现、行为模式、生活困扰以及这些困扰会有怎样的代偿行为。再说出这样的代偿行为将来可能会出现怎样的可预料的问题。

一、概述

（一）概念

腰椎间盘突出症（lumbar disc herniation，LDH）主要是指腰椎纤维环破裂和髓核组织突出压迫和刺激相应水平的一侧和双侧神经所引起的一系列症状和体征。在腰椎间盘突出症患者中，$L_4 \sim L_5$、$L_5 \sim S_1$ 突出占 90% 以上，以 20 ～ 50 岁多发。随着年龄增长，因退变等多种因素，$L_3 \sim L_4$、$L_2 \sim L_3$ 发生的危险性也在逐渐增加。腰椎间盘突出症诱发因素有退行性变、职业、吸烟、不当用力、外源性损伤、寒冷、体重超重及心理因素等。

（二）诊疗经过

腰椎间盘突出症常表现腰痛或伴下肢沿神经走行的疼痛或麻木不适。其诊疗经过通常包括以下环节：

1．以腰痛或腿痛、麻木为主诉。

2．详细询问病史及患者症状学特征。

3．查体　重点关注腰椎间盘突出症患者的体征，进行疼痛评定、感觉功能评定、腰椎活动度评定、肌力评定、步态分析、日常生活活动评定、神经电生理评定等。

4．X 线平片或 CT、MRI 检查：了解腰椎间盘及相关情况，明确诊断、全面判断病情。

5．明确康复问题、判断预后及生活注意事项，向患者及家属告知病情。

6．制订治疗方案并执行。

7．评定治疗效果，决定下一步诊疗方案，若效果不佳，分析可能原因并进行相应处理，对风险再次评估。

8．确有手术指征，建议手术治疗。

9．效果满意，进行康复评估，指导出院（结束治疗），提出注意事项。

（三）腰椎间盘突出症主要临床表现

1．临床表现　腰背痛、下肢放射性神经痛、下肢麻木感、腰椎活动受限。咳嗽、打喷嚏或腹部用力时症状加重，卧床休息症状减轻，站立时间久加重。腰椎间盘突出较重者，可伴有下肢肌肉萎缩，以趾背屈肌力减弱多见。中央型巨大椎间盘突出时可发生大小便异常或失禁、鞍区麻木、足下垂。部分患者伴有下肢发凉的症状。整个病程可反复发作，间歇期间可无任何症状。

2．体征　腰椎前凸减小，腰部平坦，也可出现侧弯畸形，腰椎活动度明显受限，活动时症状加重，尤以前屈时受限多见。病变部位可出现压痛，如棘突、棘突间隙及棘突旁压痛。压痛点也可出现在受累神经分支或神经干上，如臀部、坐骨切迹、腘窝正中、小腿后侧等。疼痛较重者步态为跛行，又称减重步态，其特点是尽量缩短患肢支撑期，重心迅速从患下肢移向健下肢，并且患腿常以足尖着地，避免足跟着地振动疼痛，坐骨神经被拉紧。直腿抬高试验及加强试验阳性多见。L_3、L_4 椎间盘突出时，股神经牵拉试验可能阳性。根据受累神经支配范围可出现相应部位的感觉改变和腱反射的降低或消失。

3．影像学检查

（1）腰椎间盘突出症的 X 线片征象。①脊柱腰段外形的改变，正位 X 线片上可见腰椎侧弯、椎体偏歪和旋转、小关节对合不良。侧位 X 线片可见腰椎生理前凸明显减小、消失，甚至反常后凸，腰骶角小。②椎体外形的改变，椎体下缘后半部浅弧形压迹。③椎间隙的改变，正位 X 线片可见椎间隙左右不等宽，侧位 X 线片椎间隙前后等宽，甚至前窄后宽。

（2）腰椎间盘突出的 CT 征象。①突出物征象：突出的椎间盘超出椎体边缘，与椎间盘密度相同或稍低于椎间盘的密度，结节或不规则块，当碎块较小而外面有后缘韧带包裹时，软组织块阴影与椎间盘影相连续。当突出块较大时，在椎间盘平面以外的层面上也可显示软组织密度影，当碎块已穿破后纵韧带时，与椎间盘失去连续性，除了在一个层面移动外，还可上下迁移。②压迫征象：硬膜囊和神经根受压变形、移位、消失。③伴发征象：黄韧带肥厚、椎体后缘骨赘、小关节突增生、中央椎管及侧隐窝狭窄。

（3）腰椎间盘突出的 MRI 征象。①椎间盘突出物与原髓核在几个相邻矢状层面上都能显示分离影像。②突出物超过椎体后缘，重者呈游离状。③突出物的顶端缺乏纤维环形成的线条状信号区，与硬膜及其外方脂肪的界限不清。④突出物脱离原间盘移位到椎体后缘上或下方。如有钙化，其信号强度明显减低。

二、体格检查及康复评定

为明确患者是否为腰椎间盘突出症，应完善如下康复评定：疼痛评定、腰椎活动度评定、肌力和感觉评定、步态分析及日常生活活动能力评定。

三、康复治疗及运动康复

腰椎间盘突出症治疗有手术治疗与非手术治疗，以非手术治疗为主，消除或减轻神经根无菌性炎症和水肿，减轻椎间盘对神经根的压迫，缓解疼痛，恢复腰椎活动度及生活和劳动能力。对非手术治疗无效的重度腰椎间盘突出症患者，或髓核脱出至椎管内，考虑外科手术治疗。

（一）腰椎间盘突出症的康复治疗

1. 卧床休息　急性发作期，应短时间卧床休息，一般以 2 ～ 3 d 为宜，绝对卧床最好不超过 1 周，不主张长期卧床。患者卧床休息一个阶段后，随着症状改善，应尽可能下床做简单的日常生活活动。

2. 腰围制动　佩戴腰围可以限制腰椎的运动，以保证损伤组织可以局部充分休息，佩戴时间一般不超过 1 个月，上床休息时一定要摘下腰围，在佩戴期间，做一定强度的腰腹部肌力训练。

3. 腰椎牵引　是治疗腰椎间盘突出症的有效方法。根据牵引力的大小和作用时间的长短，将牵引分为慢速牵引和快速牵引。

（1）慢速牵引：即小重量持续牵引，对缓解腰背部肌肉痉挛有明显效果。慢速牵引包括自体牵引（重力牵引）、骨盆牵引、双下肢牵引等，特点是作用时间长，而施加的重量小，作用缓慢，其不良反应较少，但由于牵引时间长，胸部压迫重，呼吸运动受到明显的限制，所以对老年人特别是有心肺疾病的患者应特别谨慎，另外，慢速牵引重量过大也可造成神经根刺激或损害。

（2）快速牵引：用于治疗轻中度的腰椎间盘突出症。常用的是三维多功能牵引，该牵引器由计算机控制，在治疗时可完成三个基本动作：水平牵引、腰椎屈曲或伸展、腰椎旋转，牵引时定牵引距离，不定牵引重量，牵引作用时间短，仅 0.5 ～ 2 s，多在牵引的同时加中医的正骨手法。

（3）牵引后处理：牵引后为减轻牵引的疼痛加剧反应和促进病情的好转，可行骶骨裂孔注射，并口服非甾体消炎药。腰腿痛重者静脉快速滴注甘露醇以减轻神经根水肿。于牵引 3 d 后可加推拿、理疗、针灸等治疗。

4. 物理因子治疗

根据患者的症状、体征、病程等特点选用以下方法。

（1）高频电疗法：常用的有超短波、短波及微波等疗法。超短波及短波治疗时，电极于腰部对置或腰部、患肢斜对置，微热量，12 ～ 15 min/ 次，每日 1 次，15 ～ 20 次为 1 个疗程。微波治疗时，将微波辐射电极置于腰背部，微热量，12 ～ 15 min/ 次，每日 1 次，15 ～ 20 次为 1 个疗程。

（2）中频电疗法：电极于腰骶部并置或腰骶部、患侧下肢斜对置，根据不同病情选择相应处方，如止痛处方、调节神经功能处方、促进血液循环处方，20 min/ 次，每日 1 次，15 ～ 20 次为 1 个疗程。

（3）直流电离子导入疗法：可用中药、维生素 B 类药物、碘离子等进行导入，作用极置于腰骶部疼痛部位，非作用极置于患侧肢体，电流密度 0.08 ～ 0.1 mA/cm²，每次 20 min，每日 1 次，10 ～ 15 次为 1 个疗程。

（4）石蜡疗法：利用加热后的石蜡敷贴于患处，常用腰骶部蜡疗法，温度 42 ℃，每次治疗 30 min，每日 1 次，20 次为 1 个疗程。

（5）红外线疗法：红外线灯于腰骶部照射，照射距离 30 ～ 40 cm，温热量，20 ～ 30 min/ 次，每日 1 次，20 次为 1 个疗程。

5. 药物治疗　常用的药物有非甾体消炎止痛药（NSAID）、神经营养药物（维生素 B_1、B_{12}）、甲钴胺、肌肉松弛剂、血管扩张药物（如烟酸地巴唑等）及各类中药等。

6. 经皮阻滞疗法　常用骶裂孔注射阻滞疗法，该疗法是将药液经骶管裂孔注射至硬膜外腔，药液在管内上行至患部神经根处发挥治疗作用。所用药物包括维生素 B_1、维生素 B_{12}、利多卡因、地塞米松和生理盐水，30 ～ 50 mL，3 ～ 5 日 1 次，一般注射 1 ～ 3 次。

7. 中医传统治疗

（1）推拿治疗：常用的治疗手法有肌松类、牵伸类、被动整复类。应根据病情轻重、病变部位、病程、体质等选择适宜的手法，并确定其施用顺序、力量大小、动作缓急等。

（2）针灸治疗：针灸常用穴为肾俞、环跳、承扶、殷门、委中、阳陵泉等。备用穴为腰夹脊、承山、昆仑、悬钟、阿是等，每日或隔日 1 次。以疏导经气、通经活络为治疗原则。

8. 运动疗法　腰椎间盘突出症患者应积极配合运动治疗，以提高腰背肌肉和腹肌张力，改善和纠正异常力线，增强韧带弹性，活动椎间关节，维持脊柱稳定性。急性期常用腰背肌和腹肌等长收缩练习；恢复期可应用等张运动，如采用 Williams 体操和脊柱伸展体操等，增强腰背肌和腹肌肌力，增强脊柱稳定性。

（1）早期训练方法。①五点支撑法：仰卧位，头、双肘及双足跟着床，使臀部离床，腹部前凸如拱桥，稍等片刻放下，重复进行。②三点支撑法：仰卧位，双手抱头，用头和双足跟支撑身体抬起臀部。③飞燕式：俯卧位，双手后伸置臀部，以腹部为支撑点，胸部和双下肢同时抬起离床如飞燕，然后放松。

（2）恢复期训练方法：①体前屈后伸练习：身体直立，双腿分开，双足与肩同宽，以髋关节为轴，前屈时上体尽量前倾，双手可扶于腰两侧，也可自然下垂；后伸时使上体尽量伸展后倾，并可轻轻震颤，以加大伸展程度。做 1～2 min，还原。②体侧弯练习：身体直立，双腿分开，双足与肩同宽，两手叉腰。上体以腰为轴，先向一侧弯曲，还原中立，再向另一侧弯曲，重复进行并可逐步增大练习幅度。③弓步行走：右脚向前迈一大步，膝关节弯曲，角度大于 90°，左腿在后绷直，此动作近似武术中的右弓箭步。然后迈左腿成左弓步，左右腿交替向前行走，上体直立，挺胸抬头，自然摆臂。每次练习 5～10 min。④后伸腿练习：双手扶住床头或桌边，挺胸抬头，双腿伸直交替后伸摆动，要求摆动幅度逐渐增大，每次3～5 min。⑤蹬足练习：仰卧位，右髋、右膝关节屈曲，膝关节尽量接近胸部，足背勾紧，然后足跟用力向斜上方蹬出，蹬出后将大小腿肌肉收缩紧张一下，约 5 s。最后放下还原，左右腿交替进行。⑥伸腰练习：身体直立，两腿分开，两足同肩宽，双手上举或扶腰，同时身体做后伸动作，逐渐增加幅度，并使活动主要在腰部而不是髋部。还原休息再做，动作要缓慢，自然呼吸不要闭气，适应后可逐渐增加练习次数。⑦悬腰练习：两手悬扶在门框或横杠上，高度以足尖刚能触地为宜，使身体呈半悬垂状，然后身体用力，使臀部左右绕环交替进行。

9. 手法治疗　是国外物理治疗师治疗腰痛的常用方法。手法的主要作用为缓解疼痛，改善脊柱的活动度。手法治疗各成体系，有独特的操作方法。以 Maitland 的脊柱关节松动术和 Mckenzie 的脊柱力学治疗法最为常用。Maitland 松动术的主要手法有脊柱中央后前按压、脊柱中央后前按压并右侧屈、横向推压棘突、腰椎旋转、纵向运动、腰椎屈曲、直腿抬高和腰椎牵伸等。Mckenzie 在脊柱力学诊断治疗中将脊柱疾患分为姿势综合征（posture syndrome）、功能不良综合征（dysfunction syndrome）和间盘移位综合征（derangement syndrome）。其相应的治疗原则如下：姿势综合征需矫正姿势，恢复功能。功能不良综合征出现力学变形用屈曲或伸展原则。椎间盘后方移位时，若伸展使疼痛向心化或减轻，则用伸展原则；椎间盘前方移位时，若屈曲使疼痛向心化或减轻，则用屈曲原则。

（刘　睿　戚　艳）

参 考 文 献

[1] 纪树荣．运动疗法技术学［M］．2 版．北京：华夏出版社，2011．

[2] 张绍岚．物理治疗学［M］．上海：复旦大学出版社，2009．

[3] 燕铁斌．物理治疗学［M］．3 版．北京：人民卫生出版社，2013．

[4] 章稼，王晓臣．运动治疗技术［M］．2 版．北京：人民卫生出版社，2014．

[5] 刘立席．康复评定技术［M］．2 版．北京：人民卫生出版社，2015．

[6] 田莉．运动疗法［M］．2 版．北京：人民卫生出版社，2016．

[7] 陆廷仁．骨科康复学［M］．北京：人民卫生出版社，2016．

[8] 王玉龙，张秀花．康复功能评定学［M］．3 版．北京：人民卫生出版社，2018．

[9] 周同，王于领．运动疗法［M］．广州：中山大学出版社，2017．

[10] 恽晓平．康复疗法评定学［M］．北京：华夏出版社，2014．

[11] 张绍岚．康复功能评定［M］．北京：高等教育出版社，2009．

[12] 恽晓平．康复评定学［M］．北京：华夏出版社，2004．

[13] 全国卫生专业技术资格考试用书编写专家委员会．2019 全国卫生专业技术考试指
导康复医学与治疗技术［M］．北京：人民卫生出版社，2018．

[14] ［瑞士］Patricia M．Davies．循序渐进——偏瘫患者的全面康复［M］．2 版．刘钦钢，
译．北京：华夏出版社，2014．

[15] 于兑生，恽晓平．运动疗法与作业疗法［M］．北京：华夏出版社，2006．

[16] 间古泽正道，李建军．康复治疗——新 Bobath 治疗［M］．北京：人民军医出版社，
2012．

[17] 黄晓琳．康复医学［M］．5 版．北京：人民卫生出版社，2013．

[18] 于长隆．骨科康复学［M］．北京：人民卫生出版社，2011．

[19] 梁和平．康复治疗技术［M］．北京：人民卫生出版社，2002．

[20] ［美］Susan Adler，［比］Dominiek Beckers，［荷］Math Buck．实用 PNF 治疗（第
四版）本体感觉神经肌肉促进技术图解指南［M］．刘钦刚，译．北京：华夏出版社，
2018．

[21] 张琦．临床运动疗法学［M］．2 版．北京：华夏出版社，2014．

[22] 卓大宏．中国康复医学［M］．2 版．北京：华夏出版社，2003．

[23] 董吁钢，柳俊．心血管疾病预防与康复［M］．广州：中山大学出版社，2013．

[24] 孟申．肺康复［M］．北京：人民卫生出版社，2007．

[25] 关骅．临床康复学［M］．北京：华夏出版社，2005．

[26] 胡有谷．腰椎间盘突出症［M］．北京：人民卫生出版社，2011．

[27] 张通．中国脑卒中早期康复治疗指南［M］．北京：人民卫生出版社，2012．

［28］ 戴闽，帅浪．骨科运动康复［M］．2 版．北京：人民卫生出版社，2016．

［29］ 南登崑，黄晓琳．实用康复医学［M］．北京：人民卫生出版社，2009．

［30］ 吴毅.住院医师规范化培训：康复医学科师范案例[M].上海：上海交通大学出版社，2016．

［31］ 朱镛连，张浩，何静杰．神经康复学［M］．2 版．北京：人民军医出版社，2010．

［32］ ［美］吉伦（Gillen，G．），［美］伯卡特（Burkhardt）、脑卒中康复［M］．李铁山，张皓，译．北京：北京大学医学出版社，2009．